中药学教学实践育人案例集

主　编　程　敏　李　敏　张亦琳
副主编　梁旭华　高　峰　张晓文

东南大学出版社
SOUTHEAST UNIVERSITY PRESS
·南京·

图书在版编目(CIP)数据

中药学教学实践育人案例集 / 程敏,李敏,张亦琳
主编. — 南京 : 东南大学出版社,2022.12
　　ISBN　978 - 7 - 5766 - 0313 - 2

　　Ⅰ. ①中… 　Ⅱ. ①程… ②李… ③张… 　Ⅲ. ①中药学
—教案(教育)—汇编 　　Ⅳ. ①R28

　　中国版本图书馆 CIP 数据核字(2022)第 206665 号

责任编辑:胡中正　　责任校对:张万莹　　封面设计:毕　真　　责任印制:周荣虎

中药学教学实践育人案例集

主　　编　程　敏　李　敏　张亦琳
出版发行　东南大学出版社
社　　址　南京市四牌楼 2 号　邮编:210096　电话:025 - 83793330
网　　址　http://www. seupress. com
电子邮箱　press@seupress. com
经　　销　全国各地新华书店
印　　刷　南京玉河印刷厂
开　　本　787 mm×1092 mm　1/16
印　　张　19.5
字　　数　480 千字
版　　次　2022 年 12 月第 1 版
印　　次　2022 年 12 月第 1 次印刷
书　　号　ISBN　978 - 7 - 5766 - 0313 - 2
定　　价　60.00 元

《中药学教学实践育人案例集》编委会名单

主　审：宋小妹

主　编：程　敏　李　敏　张亦琳

副主编：梁旭华　高　峰　张晓文

编　者：（以姓氏笔画为序）

吕　娟（陕西中医药大学）　　　　　李世玺（商洛学院）

李娟芳（商洛学院）　　　　　　　　李　敏（陕西中医药大学）

李筱玲（商洛学院）　　　　　　　　李　瑶（陕西中医药大学）

吴永玲（商洛学院）　　　　　　　　何念武（商洛学院）

张亦琳（商洛学院）　　　　　　　　张晓文（商洛学院）

张萌萌（陕西中医药大学）　　　　　欧　莉（陕西中医药大学）

赵艳艳（商洛学院）　　　　　　　　贾　朝（商洛学院）

高　峰（陕西中医药大学）　　　　　黄　笛（商洛学院）

梁旭华（商洛学院）　　　　　　　　程　敏（商洛学院）

雷燕妮（商洛学院）　　　　　　　　潘婷婷（商洛学院）

秘　书：李世玺

【序】

进入新时代,培养什么人、怎样培养人、为谁培养人成为中国高等教育必须回答的根本问题。高校作为人才培养的主阵地,只有坚定贯彻党的教育方针,坚持社会主义大学办学方向,遵循教育为人民服务、为党治国理政服务、为巩固和发展中国特色社会主义服务、为改革开放和社会主义现代化建设服务的基本要求,才能承担起培养担当民族复兴大任的时代新人的历史使命和时代责任。

中医药作为中华民族的瑰宝,蕴涵着丰富的哲学思想和人文精神,孕育了独具特色的思政教育元素。随着科学技术的进步,中医药在维护人民健康、促进经济社会发展、弘扬我国优秀传统文化等方面发挥了重要的作用。中医药历久弥新,为中药学专业课程思政教学提供丰富的德育资源。陕西中医药大学李敏教授、商洛学院程敏教授及其教学团队,关注当前我国中药学课程思政相关的实践育人案例缺乏、在教学实践仍未形成育人合力的问题,集商洛学院和陕西中医药大学"中药学"课程教学团队,编写《中药学教学实践育人案例集》一书。本书分爱国诚信、文化自信、职业素养、守正创新4个主题篇章,收集96个思政案例,每个篇章均分为总论和个论两部分,涵盖案例简况、育人主题、案例正文、学习拓展、案例简要分析等方面。每一个思政案例既体现学术性、专业性,又突出教育性,通俗易懂、情感真挚。教学设计围绕"立德树人",以鲜活的案例素材、生动的描述、鲜明的见解,多层次、多角度深入浅出地阐述了"德育"的内涵和实施路径,是编写团队对教书育人理念的深度理解和高度升华,为"中药学"课程立德树人的实施提供了充足的理论依据与操作建议,具有很强的实效性。本书自2021年启动至今,历时一年半的编写和修订,凝聚了团队教师的智慧和心血,能够为中医药高等教育实施课程思政教育教学改革工作提供参考,为进一步发挥课堂育人的主渠道作用做出贡献。本书主编为教育部中药学课程群虚拟教研室(北京中医药大学牵头)骨干成员,在虚拟教研室工作与课程思政结合研究方面有一定探索。

【前言】

中药是我国灿烂文明的瑰宝,党的十九大以来,以习近平同志为核心的党中央高度重视中华优秀传统医药文化的传承发展。《中医药发展战略规划纲要2016—2030年》《关于促进中医药传承创新发展的意见》等文件的陆续颁布,进一步加快了我国中医药事业的发展速度。为深入学习贯彻习近平新时代中国特色社会主义思想和党的十九大精神,商洛学院中药学课程教学团队总结过往二十年的实践育人经验,联合陕西中医药大学临床中药学教研组,组织编写了《中药学教学实践育人案例集》,希望通过德育元素的融入能帮助学生加深对专业知识的理解,促进中医药认知体系的形成和思维方式的培养,实现"三全育人"的目标。

一、案例集特点

(1)以文育人,以文化人。本草文化源远流长,是中华优秀传统文化重要的组成部分,也是打开中华文明宝库的钥匙。案例集不仅注重《中药学》各章节的药物药性、功效、应用等专业知识,还将本草文化的育人效能潜移默化到日常教学过程。

(2)从案例导入教学。尝试将本草文化里蕴含的仁爱、奉献、诚信、严谨及匠心精神等育人元素作为切入点,归纳总结成若干案例,与学习者的职业发展、专业认知有机结合,以增强教学的应用性。

(3)案例选编具有时代性。融入具有现实感的抗击疫情案例,弘扬中医药先锋人物榜样和事迹,通过全民共战攻坚克难的鲜活事迹,引导学生向榜样学习,发扬工匠精神,坚持本心,实现自身价值。

二、案例集亮点

(1)本案例集是一个工具,提供了开展中药学课程"三全育人"教学的不同中药案例,方便一线教师根据实际情况选取、参照使用。

(2)本案例集是一个平台,涉及中药学教学实践育人的多个方面,能总览细品商洛学院和陕西中医药大学各具特色的教学经验及做法,促进教师之间相互交流学习。

（3）本案例集是一个新起点,是对过去教育教学工作的回顾和总结,在此基础上深耕"服务地方、协同育人"的教学育人实践。

三、案例集主要内容

本案例集深入挖掘中药学教学内容里蕴含的丰富育人元素,通过严谨的教学设计,进行全方位的教学渗透。案例集主要分为四个篇章,分别是爱国诚信、文化自信、职业素养、守正创新,每个篇章分为总论和个论两个部分,总共收录96个案例。"爱国诚信"篇章包含23个案例,主要反映中药悠久历史、广阔分布环境、悬壶济世之大医、中药产地保护等内容;"文化自信"篇章包含25个案例,主要反映中药富含的哲学、民俗、饮食、养生、传承等内容;"职业素养"篇章包含25个案例,主要反映合理用药、医者仁心、药者匠心、行业自律等内容;"守正创新"篇章包含23个案例,主要反映中药研发创新、科学严谨寻求突破等内容。

从适用对象看,本案例集主要供中药学、中药制药等专业师生阅读参考使用。

由于将全方位育人工作贯穿于中药学专业教育教学的实践还处于探索和提高阶段,本案例集作为这方面的尝试,难免有不当或谬误之处,敬请读者提出宝贵意见,以便今后修改完善。

《中药学教学实践育人案例集》编委
2022 年 8 月 1 日

【目录】

第二篇章　文化自信

总　论

个　论

第三篇章　职业素养

总　论

个　论

第四篇章　守正创新

总　论

个　论

第一篇章　爱国诚信

总　论

东方药物巨典《本草纲目》

一、案例简况

《本草纲目》是我国明代著名的医药学家李时珍亲历实践,以毕生精力整理编写的药物学专著,被誉为"东方医药巨典"。本案例从《本草纲目》入手,采用线上线下结合的教学模式,运用时间轴、观察对比教学和电影教学等方法,讲述纲目体系用于药物分类的新模式,引导学生树立文化自信,厚植爱国主义情怀。

二、关键词

医药巨典　本草纲目　坚持不懈　自然实践

三、育人主题

研读本草典籍,领悟中医精神,增强文化自信。

四、案例正文

【课前任务】

(1) 我国古代著名医药学家有哪些?

(2)《本草纲目》为什么是一部伟大著作?

【课堂导引】

通过观看《本草纲目》相关节目,组织小组汇报讨论学习,激发学生对中医药知识的兴趣,引导学生对中医药文化的认同,树立中医药文化自信。李时珍虽已逝世,但他的精神早已融入中医药文化,成为传统文化的重要组成部分,通过本案例培养学生大医精诚的精神和医者仁心的价值观。

【案例举要】

实例1　《本草纲目》是我国明代伟大的医学家、药学家李时珍编撰、整理、考证完成的药物学专著。该书打破了《神农本草经》等古典医籍沿用已久的上、中、下三品的药物分类法,首次将纲目体系用于药物分类,全书共 52 卷,记载了 1 892 种药物,附有药方 10 000 余首,绘制各类药物图 1 000 余幅。2011 年 5 月,《本草纲目》成功入选联合国教科文组织公布的《世界记忆名录》,这是中国中医药著作进入世界文献遗产保护工程的一个重要成果,对于推动中医药传统文化走向世界具有重要意义。

实例 2 《神农本草经》建立了三品分类法并沿用已久,但未按药物属性和亲缘关系等分类。《本草经集注》首创自然属性分类法,将药物分为玉石、草木、虫兽、果、菜、米食、有名无实 7 类。每类药物又细分上、中、下三品。这种分类方法后被《新修本草》沿用。《本草纲目》摒弃了传统上、中、下的三品分类法,创建了 16 部 60 类新型分类法,使得全书层次分明、结构清晰。李时珍将 1 892 种药物分为 16 部,即水、火、土、金石、草、谷、菜、果、木、虫、鳞、介、禽、兽、人、服器。在纲之下,按生物习性和形态等又细分为子类,如草部分为山草、芳草、蔓草、水草等 10 类。这是一项艰巨而细致的任务,是一项伟大的科学创举,是对前人药物分类思想的巨大突破。

【实践育人融入点】

融入点 1 学习李时珍精神,发扬锲而不舍的中医精神。

李时珍(1518—1593)是我国明代伟大的医药学家,出生在医学世家,祖父及父亲李言闻都是医生。从小耳濡目染、潜移默化,他也对医学产生了浓厚的兴趣。《本草纲目》是李时珍经 26 年亲身实践,多方考证、三易其稿,以毕生精力编写的本草学巨著。在编写期间,李时珍谦虚好学,几十年如一日,深入民间走访、调研本草药物,常向农民、铃医、渔民等请教,事事躬亲,勇于实践,在医学道路上艰难跋涉,不仅将亲身实践经历记载于《本草纲目》,也对前人记载的中药进行亲身试验并考证,终于在 1578 年完成《本草纲目》初稿。这无不体现了李时珍锲而不舍的中医精神和格物明理的科学精神。

融入点 2 研读本草典籍,加强中医药文化自信。

《本草纲目》是我国本草史上的巅峰之作,于 1593 年刻成、1596 年发行,之后相继传入日本、朝鲜和法国等国家,影响深远。据记载,生物进化论奠基人、著名生物学家达尔文在讨论鸡的变异和金鱼的育种时,引用了《本草纲目》的资料,并称其为"中国古代的百科全书"。2011 年 5 月,《本草纲目》成功入选联合国《世界记忆名录》,这是中国中医药著作进入世界文献遗产保护工程的一个重要成果。"问渠那得清如许,为有源头活水来",以《本草纲目》为切入点研读本草,带领学生在中医药文化中遨游,进而加深对传统中医药文化的认识,增强文化自信和民族的自豪感。

融入点 3 学习辩证思维,注重中医文化的传承创新。

古代中药学自汉代发展至今已有 2 000 多年历史,中药分类由简单到复杂,杂乱到系统,充分反映了我国古代药学家的智慧。明代李时珍著作《本草纲目》,按药物自然属性分为 16 部 60 类,每药标正名为纲,纲之下列目,纲目清晰,是中药分类史上较完整系统的分类法。

清代赵学敏著作《本草纲目拾遗》，在《本草纲目》体例基础上，进行纠正并增录 700 多种药物，如临床常用治疗胆结石的金钱草。国家中医药管理局组织编撰的《中华本草》继往开来，以药为纲，系统总结了我国 2 000 年来的本草学成就，具有很高的中医药文献价值和学术价值。

【学习拓展】

《本草纲目》所记载的鲜药应用规律分析

鲜药是中医临床用药的特色之一，受到古代医家推崇。现代中药的应用形式以干品为主，但仍有部分中药适合鲜用。2015 版《中国药典》一部收载含鲜品的中药共有 7 种：生姜、鱼腥草、益母草、石斛、芦根、牡荆叶、地黄。

《本草纲目》记载药品 1 892 种，其中鲜品品种共计 292 种，含植物 258 种、动物 34 种，这说明我国古代中药鲜品应用频率较高。张亚楠等对《本草纲目》的鲜品用药规律进行总结，发现植物鲜药和动物鲜药的使用频次分别为 95.8% 和 4.2%，排名前三位的是姜、葱和生地黄。鲜药的药性分类以寒（42.91%）、苦（33.88%）为主；归经以归肝经（22.71%）、肺经（20.21%）较多，治疗内科疾病以解诸毒、吐血衄血及气喘咳嗽为主。

【参考文献】

张亚楠，惠香香，秦格，等. 基于数据挖掘的《本草纲目》中鲜药应用的规律及特点分析[J/OL]. 药理与临床. https://doi.org/10.13412/j.cnki.zyyl.20211206.006

五、案例简要分析

本案例以中药学发展和中药分类为教学目标，从介绍我国医药经典著作《本草纲目》入手，讲述中华民族 2 000 年来的中药学发展脉络，展示中药由原有的三品分类法到纲目体系过程，体会我国古代中医药人的伟大创新精神。实践育人过程中能够巧妙地将"学习李时珍精神，发扬锲而不舍的中医精神""研读本草典籍，加强中医药文化自信"等育人要点融入其中。

中药产地之道地药材成因

一、案例简况

　　道地药材内涵丰富,其栽培地域、炮制工艺、贮藏经营、非物质文化传承方面是否做到了继承与创新,直接关系到中医临床疗效的优劣,而道地药材的质优效佳是实现中药材现代化的保障和依托。本案例从挖掘古籍文献入手,以掌握中药道地性成因为教学目标,阐明了炮制、储藏、经营、非物质文化遗产传承等因素对药材道地性影响,感受 2 000 年来的中药学文化的同时,激发学生的文化自信和专业热情。

二、关键词

　　道地药材　自然因素　采集时间

三、育人主题

　　中药的栽培地域、炮制工艺、生产经营、非物质文化遗产传承决定着药材道地性的突出度。

四、案例正文

【课前任务】

　　(1) 何为"药材"和"道地药材"?

　　(2) 熟悉的道地药材有哪些?

【课堂导引】

　　(1) 中药材都是道地药材吗?

　　(2) 几乎每种道地药材都有其独特的产地加工方法,请举例说明。

　　通过"环境胁迫"术语解释何为"道地药材",以及其为何品质和药效更佳,从而让学生认识到真正的强大都是在竞争中产生的,人、企业、动植物、药材皆是如此。

【案例举要】

　　实例 1　"道地药材"一词始见于明代汤显祖所著《牡丹亭调药》中"好道地药材"一语。1997 年由胡世林主编出版的《中国道地药材》是一部论述本草类的中医药著作,也是我国现代论述道地药材的第一部专著,全书分总论、各论共十章。总论部分阐述道地药材的形成与发展、传统集散地、环境栽培与养殖、产地加工与储藏;各论部分介绍各地 159 种道地药材的总体特性、地域性和科学性，提出了很多新的观点和见解，为道地药材学说的形成提供了丰富的素材。

实例2 "撞皮"是产地加工方法之一，著名的"浙八味"之一的浙贝母产自土壤肥沃的浙江东部低山丘陵地区，采摘需用撞擦的处理方法以达到去掉药材表面鳞片的目的，继而采用锻石处理，最终入药。撞皮的目的是便于药材内部的水分挥发、利于药材快速干燥，而加锻石处理则会促使鳞片内部的水分较快地扩散到药材表面，同时起到防止虫蛀和霉变的作用。

实例3 清代康乾年间大医叶天士著有《临证指南医案》，与叶天士齐名的薛雪著有《扫叶庄医案》，二人同时代且是同乡名医，二人医案中陈皮多用"新会皮""会皮"，可见古代中医师之间的互相影响也是确立新会陈皮为道地药材的重要因素。

【实践育人融入点】

融入点1 挖掘古籍文献，阐明炮制、储藏、经营对药材道地性的影响。

炮制因素：《雷公炮炙论》载有"炮制十七法"，在炮制的程度上提出"各尽其宜"；《太平圣惠方》曰："炮制失其体性……虽有疗疾之名，就无必愈之效，是以医者，必须殷勤注意"，说明药材炮制对临床疗效影响显著；李时珍则更明确地强调了产地加工炮制的作用："生产有南北，节气有迟早，根苗异采收，制造法异度"，其中的"制造法异度"就是指不同药材的产地加工各异。

储藏因素：《本草蒙荃》中说："凡药藏贮宜提防，倘阴干、暴干、烘干未尽其湿，则蛀蚀霉垢朽烂不免为殃，当春夏多雨水浸淫，临夜晚或鼠虫啮耗，心力费惮，岁月堪延"。说明中药若储藏不当，不仅是对人力、物力的耗费，更直接影响到药材质量。

经营因素：陈皮自古以来形成的公认道地产区是广东、江西，目前广东省新会县因其临床疗效和经营与口碑，被公认为是现今的道地产区。明代新会陈皮已有较好口碑，李时珍曰："今天下多以广中来者为胜"；《广州府志》对生产陈皮的药农的日常生产活动有生动详细的描述记载："新会采药者不知何许人，日采九里明卖以为食，其药多生柑、荔圃。旦暮入采之，绝不视柑、荔，虽自落亦不顾"；清代道光《新会县志》记载新会陈皮用草边绳捆缚销往外省，运输过程得当，相关文字如是记载"合仔梁俗名草边是也，柄次皮可为绳，绳以缚陈皮为往外省"。

融入点2 道地药材蕴含了中国人的文化价值观。

道地药材现代研究发端于20世纪80年代，主要取得了以下方面进展：一是发掘和整理了道地药材本草资料，初步理清了道地药材形成的历史原因和规律；二是建立一系列道地药材鉴定与评价方法，初步赋予道地药材现代科学内涵，推动了中药鉴定学和生药学的发展；三是铺垫和推动了中药材生产质量管理规范生产发展，促进中药材优质高产高效发展。

文化价值：始创于康熙八年(1669年)的同仁堂恪守"炮制虽繁必不敢省人工，品味虽贵必不敢减物力""修合虽无人见，存心自有天知"的原则，可见中国古代医者、药工秉承"患者为重"的高尚情怀,不惜人力、物力去确保药材的道地性;始创于 1859 年的回春堂秉持道地药材"真不二价""许可赚钱、不许卖假",体现出一方面遵守药物货真价实,另一方面则是推崇诚信至上的药材经营理念,讲求童叟无欺,销售过程中不讨价还价。上述这些宝贵的文化价值观在今天,对我们从药工作者甚至各个行业实践"爱国守法、明礼诚信、团结友善、勤俭自强、敬业奉献"这一公民基本道德规范仍有昭示与借鉴意义。

融入点 3 立足现状分析成因——道地药材的现状与分析。

道地药材的发展历经千年日趋繁荣,但仍有不尽人意之处,存在品种退化严重、公害较为普遍、加工规格不统一、缺乏"品牌"保护等问题。究其原因可以总结为以下 5 种:其一,道地药材本身的确定是综合了历史、地域、文化等多种主观因素,缺少公认统一的和权威的认证,影响其公认度和规模化成度。其二,是生态问题,当今人类对自然环境的破坏和对药用资源的过度索取人为地限制了道地药材的全面发展。其三,观念方面,一边是不法商贩急功近利、以次充好,在社会面上造成了不利影响,另一边是道地产区规模化经营理念自身落后。其四,是加工技术传承方面后继乏人。其五,现代研究技术手段运用于道地药材仍然还有很大空间。

【学习拓展】

发扬道地药材之路径

一是要加大对于野生药材资源的保护力度。目前随着气候及人类活动影响的增多,许多野生珍稀动植物药用资源正濒临灭绝,在避免滥采滥伐加大保护这些药材品种的同时保证现存的药材能够进行可持续发展。

二是坚持保护原产地是保证道地药材栽培种植产区自然条件(气候、土壤等)的重要前提这一原则。

三是重视道地药材的栽培及加工炮制方法等优良技术的传承。

四是要利用科学技术推动"道地药材"快速健康发展。

【参考文献】

[1] 徐浩,吴之易,王圣隆,等.论道地药材的成因及发展现状[J].中华中医药杂志,2021,36(4):1793-1797.

[2] 肖小河,陈士林,黄璐琦,等.中国道地药材研究二十年[A]//中华中医药学会中药鉴定分会.中华中医药学会第九届中药鉴定学术会议论文集——祝贺中华中医药学会中药鉴定分会成立二十周年[C].中华中医药学会中药鉴定分会,中华中医药学会,2008:42-48.

五、案例简要分析

本案例以理解"人类人为因素对道地药材成因的影响"为教学目标,从古籍文献入手结合现代研究发现,讲述了道地药材成因的同时巧妙地将"生态环境保护""中医药理论的继承与创新""文化价值""非物质文化遗产传承"这些实践育人要点融入其中。

<h1 style="text-align:center">辨证施治之中药药性理论</h1>

一、案例简况

该案例通过介绍中药药性的基本理论,将对症下药、辨证施治等中医药哲学思想传递给学生,启迪学生的智慧,培养学生的辩证思维能力及安全用药的意识。

二、关键词

四气五味　对症下药　辨证施治

三、育人主题

辩证思维,安全用药。

四、案例正文

【课前任务】

查阅1~2种中药及其不同炮制品在疾病治疗中的差异。

【课堂导引】

通过中药实物教学,让学生用五官真实感知中药的气味质地,体会中药的药性。

【案例举要】

实例1　四气五味理论来源最早载于《神农本草经》,其序录云:"药有酸咸甘苦辛五味,又有寒热温凉四气"。书中以四气配合五味,共同标明每味药的药性特征,开创了先标明药性后论述药物功效及主治病证的本草编写体例,奠定了以四气五味理论指导临床用药的基础。由于每一种药物都具有性和味,因此,两者必须综合起来看。例如两种药物都是寒性,但是味不相同,一是苦寒,一是辛寒,两者的作用就有差异。反过来说,假如两种药物都是甘味,但性不相同,一是甘寒,一是甘温,其作用也不一样。所以,不能把性与味孤立起来看。

实例2　一味中药临床上常用于多种疾病的治疗,医生根据病情的需要,通过加工炮制或增强该味药物的某些药性,或降低、缓和该味药物的某些药性,或消除该味药物的某些药性,以适应临床辨证论治的特定需要。例如,生麻黄发汗解表力强,具有止咳平喘、利尿之效,主用于外感风寒表实证,但不适用于老年人、体虚者和小儿;麻黄绒较麻黄作用缓和,适用于老人、小儿及体虚者的风寒感冒;炙麻黄发汗解表力弱,在蜜的协同作用下,止咳平喘力相对提高,主要用于表证较轻而肺气壅阻的咳嗽气喘者;炙麻黄绒发汗解表作用更缓和,主要用于表证已解,咳喘未愈的患者。马钱子、乌头和半夏分别需要砂烫或油炸、蒸或煮、浸漂或复制后才能使用,主要是为了降低其毒性,保证用药安全性。

实例3 有一天,州官倪寻和李延病了,一起到华佗那儿看病。两人的感觉相同,都是头很疼,全身发热。华佗仔细诊断,却开给他们不同的药。倪寻和李延非常奇怪:"我们病情一样,吃的药为什么有那么大的区别? 是不是华佗徒有虚名,只会招摇撞骗啊?"华佗看出了他们的疑问,问道:"生病前你们都做了什么?"倪寻回忆说:"我昨天赴宴回来,就感到有点不舒服,今天就头疼发烧了。""我好像是昨天没盖好被子受凉了。"李延答道。"那就对了",华佗解释:"倪寻是因为昨天饮食不对,内部伤食引起的头疼身热,应该通肠胃;而李延是因为外感风寒受凉引起的感冒发烧,应该发汗。病情表面差不多,但倪寻只要一点药物就会好,李延却需要借用药物调动自身的机能才能痊愈。治疗的办法理应不一样才对啊!"倪、李二人觉得华佗说的非常有道理,回去吃下不同的药,两人的病第二天就好了。

【实践育人融入点】

融入点1 中药的性与味显示了药物的部分性能,也显示出有些药物的共性。只有认识和掌握每一种药物的全部性能,以及性味相同药物之间同中有异的特性,才能全面而准确地了解和使用药物。只有掌握了四气五味,才能正确地运用不同性质的药物来治疗不同性质的病证,也即达到了"寒者热之,热者寒之"的目的。否则药不对证,要么就是火上加油,要么即成雪上添霜。为人处世亦是如此,不能知其一就莽撞行事,只有站在正确的立场思考全局,综合看待问题才能做到更好。

融入点2 中药炮制后的药性会发生变化,其目的是满足中医辨证论治需要及保证临床用药安全。生活中,不同场景遇到一些类似的事情,看似一样,实质又不一样,这时需要用连贯整体的思维去审时度势,看到事情发展的来龙去脉和特殊性,从而帮助我们更从容地面对困难。

融入点3 中医强调辨证治疗,病证虽同,但引起疾病的原因不同,故治疗方法也不一样。"对症下药"蕴含的哲学道理就是针对不同情况,采取不同方法处理问题。而只有熟知药性,才能对症下药。告诫学生,遇到生活中的问题时要找准原因和出口,不要想当然地鲁莽行事,以免耽误事情解决的机会。

【学习拓展】

指导学生查阅相关文献资料,了解中药药性中"苦味"形成的机制。

"苦味"作为中药药性"五味"之一,是对中药药物功效和作用规律的高度概括;苦药能泻、能燥、能坚,具有泄火、降气、燥湿和坚阴等作用;苦味中药占比较高。

苦味主要通过两类不同G蛋白偶联受体家族完成(T1Rs和T2Rs),表达在味蕾Ⅱ型细胞上的T2Rs受体是感受苦味的功能性受体;苦味物质可以通过T2R/TRB-αgust -PDE-cAMP-PKA途径、T2R/TRB-β3/γ13 -PLCβ2-IP3/DAG途径、不依赖GPCR/G蛋白机制的途径,这 3 种途径引起Ⅱ型 TRCs 兴奋。兴奋性信号沿面神经、迷走神经、三叉神经进入脑干中的孤束核经丘脑最后到达岛叶皮质中味觉感受区进行编码,岛叶皮质作为味觉初级中枢会对于下游所传递的信号进行整合,区分出不同的味觉信号[1]。

【参考文献】

吕佳桦,朱婵,唐宗湘.中药药性中"苦味"形成机制及生物学意义[J].广西师范大学学报(自然科学版),2022,40(05):324 – 331.

五、案例简要分析

该案例通过中药饮片实物教学,拓展学生感知维度,引导学生发散思考。从中医药典籍故事学习中体会探知中药药性的历史沿革与变化,向学生传递"对症下药、辨证施治"等中医药哲学观点,引导学生理解中医药独特的理论体系及安全用药与严谨治学的精神。启发学生要学会用中医的辩证思维理性分析现实问题看待人事,学会因事而化、因时而进、因势而新,从而提高辩证思考的能力。

个　论

洁身禁毒辨麻黄

一、案例简况

　　本案例以中医药理论为指导，以麻黄的配伍规律为核心主线，结合古今文献，引入现代感冒药与毒品之间的区别，揭示麻黄药性功效、配伍方法、应用规律、作用机理和影响其配伍作用的相关因素，并将麻黄不同入药部位的异同加以拓展，为麻黄的合理运用提供参考。

二、关键词

　　麻黄　药性功效　配伍方法　应用规律　作用机理

三、育人主题

　　中药适当配伍可以突出麻黄功效，提高用药准确率和临床疗效。

四、案例正文

【课前任务】

　　（1）为何市面上感冒药大多含有伪麻黄碱这一成分？

　　（2）麻黄常用于治疗哪类疾病，其性状、功效如何？

【课堂导引】

　　（1）麻黄碱与冰毒有哪些成分相似之处？

　　（2）感冒药和毒品难道只有一步之遥？

【案例举要】

　　实例1　冰毒化学名为甲基苯丙胺，又称"去氧麻黄碱"，成分与麻黄碱相似。制造冰毒主要有三种原料，即麻黄素、非列管易制毒化学品、麻黄碱。感冒药中常含有的成分是"盐酸伪麻黄碱"，是伪麻黄碱的盐酸盐，而伪麻黄碱则是麻黄碱的旋光异构体。常用感冒药中，一盒新康泰克（每盒10粒）含有伪麻黄碱约0.9 g。在治疗感冒的药物中加入适量的麻黄碱成分，能够迅速改善鼻塞、流涕等感冒症状，和感冒药与毒品都有关系的麻黄碱，源于草麻黄、中麻黄和木贼麻黄的茎,而在我国,麻黄是解表药,有止咳平喘的作用,使用历史逾2 000年。

【实践育人融入点】

融入点1 应用历史悠久,临床疗效卓著,文献记载丰富。

秦汉时期,《神农本草经》言其:"主中风、伤寒头痛、温疟。发表出汗,去邪热气,止咳逆上气,除寒热,破癥坚积聚"。张仲景使用麻黄类方剂主要用于治疗伤寒、水湿、喘咳、黄疸等症。魏晋至南北朝时期,麻黄的应用扩展到治疗外伤类疾病,如《刘涓子鬼遗方》配伍麻黄治疗金疮折伤之证。唐代《药性论》谓其"治身上毒风顽癣,皮肉不仁",麻黄巧风除搐、辛散通络得到运用。之后,《日华子本草》首提麻黄具"调血脉,开毛化皮肤"的功效。明清时期,麻黄的通阳化滞之功效得到认可并广泛配伍应用。经过历代发展总结,麻黄的药性药效及主治趋于完善,主流认识统一为性温,味辛、微苦,归经为肺与膀胱。功效主要为发汗解表,宣肺平喘,利水消肿,散结通滞。

融入点2 继承创新,寻找规律——配伍与剂量对麻黄功效的影响。

麻黄主要配伍用于治疗外感表证以及咳喘,后世应用有所拓展,但主治仍以肺系疾病为主。麻黄高频配伍的中药依次为补气药(甘草、白术、黄芪,去甘草则位次降两名)、止咳平喘药(苦杏仁、桑白皮、紫菀、紫苏子、款冬花、葶苈子)、发散风寒药(细辛、桂枝、防风、生姜)、清化热换药(桔梗、浙贝母)、清热解毒药(连翘)、温化寒痰药(半夏)、活血药(川乌)、温里药(制附片、干姜)、发散风热药(蜂蚁)等等。小剂量(1~3 g)麻黄多用于通阳化滞,中剂量(3~10 g)多用于宣肺平喘、解表散邪,大剂量(>10 g)多用于利水消肿。现代麻黄常用剂量为10 g或6 g为主,普遍用量偏小,可能与药典中具有法律效应的用量规范有关。

融入点3 探索实践,尊古通今——麻黄的现代应用。

清代徐灵胎对麻黄的应用进行了如下总结:"能透出皮肤毛孔之外,又能深入积痰凝血之中。凡药力所不到之处,此能无微不至,较之气雄力厚者,其力更大。"通过调整麻黄的不同配伍环境可以决定其向不同的方向发挥功效,提高临床疗效。麻黄不同炮制品(生用、捣绒或是蜜炙),去其煎煮浮沫、剂量范围、配伍比例等,都能影响其功效的发挥。

现代医家不仅充分发扬了历朝历代对于麻黄临床使用拓展的功效,而且借鉴其现代药理研究成果,不断扩大临床使用范围,例如用于治疗皮肤病、消化系统、血液系统、妇科、神经系统、肿瘤疾病等。从该药的现代临床应用也能充分体现出中医辨证施治的思想。同时提示现代临床工作者应勇于探索实践,在传承的基础上将中医药发扬光大。

【学习拓展】

麻黄与麻黄根

麻黄始载于《神农本草经》,味辛、微苦,性温,归肺、膀胱经,有发汗散寒、宣肺平喘、利水消肿的功效,用于风寒感冒、胸闷喘咳、风水浮肿。麻黄长于发汗解表,被称为"发汗解表第一要药""发汗峻剂"。麻黄中的主要成分是以麻黄碱和伪麻黄碱为代表的伪生物碱,还含有黄酮类和挥发油以及一些微量元素等。

麻黄根味甘、涩,性平,归心、肺经,长于敛汗固表,被誉为"止汗之王",临床常用于自汗、盗汗等症。麻黄根中主要含有的成分是大环精胺类生物碱、黄酮类化合物和少量其他化学成分。

出于同一株植物的麻黄与麻黄根,临床使用上属于功效截然不同的两种药味。因其二者化学成分的差异,引发药理药效互为相反,若是不分入药部位,将二者合用,会相互抵销疗效。若使用不当,不仅达不到防病治病的目的,甚至会造成严重的不良反应和安全隐患,因此临床上应严格区分二者,避免混淆使用。

【参考文献】

[1] 李慧,杨会,宋珂,等.浅谈麻黄与麻黄根的异同[J].中国现代中药,2018,20(9):1165-1168,1178.

[2] 吴正.麻黄的应用源流及其配伍规律研究[D].南京中医药大学,2016.

[3] 吴正,樊巧玲.麻黄临床拓展应用近况[J].环球中医药,2016,9(3):381-384.

五、案例简要分析

本案例以掌握"麻黄药性功效应用与现代研究"为教学目标,从古籍文献入手结合现代研究发现,讲授了麻黄用药规律,巧妙地将"继承创新、发现规律""尊古通今,勇于探索实践、发扬光大"这些实践育人要点融入其中。

抗疫安民金银花

一、案例简况

金银花作为常用的清热解毒类中药,记载于《名医别录》《神农本草经》及《新修本草》等典籍中。本案例通过讲述金银花的来源、炮制加工、性味功效和应用等知识,结合现代药理作用的研究资料,揭示金银花在历来抗疫中发挥关键作用的依据,体现我国传统中医药在民族健康上发挥的重要作用。

二、关键词

金银花　性味功效　药理作用　抗疫　民族健康

三、育人主题

金银花的清热解毒作用在抗击疫情和维护民族健康上发挥了重要作用,现代应用及药理研究有利于促进大众对金银花的科学认知和选用,增强民族自豪感。

四、案例正文

【课前任务】

（1）为什么夏季人们常选择金银花泡水喝?

（2）如何看待金银花在抗击非典和新冠疫情中的作用?

【课堂导引】

金银花又名双花,为忍冬科植物忍冬(*Lonicera japonica* Thund.)的花蕾,产于山东、陕西、河南和广东等地,其中山东平邑县是最大的金银花主产区。《本草纲目》中记载"三四月开花,长寸许,一蒂两花二瓣,一大一小……经二三日变黄,新旧相参,黄白相映,故呼金银花"。金银花清热解毒力强,能疏散风热、凉血解毒,是2003年国家公布的预防"非典"中药处方中的首选和必选药,也是2020年《新型冠状病毒感染的肺炎治疗方案》中推荐的中成药的重要组成药物。

【案例举要】

实例　金银花在《名医别录》中被列为上品,2003年全国爆发"非典"疫情,金银花因其良好的抗菌、抗病毒作用成为抗击"非典"的重要药物。以金银花、大青叶、蒲公英和鱼腥草组方而成的金叶败毒颗粒在 SARS 病毒感染的肺炎预防和治疗上取得了显著的疗效。

2019 年爆发的新冠肺炎疫情中,在尚未发现新型冠状病毒的特效药前,金叶败毒颗粒再次发挥了关键的预防和治疗作用,并被列入新冠肺炎的防控药品中。此外,金银花作为主要药物组方的连花清瘟胶囊和金花清感颗粒也被国家药监局批准用于新冠肺炎的治疗。南京大学张辰宇教授团队及武汉病毒研究所张磊砢等发表在 *Cell Discovery* 杂志上的一项研究证实金银花汤剂中的植物 microRNA MIR2911 能够抑制 SARS-CoV-2 的复制,并且加速感染患者的痊愈。

【实践育人融入点】

融入点 1 金银花——"上品"之药,应用广泛。

金银花作为一种药食兼用的中药材,是许多中成药的原料药之一,如双黄连口服液、连花清瘟胶囊及热毒清胶囊等。近年来,金银花还在保健食品中广泛应用,如王老吉凉茶、白云山凉茶、金银花茶、金银花饮料及金银花露等均需大量的金银花作为原料。金银花因其独特的功效,还用作牙膏、化妆品、畜禽饲料等原料或添加剂,具有巨大的市场潜力。

融入点 2 金银花——铺就幸福路。

"非典"疫情让金银花走进大众视野,因其显著的功效,在"非典"后价格飙升,从售价二三十元涨到五六百元。金银花同时因其金花、银花成簇生长,极具观赏价值。金银花的种植成了许多种植地村民增收致富的关键。全国多省均有金银花的大型种植基地,如河南新乡封丘县已有 1 500 年的金银花种植历史,金银花年产值为 1.4 亿元;山东临沂平邑县金银花种植面积多达 50 多万亩;河北邢台巨鹿县在政府扶持下建立的金银花种植基地,不仅帮助当地村民实现脱贫,并形成了品质优良、规模较大的金银花生产基地,价格也极具竞争力。

【学习拓展】

现代药理研究揭示金银花清热解毒的依据

金银花中含有多种化学成分,包括黄酮类、有机酸类、挥发油类、三萜皂苷类和环烯醚萜类等。现代药理学研究表明,金银花中的黄酮类和有机酸类化合物具有抗菌和抗病毒作用,环烯醚萜苷类具有抗炎和镇痛作用,而其含有的三萜皂苷类具有保肝作用。

金银花药液能抑制变异链球菌 UA159 的生长、产酸和生物膜的形成,最小抑菌浓度为 12.5 mg/mL。金银花对细菌和霉菌的抑菌圈大小为 9.3~12.5 mm,对呼吸道合胞病毒的半数抑制率为 0.16 g/L[1]。金银花提取物能降低 RAW264.7 细胞中的 TNF-α、IL-1β 和 IL-6 等促炎因子的含量,下调诱导型一氧化氮合酶和环氧合酶-2 的蛋白含量,从而发挥抗炎作用[2]。

【参考文献】

[1] 曾华倩,毛玲,晋雅恒,等.金银花对变异链球菌 UA159 体外作用的实验研究[J].口腔疾病防治,2022,30(8):542-547.

[2] 祝家笙,高维浩,范红艳.金银花提取物药理作用的研究进展[J].吉林医药学院学

报,2022,43(2):130-132.

五、案例简要分析

本案例以掌握"金银花的功效应用与现代研究"为教学目标,以其在抗击疫情中发挥的重要作用为切入点,讲授了金银花的功效、应用和现代药理作用,提升学生对中医药在民族健康和发展上的认知,培养学生的民族使命感和责任感,通过疫情之下的切身感受,深刻体会民族健康、国家发展的重要性。

和谐共荣话犀角

一、案例简况

犀角和水牛角均为清热凉血药,功效为清热、凉血、定惊、解毒。二药虽本质不同,但药理作用及功效近似,因国家禁止犀角贸易,"中药学"中将不再列有犀角一药。通过发布课前任务,让学生了解犀角禁用原因及濒危野生中药品种,探知犀角与水牛角用药变化,理解水牛角功效及应用。引导学生用可持续发展理念来看待人与自然的关系,构建人与自然和谐共生的理念。

二、关键词

水牛角 犀角 功效主治 保护动物

三、育人主题

践行可持续发展理念,倡导人与自然和谐共处,培养学生的社会责任感。

四、案例正文

【课前任务】

让学生查阅资料了解犀角禁用原因及濒危野生中药品种,探知犀角与水牛角用药变化,理解水牛角功效及应用。

【课堂导引】

通过课前任务引导学生查阅资料掌握犀角和濒危野生中药品种的现状及其他情况,结合天价中药拍卖案例、犀牛灭绝、文献研究结果等,讲授犀角和水牛角的理论知识。加强学生对清热凉血药的理解,引导学生用可持续发展理念来看待人与自然的关系,构建人与自然和谐共生的理念。

【案例举要】

实例1 《异苑》载:"晋温峤至牛渚矶,闻水底有音乐之声,水深不可测。传言下多怪物,乃燃犀角而照之。须臾,见水族覆火,奇形异状,或乘马车著赤衣帻。其夜,梦人谓曰:'与君幽明道阁,何意相照耶?'峤甚恶之,未几卒。"

实例2 犀角汤:犀角(二两),羚羊角(一两),前胡、黄芩、栀子仁、射干(各三两),大黄、升麻(各四两),豉(一升)。上九味咀,以水九升,煮取三升,去滓,分三服。治热毒流入四肢、历节肿痛方。

【实践育人融入点】

融入点 1 解密天价中药,激发学生学习兴趣。

近年来关于安宫牛黄丸拍卖、高价成交的新闻层出不穷。2019 年,中鸿信二十周年春季拍卖会在京举行。在中药专场,一粒产自 20 世纪 60 年代的安宫牛黄丸以 6 000 元起拍,最终以 11 万元的天价成交,成交价格翻了近 19 倍,拿下了中药场全场最高价,成为全场中药竞拍最大黑马。一粒安宫牛黄丸为什么能拍出 11 万天价?都是因为犀牛角!作为道地药材入药的中国犀牛已全部灭绝。1993 年全球禁止犀牛角贸易后,药商开始用水牛角浓缩粉替代,其成分、功效和天然犀牛角虽近似,但还是有一定差距。因此,1993 年前产的含有犀牛角成分的安宫牛黄丸身价大涨,拍出高价不足为奇。

融入点 2 传承文化,和谐共处。

中国在犀角药用、犀角艺术与犀角交易上有着悠久的历史。中医药作为非物质文化遗产,犀角及其中成药承载着深厚的中医药文化内涵与极高的艺术价值。动物保护与传统文化的冲突在全球范围屡见不鲜,中国能克服这一难题,是具有远见卓识、跨时代意义的。

人与自然和谐相处,体现了人类对生命的关怀和尊重,是一种崇高的道德修养。爱护动物,尊重生命,促进人与动物和谐相处,是慈悲、仁爱的源泉,是社会道德取之不尽、用之不竭的能量源泉。中国也已经成为世界动物保护的引领者之一。

【学习拓展】

术有所专,学有所长

犀角属于名贵药材,为犀科动物印度犀、爪哇犀、苏门犀或非洲犀及白犀的角。国务院国办发〔1993〕39 号文件精神,已禁止贸易和药用。所以在医疗上常用价廉的水牛角以代犀角。水牛角为牛科动物水牛的角,取角后,水煮,除去角塞,干燥。犀角和水牛角均为清热凉血药,功效为清热、凉血、定惊、解毒。药虽本质不同,但药理作用及功效却甚为近似,因犀角药源现已奇缺、价格昂贵,目前市场多将水牛角作为犀角的代用品。只是药力稍逊,须要加量应用,一般水牛角用量为犀角的 5～10 倍。

水牛角和犀角均含有 17 种氨基酸、15 种微量元素。据报道,广东、天津、江西等地用水牛角代犀角,治疗温病及小儿热证,效果良好。上述报道均为水牛角替代犀角提供了理论与临床依据。故 1977 年版《中国药典》始将其收载,作为犀角的类同品应用至今。临证时也用水牛角替代犀角,用治温热病之高热神昏、斑疹、吐血、衄血、小儿惊风、头痛、咽喉肿痛、疮毒等,取效亦良。但是犀角和水牛角同种成分的含量还是多少有所区别,因此水牛角代替犀角应该加大用量。使用时一般入煎剂,取其镑片或镑丝 15～30 g,病情重者可用至 30～60 g,先煎 2 h 以上;若冲服,则用其浓缩粉 3～6 g。

【参考文献】

[1] 夏小军.从犀角地黄汤谈犀角的代用品[J].甘肃中医学院学报,2004,21(4):55 - 57.

[2] 武雪琴.浅谈蒙药犀角及其与替代品水牛角对比[J].中国民族医药杂志,2015,21(11):39 - 40.

五、案例简要分析

该案例不仅注重中医知识的传递和思维方法的训练,同时对于科学伦理的教育也格外重视。课程教学中持续加强生态文明教育,引导学生学会尊重自然,保护动物多样性。

药者仁心用川乌

一、案例简况

本案例以中医药理论为指导,以川乌的辨证用药和配伍禁忌为主线,结合古今文献,揭示川乌药性功效、配伍应用规律、用药禁忌及现代研究,为合理运用川乌提供参考。适当配伍可以突出川乌之功效,提升中医辨证用药理念。同时,引入传统中医文化,启发探索兴趣,弘扬创新精神和工匠精神。

二、关键词

川乌　药性功效　配伍应用规律　鉴别用药

三、育人主题

启发探索兴趣,弘扬创新精神,厚植传统中医文化自信。

四、案例正文

【课前任务】

与川乌有关的古今医术或民间偏方都有哪些? 川乌主要是用来治疗哪些疾病? 川乌与草乌、附子的区别有哪些?

【课堂导引】

通过课前任务引导学生查阅资料,了解有关川乌的来源、炮制、药性、功效与应用、用法用量和使用注意事项等知识,然后进行小组辩论,区别川乌与草乌以及附子三味药材的功效与主治,最后在学生参与下得出结论:传统中医文化博大精深,充分掌握中药材炮制技术,是让中药材增效减毒的关键所在。

【案例举要】

实例1 川乌为毛茛科植物乌头(*Aconitum carmichaeli* Debx.)的干燥母根。6月下旬至8月上旬采挖,除去子根(其子根为另一味中药附子,除去母根、须根及泥沙,习称"泥附子")、须根及泥沙,晒干。

毛茛科多年生草本植物乌头、北乌头及其他同科不同属类的野生乌头,因其主根色黑,像乌鸦的头,故均被称为乌头。其主根如马铃薯的种子,可以生出许多小的子根茎,围在主根的周围,有小茎连接,为乌头生出的子代小乌头,附于周围,故形象地称为附子。主根及其子根历来被药用,故称乌药。

所以乌头是其主根,乌药是对整个植物的称呼,也包括各类乌头与附子。所产的附子来年又可以作为种子繁殖下一代附子。相对下一代的附子,原代作种子的附子就叫做乌头了。所以乌头与附子只有药材生长年龄的差异。

一般而言,乌头是川乌和草乌的统称,而川乌和草乌是同一种系下的两种不同的植物。川乌的茎是直立的,一般高 1 m,开紫色花,根是团块状,侧根就是附子,炮制后就是常用的附片。因为是附生于川乌的主根上,故名附子。草乌的茎是蔓生攀援状藤本,一般长约 3 m,还是开紫色花。草乌的根是长块状,没有附子。

实例 2 道地性对中药材品质的影响至关重要。随着人口的不断增长,乌药的社会需要量的与日俱增,野生附子已不能满足,所以家种附子的大规模生产实属必然。四川是附子的传统道地产区,早在宋神宗年间就有大规模、规范化的种植文献。如杨天惠《彰明县附子记》对四川附子的种植范围、种植时间、种植方法、采收季节、加工方法、植物特性等均有详细记载。其实当时不独四川一地,广西、云南、陕西、福建、浙江等地都有种植,但四川产的乌头、附子影响最大,效果最佳,久而久之,所有的家种乌头都以川乌命名,所有家种乌头的子根都叫附子。事实上,这一习惯一直沿用到现在,目前对各大中药材市场如陕西、湖南、湖北等家种的乌头都叫川乌,各地乌头的子根加工品都叫附子。

实例 3 配伍应用对川乌功效的影响:

(1) 治病历节不可屈伸、疼痛,亦治脚气,疼痛、不可屈伸:麻黄、芍药、黄芪各 9 g,甘草 9 g,(炙)川乌 6 g(咬咀以蜜 400 mL 煎取 200 mL,即出乌头)、上五味咬咀四味,以水 600 mL 煮取 200 mL,去渣纳蜜煎中、更煎之、服七合不知,尽服之。 (《金匮要略》)

(2) 治风痹荣卫不行四肢疼痛:川乌头 100 g(去皮切碎以大豆同炒候豆汁出即住)、干蝎 25 g(微炒),上件药捣罗为末,以酽醋一中盏熬成膏,可丸即丸如绿豆大、每服不计时候,以温酒下七丸。 (《圣惠方》)

(3) 治风寒湿痹挛痛不能步握:五灵脂、川乌(炮,去皮、脐)、苍术(薄切酒浸,干)各 100 g,自然铜(烧熟)50 g,上为细末水糊为丸如梧桐子大、每服七丸温酒下渐加丸数,服之病除。

(《普济方》乌术丸)

(4) 治风寒湿痹麻木不仁:川乌头(生)去皮、尖为末,用香熟白米半碗药末 20 g,同用慢火熬熟稀薄不要稠,下姜汁一茶脚许蜜三大匙搅匀、空腹啜之温为佳、如是中湿,更入薏苡仁末 10 g 增米作一中碗。 (《本事方》川乌粥法)

(5) 治丈夫元脏气虚,妇人脾血久冷,诸般风邪湿毒之气,留滞经络流注脚手,筋脉挛缩或发赤肿,行步艰辛,腰腿沉重,脚心吊痛及上冲腹胁膨胀,胸膈痞闷不思饮食,冲心闷乱及一切痛风走注,浑身疼痛:川乌(炮,去皮、脐)、草乌(炮,去皮、脐)、地龙(去土)、天南星(炮)各六两乳香(研)、没药(研)各二两二钱,上为细末,入研药和匀酒面糊为丸,如梧桐子大,每

服二十九,空心,日午冷酒送下,荆芥茶下亦得。 （《局方》活络丹）

（6）治风腰脚冷痹疼痛:宜用贴焙川乌头三分（去皮、脐生用）、捣细罗为散以醋醋调涂于故帛上敷之,须臾痛止。 （《圣惠方》）

（7）治瘫缓风手足挦曳,口眼㖞斜语言謇涩,履步不正:川乌头（去皮、脐）、五灵脂各 250 g,上为末入龙脑、麝香研令细匀滴水丸如弹子大,每服一丸,先以生姜汁研化,次暖酒调服之,一日两服,空心,晚食前服。 （《梅师方》神验乌龙丹）

（8）治左瘫右痪,口眼㖞斜,中风涎急、半身不遂不能举者:川乌头（去皮、尖）、五灵脂（去石）、当归、骨碎补各等分,上为细末用无灰酒打面糊为丸如梧桐子大,每服七丸,渐加至十九至十五丸,温酒下。 （《局方》四丸）

（9）治小儿慢惊,搐搦涎壅厥逆:川乌头（生去皮、脐）50 g、全蝎十个（去尾）,分作三服,水一盏姜七片煎服。 （《婴孩宝书》）

（10）治破伤风:乌头（生,去皮、脐）一枚、雄黄（研）0.5g、麝香（研）0.5 g,上为细散,每服 5 g 以温酒调下。 （《普济方》三味追风散）

上述有关川乌治疗各种疾病的配方中均有明确的炮制和剂量要求。

【实践育人融入点】

融入点 1 中草药毒副作用小但并非无毒,要让学生通过对川乌、草乌和附子的辨证用药以及功效的比较,明白"是药三分毒"的道理。川乌和草乌统称为乌头,且都有大毒,也都具有祛风除湿、温经止痛的作用,不过川乌的毒性小一点,草乌的毒性大一点,现在的川草乌大部分是家种的,野生的很少,野生的毒性比家种的大得多,一般不内服。况且中医所说的"十八反"和"十九畏",着重强调的就是川乌、草乌和附子的用药禁忌问题。

十八反歌:本草明言十八反,半蒌贝蔹芨攻乌。藻戟遂芫俱战草,诸参辛芍叛藜芦。

注:乌头（川乌、附子、草乌）反半夏、瓜蒌（全瓜蒌、瓜蒌皮、瓜蒌仁、天花粉）、贝母（川贝、浙贝）、白蔹、白及。

十九畏歌:川乌草乌不顺犀,人参最怕五灵脂。注:川乌、草乌畏犀角。

总而言之,川乌味辛、苦,性热,有大毒,归心、肝、脾、肾经,具祛风湿散寒、温经止痛、化瘀止痛之功效。

融入点 2 "川乌炮制"的过程如此麻烦,是否可以省略呢?

炮制虽繁,但必不敢省人工。川乌炮制作为一门传统的炮制技艺,有着其独特的意义。川乌炮制不仅仅是对优秀传统文化的传承,更是为了保证药材的安全性,达到增效减毒的目的,这其中,无不体现了中医药人的精益求精、诚实守信的工匠精神。

融入点 3 炮制对重要药性功效的影响至关重要吗?

因为"十八反"的缘故,川乌不宜与贝母类、半夏、白及、白蔹、天花粉、瓜蒌类同用,且川乌生品内服宜慎,一般需炮制后药用。

制川乌：将原药材拣净，放缸内或其他容器内，用凉水浸漂，每日换水 2 次，漂至口尝稍有麻辣味时取出；在浸漂过程中如发现有裂口破烂时可加些白矾；另外用甘草、黑豆煎汤，加入漂过的川乌，煮透，至内无白心时取出，去掉药渣，晒至半干，闷润后切片、晒干即可（每 100 斤用甘草 5 斤、黑豆 10 斤）。有些地区加甘草、鲜姜等辅料与草乌同蒸；有些地区分别用豆腐、甘草、金银花、鲜姜或皂角等辅料与草乌同煮。

附子因炮制或煎法不当，或用量过大，容易引起中毒。附片：黑顺片、白附片直接入药。淡附片：取盐附子，用清水浸漂，每日换水 2～3 次，至盐分漂尽，与甘草、黑豆加水共煮透心，至切开后口尝无麻舌感时，取出，除去甘草、黑豆，切薄片，晒干。每 100 kg 盐附子，用甘草 5 kg、黑豆 10 kg。炮附片：取附片，照烫法用沙烫至鼓起并微变色。

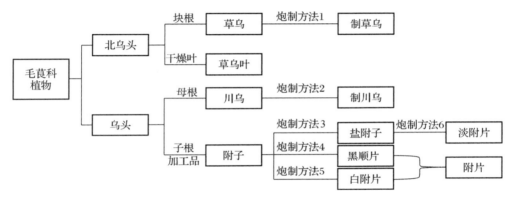

【学习拓展】

1. 川乌化学成分研究进展

川乌总生物碱含量 2.3%，酯 1.0%，乌头碱 0.3%。主要含乌头碱、中乌头碱、塔拉乌头胺、杰斯乌头胺、苯甲酰乌头胺、苯甲酰中乌头胺和苯甲酰下乌头胺等。这类化学成分的分子结构中，因 8 位羟基的乙酰化和 14 位的羟基芳酰化，因而呈现强烈的毒性，是乌头中的主要毒性成分，故而临床用药需特别谨慎。

2. 川乌现代药理作用研究进展

川乌有明显的抗炎、镇痛作用，有强心作用，但剂量加大则引起心律失常，终致心脏抑制；乌头碱可引起心律不齐和血压升高，还可增强毒毛旋花苷 C 对心肌的毒性作用，有明显的局部麻醉作用；乌头多糖有显著降低正常血糖作用；注射液对胃癌细胞有抑制作用。

【参考文献】

[1] 高学敏. 中药学[M]. 北京：中国中医药出版社，2007.

[2] 国家药典委员会. 中华人民共和国药典（2020 年版）一部[M]. 北京：中国医药科技出版社，2020.

[3] 中医世家. 中药材[OL]. http://www.zysj.com.cn/zhongyaocai/.

五、案例简要分析

　　以掌握"川乌药性功效应用与辨证用药"为教学目标,将中国传统中药材炮制文化融入课堂教学,结合授课内容进行凝练归纳、融会贯通,旁征博引、深入浅出,激发学生学习的兴趣,引导学生树立正确的社会主义核心价值观,传承中医药文化经典,厚植创新精神和工匠精神。

正本清源五加皮

一、案例简况

本案例从中药古籍记载出发,通过发布课前任务,遵循中医药理论讲述五加皮的来源、药性、功效与应用、用法用量和使用注意事项和鉴别用药等知识,针对古今药用五加皮种类的区别,重点讲述南、北五加皮的异同、药性功效等知识点。本案例的设计旨在引导学生查阅资料,提升学生兴趣,教育引导学生增强责任感和使命感,弘扬中医药人的精益求精、诚实守信的工匠精神。

二、关键词

五加皮　祛风湿　强筋骨　补肝肾　辨证用药

三、育人主题

启发探索兴趣,提升文化素养,弘扬工匠精神。

四、案例正文

【课前任务】

搜集与五加皮有关的经典古籍。五加皮主要是用来治疗哪些疾病?南、北五加皮的用药历史演进以及现代用药如何?

【课堂导引】

通过课前任务引导学生查阅资料,了解有关五加皮的植物基源、药性功效与应用、用法用量、使用注意事项和鉴别用药等知识,区别南五加皮与北五加皮的植物基源、功效与主治,最后在学生参与下总结归纳五加皮的药性功效与应用、鉴别用药的重要知识点。

【案例举要】

实例1　五加(《本经》),又名:豺漆(《本经》)。文章草(《巴蜀异物志》),五花(《雷公炮炙论》),豺节(《别录》),木骨、追风使、刺通(《本草图经》),白刺(《纲目》),茨五甲(《草木便方》),白笐树、五叶路刺、细柱五加、老虎獠、五花眉、水面油、白芦刺、五加花、鸡脚风。本品为五加科植物细柱五加(*Acanthopanax gracilistylus* W. W. Smith)的干燥根皮。夏、秋二季采挖根部,洗净,剥取根皮,晒干。用于风湿痹痛、筋骨拘挛、腰膝酸痛等症,对肝肾不足有风湿者最为适用,可单用浸酒服,也可与羌活、秦艽、威灵仙等配伍应用。治肝肾不足所致腰膝酸疼、下肢痿弱以及小儿行迟等症,在临床应用上常与牛膝、木瓜、续断等药同用。治水肿、小便不利,常配合茯苓皮、大腹皮、生姜皮、地骨等药同用。

实例2 五加皮配伍应用实例:

① 治男子妇人脚气,骨节皮肤肿湿疼痛,进饮食,行有力,不忘事:五加皮四两(酒浸),远志(去心)四两(酒浸令透,易为剥皮)。上曝干,为末,春秋冬用浸药酒为糊,夏则用酒为糊,丸如梧桐子大。每服四五十丸,空心温酒送下。 　　　　　　　(《瑞竹堂经验方》五加皮丸)

② 治一切风湿痿痹,壮筋骨,填精髓:五加皮,洗刮去骨,煎汁和曲米酿成饮之;或切碎袋盛,浸酒煮饮,或加当归、牛膝、地榆诸药。 　　　　　　　　　　(《纲目》五加皮酒)

③ 治腰痛:五加皮、杜仲(炒)。上等分,为末,酒糊丸,如梧桐子大。每服三十丸,温酒下。 　　　　　　　　　　　　　　　　　　　　　　　　(《卫生家宝方》五加皮散)

④ 治鹤膝风:五加皮八两,当归五两,牛膝四两,无灰酒一斗。煮三炷香,日二服,以醺为度。 　　　　　　　　　　　　　　　　　　　　　　　　　(《外科大成》五加皮酒)

⑤ 治四五岁不能行:真五加皮、川牛膝(酒浸二日)、木瓜(干)各等分。上为末,每服二钱,空心米汤调下,一日二服,服后再用好酒半盏与儿饮之,仍量儿大小。

　　　　　　　　　　　　　　　　　　　　　　　　　　(《保婴撮要》五加皮散)

⑥ 治虚劳不足:五加皮、枸杞根皮各一斗。上二味细切,以水一石五斗,煮取汁七斗,分取四斗,浸麹一斗,余三斗用拌饭,下米多少,如常酿法,熟压取服之,多少任性。

　　　　　　　　　　　　　　　　　　　　　　　　　　　　(《千金方》五加酒)

⑦ 治妇人血风劳,形容憔悴,肢节困倦,喘满虚烦,吸吸少气,发热汗多,口干舌涩,不思饮食:五加皮、牡丹皮、赤芍药、当归(去芦)各一两。上为末,每服一钱,水一盏,将青铜钱一文,蘸油入药,煎七分,温服,日三服。 　　　　　　　　　　　　(《局方》油煎散)

⑧ 治损骨:小鸡一只,约重五六两(连毛),同五加皮一两,捣为糊,搦在伤处,一炷香时,解下后,用山栀三钱,五加皮四钱,酒一碗,煎成膏贴之,再以大瓦松煎酒服之。

　　　　　　　　　　　　　　　　　　　　　　　　　　　　(梅氏《验方新编》)

实例3 《本草经疏》:五加皮,观《本经》所主诸证,皆因风、寒、湿邪伤于(足少阴、厥阴)二经之故,而湿气尤为最也。《经》云,伤于湿者,下先受之。又云,地之湿气,感则害人皮肉筋脉。肝肾居下而主筋骨,故风寒湿之邪,多自二经先受,此药辛能散风,温能除寒,苦能燥湿,二脏得其气而诸证悉瘳矣。又湿气浸淫,则五脏筋脉缓纵;湿气留中,则虚赢气乏。湿邪既去,则中焦治而筋骨自坚,气日益而中自补也。其主益精强志者,肾藏精与志也。《本草求真》:五加皮,脚气之病,因于风寒湿三气而成,风胜则筋骨为之拘挛。湿胜则筋脉为之缓纵,男子阴痿囊湿,女子阴痒虫生,小儿脚软。寒胜则血脉为之凝滞,筋骨为之疼痛,而脚因尔莫行。服此辛苦而温,辛则气顺而化痰,苦则坚骨而益精,温则祛风而胜湿,凡肌肤之瘀血,筋骨之风邪,靡不因此而治。盖湿去则骨壮,风去则筋强,而脚安有不理者乎?但此虽属理脚之剂,仍不免有疏泄之虞,须于此内参以滋补之药,则用之历久而不变矣。《本草思辨录》:五加皮,宜下焦风湿之缓证。若风湿搏于肌表,则非其所司。古方多浸酒酿酒,及酒调末服之,以行药势。心疝少腹有形为寒,肺热生痿躄为热,《本经》并主之。五加皮辛苦而温,惟善化湿耳。化其阴淫之湿,即驱其阳淫之风。风去则热已,湿去则寒除。即《别录》之疗囊湿、阴痒、小便余沥、腰脚痛痹、风弱、五缓,皆可以是揆之。

【实践育人融入点】

融入点 1 从古至今,五加皮药材品种一度非常多,但后来有所变化。验证学生独立思考并解决问题的能力,体会中医辨证用药。古代所用的五加皮包括五加科五加属的多种植物,除无梗五加、红毛五加、糙叶五加、藤五加、乌蔹莓五加之外,尚有刺五加在内,而《中国药典》已将其作为独立的药物收载。现在使用的五加皮药材,有南五加皮和北五加皮之分。北五加皮为萝藦科植物杠柳的根皮(主要归入利水渗湿药),《中国药典》以"香加皮"之名收入。南五加皮与北五加皮科属不同,功效有异,且北五加皮有毒,不应混用。由此可见,现今所使用的五加皮药材品种相对专一且更科学,也更安全。

融入点 2 注意区别南、北五加皮的异同,学会鉴别用药。五加科植物细柱五加的根皮为五加皮,习称"南五加皮"。萝藦科植物杠柳的根皮,为香加皮,习称"北五加皮"。两者均能祛风湿,强筋骨,利水。但南、北五加皮,科属不同,功效也有不同。南五加皮无毒,祛风湿、补肝肾,强筋骨作用较好;北五加皮有强心利尿作用,有毒。故两药临床不可混用。

【学习拓展】

1. 五加皮化学成分研究进展

细柱五加:根皮含丁香苷(syringin),刺五加苷(eleutheroside)B1,即异春皮定- α-D -葡萄糖苷(isofraxidin-α-D-glucoside),右旋芝麻素(sesamin),16α -羟基-贝壳松- 19 -酸[16α-hydroxy-kauran-19-oic acid],β -谷甾醇(β-sitosterol),β -谷甾醇葡萄糖苷(β-sitosterol glucoside),硬脂酸(stearc acid),棕榈酸(palmitic acid),亚麻酸(linolenic acid)及维生素 A、维生素 B$_1$ 等。还包含挥发渍,内有 4 -甲基水杨醛(4-methyl salicylaldehyde)等成分。

无梗五加:根及根皮含左旋芝麻素、左旋酒维宁(savinin),还含无梗五加苷(acanthoside)A、B、C、D、K2、K3,其中苷 A 和苷 C 的结构尚不清楚,苷 B 和苷 D 分别是丁香树脂酚(syrinaresinol)的单葡萄糖苷和双葡萄糖苷,它们都属于木脂体类,苷 K2 和苷 K3 则都属于三萜类。又含 β-谷甾醇,胡萝卜苷(daucosterin),莱油甾醇(campesterol),水深性多糖和碱性多糖,强心苷及微量挥发油。

2. 五加皮现代药理作用研究进展

五加皮有抗炎、镇痛、镇静作用,能提高血清抗体的浓度、促进单核巨噬细胞的吞噬功能,有抗应激作用,能促进核酸的合成、降低血糖,有性激素样作用,并能抗肿瘤、抗诱变、抗溃疡,具有一定的抗排异作用。

【参考文献】

[1] 高学敏.中药学[M].北京：中国中医药出版社，2007.

[2] 国家药典委员会.中华人民共和国药典（2020年版）一部[M].北京：中国医药科技出版社，2020.

[3] 中医世家.中药材[OL].http://www.zysj.com.cn/zhongyaocai/.

五、案例简要分析

以掌握"五加皮药性功效应用与辨证用药"为教学目标，将中国传统文化与中药学知识结合，将中药学的发展内容凝练归纳、融会贯通，旁征博引、深入浅出，激发学生学习的兴趣，引导学生树立社会主义核心价值观，传承中医药文化经典，教育引导学生弘扬中华优秀传统文化。

尊古通今讲独活

一、案例简况

本案例以中医药理论为指导,以独活的药名来由、配伍规律为主线,结合古今文献,揭示独活药性功效、配伍应用规律、鉴别用药及现代研究,为合理运用独活提供参考的同时提升中医辨证用药理念。引入传统中医文化,启发学生探索中医药的兴趣,在现代研究的基础上不断弘扬创新精神和工匠精神。

二、关键词

独活　药性功效　配伍　鉴别用药

三、育人主题

启发探索兴趣,弘扬创新精神,厚植传统文化自信。

四、案例正文

【课前任务】

搜集与独活有关的古今医术或民间偏方。独活主要是用来治疗哪些疾病?独活与羌活如何辨证用药?

【课堂导引】

通过课前任务引导学生查阅资料,了解有关独活名称的由来、药性功效、用法用量和使用注意事项等知识。继而分组讨论独活与羌活的功效与主治以及二者如何鉴别用药。最后在学生的积极参与下掌握独活的药性功效与应用等,同时搞清楚独活与羌活的鉴别用药。

【案例举要】

实例1　药名由来:羌活(《本经》)、羌青(《本经》)、独摇草(《别录》)、护羌使者(《本经》)、胡王使者(《吴普》)、长生草。弘景曰:一茎直上,不为风摇,故曰独活。《别录》曰:此草得风不摇,无风自动,故名独摇草。大明曰:独活,是羌活母也。时珍曰:独活以羌中来者为良,故有羌活、胡王使者诸名,乃一物二种也。正如川芎、抚芎,白术、苍术之义,入药。《别录》曰:独活,生雍州川谷,或陇西南安。二月、八月采根,曝干。发展至今,独活的药性药效及主治趋于完善,主流认识统一为味辛、苦,性微温,归肾、膀胱经,具有祛风湿、止痛、解表的功效。主治风寒湿痹,风寒挟湿表证,少阴头痛,皮肤瘙痒。

实例2 《千金方》载有独活酒治风痹：独活、石南各四两，防风三两，附子、乌头、天雄、茵芋各二两。以酒二斗，渍七日，服半合，日三，以知力度；独活寄生汤主治风伤肾经，腰痛如掣，久不治，流入脚膝，为偏枯冷痹缓弱之患，及新产后腰脚挛痛，除风活血：独活二两半，桑寄生、杜仲（切，炒断丝）、北细辛、白芍药、桂心、芎藭、防风（去芦）、甘草、人参、熟地黄（洗）、大当归各二两。上锉散，每四钱，水二盏煎，空心服；独活紫汤主治产后百日中风，痉，口噤不开，并治血气痛，劳伤，补肾：独活一斤，大豆五升，酒一斗三升。上三味，先以酒渍独活再宿，若急须，微火煮之，令减三升，去滓，别熬大豆极焦，使烟出，以独活酒沃之，去豆服一升，日三夜一。

实例3 《活幼新书》载有独活汤主治惊瘫、鹤膝，以及中风湿日久致腰背手足疼痛，昼轻夜重，及四肢痿痹不仁：川独活半两，当归（酒洗）、白术、黄芪（蜜水涂炙）、薄桂（去粗皮）、川牛膝（酒洗）各二钱半，甘草（炙）三钱。上件细切，每取二钱，水一盏，姜二片，薤白一根，煎七分，空心热服，或无时。

实例4 《普济方》载有独活散，浣洗一切痈疽：独活、黄芩、莽草、当归、川芎、大黄、赤芍药各一两。上为散，分作两次，先用猪蹄以水二升煮，令蹄熟，去蹄入药，再煎十余沸去滓，乘热洗疮。《小品方》一物独活汤主治产后中风，虚人不可服他药者：独活三两。以水三升，煮取一升，分服。耐酒者亦可以酒水等煮之。《症因脉治》载有独活细辛汤主治头痛属少阴：独活、细辛、川芎、秦艽、生地、羌活、防风、甘草，水煎服；独活苍术汤主治少阴寒湿腰痛：独活、苍术、防风、细辛、川芎、甘草，水煎服。

【实践育人融入点】

融入点1 独活与羌活之辨证用药。

独活与羌活，均能祛风湿，止痛，解表，以治风寒湿痹，风寒挟湿表证，头痛。但羌活性较燥烈，发散力强，常用于风寒湿痹，痛在上半身者，治头痛因于风寒者；独活性较缓和，发散力较羌活为弱，多用于风寒湿痹在下半身者，治头痛属少阴者。若风寒湿痹，一身尽痛，两者常相须为用。

独活与羌活一直沿用至今。弘景曰：此州郡县并是羌地。羌活形细而多节软润，气息极猛烈。出益州、北都、西川者为独活，色微白，形虚大，为用亦相似而小不如。至易蛀，宜密器藏之。颂曰：独活、羌活，今出蜀汉者佳。春生苗，叶如青麻。六月开花作丛，或黄或紫。结实时叶黄者，是夹石上所生；叶青者，是土脉中所生。《本经》云：二物同一类。今人以紫色而节密者，为羌活；黄色而作块者，为独活。而陶隐居言独活色微白，形虚大，用与羌活相似。今蜀中乃有大独活，类桔梗而大，气味亦不与羌活相类，用之微寒而少效。今又有独活，亦自蜀中来，类羌活，微黄而极大，收时寸解干之，气味亦芳烈，小类羌活，又有槐叶气者，今京下多用之，极效验，意此为真者。而市人或择羌活之大者为独活，殊未为当。大抵此物有两种：西蜀者，黄色，香如蜜；陇西者，紫色，秦陇人呼为山前独活。古方但用独活，今方既用独活，而又用羌活，兹为谬矣。机曰：《本经》独活一名羌活，本非二物。后人见其形色气味不同，故为异论。然物多不齐,一种之中自有不同。仲景治少阴所用独活,必紧实者;东垣治太阳所用羌活,必轻虚者。正如黄芩,取枯飘者,名片芩,治太阴;条实者,名子芩,治阳明之义同也。况古方但用独活无羌活,今方俱用,不知病宜两用耶? 抑未之考耶? 时珍曰:独活、羌活乃一类二种,以他地者,为独活;西羌者,为羌活,苏颂所说颇明。

融入点2 俗话说"一年之计在于春、一生之计在于勤",独活采收加工一般在春初苗刚发芽或秋末茎叶枯萎时采挖,除去须根和泥沙,烘至半干,堆置2~3天,发软后再烘至全干。切片,生用。通过采收加工过程,引导学生树立正确的价值观,传承中药人的工匠精神。

【学习拓展】

1. 独活化学成分研究进展

独活含二氢山芹醇及其乙酸酯,欧芹酚甲醚,异欧前胡内酯,香柑内酯,花椒毒素,二氢山芹醇当归酸酯,二氢山芹醇葡萄糖苷,毛当归醇,当归醇D、G、B,γ-氨基丁酸及挥发油等。

2. 独活现代药理作用研究进展

独活对中枢神经系统的影响:有镇静、催眠、镇痛作用。对心血管系统的影响:能扩血管及降压、抗心律失常、抑制血小板聚集、抗凝、抗血栓。对呼吸系统的影响:能兴奋呼吸中枢,使呼吸加深加快。对免疫系统的影响:能使胸腺、脾脏重量增加,抑制迟发性过敏反应。对消化系统的影响:有解痉、抗溃疡作用。此外,独活还有一定的抗炎、抗菌、抗肿瘤、抗惊厥作用,所含香柑内酯、花椒毒素等有光敏作用。而实验鼠肌内注射花椒毒素、香柑内酯的LD50分别为160 mg/kg、945 mg/kg,说明独活具有一定毒性,用药需谨慎。

【参考文献】

[1] 高学敏.中药学[M].北京:中国中医药出版社,2007.

[2] 国家药典委员会.中华人民共和国药典(2020年版)一部[M].北京:中国医药科技出版社,2020.

[3] 中医世家.中药材[OL].http://www.zysj.com.cn/zhongyaocai/.

五、案例简要分析

以掌握"独活药性功效应用与辨证用药"为教学目标,将中国传统中医文化融入课堂教学,拓宽学生知识范围的同时激发学生学习的兴趣。通过讲述配伍与剂量对独活功效的影响,不仅传承中医药文化经典,也激发学生辩证思维,将知识传授和能力培养二者融为一体。

寸心不昧鉴苍术

一、案例简况

本案例以苍术在历史上的应用和文献记载引入,揭示苍术药性功效、配伍应用规律、作用机理及使用注意事项,结合苍术在我国的分布情况介绍,激发学生的文化自信,潜移默化地培养学生从事中医药行业的职业道德。同时,引入传统中医文化,启发探索兴趣,结合现今对苍术的科学研究,弘扬创新和工匠精神。适当配伍可以突出苍术功效,提升中医辨证用药理念。

二、关键词

苍术　化湿药　配伍规律　祛风散寒

三、育人主题

苍术应用源流,提升文化自信、职业道德培养。

四、案例正文

【课前任务】

记载苍术的中医药典籍都有哪些?苍术主要是用来治疗哪些疾病?苍术在我国的分布情况如何?了解苍术的形状、质地。

【课堂导引】

通过课前任务引导学生查阅资料,了解有关苍术的药性功效与应用、用法用量、使用注意事项和鉴别用药等知识。由学生分组查找并讨论茅苍术和北苍术的植物基源、产地分布、采收加工以及性状鉴别,通过讨论加深学生对苍术鉴别用药的理解和掌握。

【案例举要】

实例1　据《神农本草经》记载,苍术"主风寒湿痹,死肌痉疸。作煎饵久服,轻身延年不饥"。《名医别录》言其"主头痛,消痰水,逐皮间风水结肿,除心下急满及霍乱吐下不止,暖胃消谷嗜食"。陶弘景使用苍术除恶气,金代医家刘完素将其用于明目、暖水脏,而李杲则用于除湿发汗、健胃安脾、治痿要药。

实例2　《本草纲目》记载苍术"治湿痰留饮,或挟瘀血成窠囊,及脾湿下流,浊沥带下,滑泻肠风"。经过历代发展总结,苍术的药性药效及应用趋于完善,主流认识统一为性温,味辛、微苦,入脾、胃、肝经,功效主要为燥湿健脾、祛风散寒,主要应用于湿阻中焦证、风湿痹症、风寒挟湿表证。

实例3 白仓二术之由来。事实上,"术"有白、苍二术之分,最早见于《神农本草经》,皆称"术",列为上品,未有白术和苍术之分。至南北朝时期,陶弘景在《本草经集注》中提出,"术乃有两种,白术叶大有毛而作桠,根甜而少膏,可作丸散用。赤术叶细而无桠,根小苦而膏,可作煎用"。宋《本草衍义》云:"苍术其长如大小指,肥实,皮色褐,气味辛烈……白术粗促,色微褐,气味亦微辛苦而不烈"。清《本草崇原》谓:"凡欲补脾,则用白术,凡欲运脾,则用苍术,欲补运相兼,则相兼而用,如补多运少,则白术多而苍术少,运多补少,则苍术多而白术少,品虽有二,实则一也"。其实白术与苍术二者性味、功效应用同中有异,主治症候不尽相同,临证还需辨别应用。

实例4 苍术之辨证用药。苍术在治疗湿阻脾胃而见脘腹胀满、食欲不振、倦怠乏力、舌苔白腻厚浊等症,常与厚朴、陈皮、甘草等配伍应用,如《局方》平胃散;用治寒湿白带,可配白芷同用。本品虽属温燥之品,然燥湿力强,又每配合清热之品以治湿热为患之证,如湿热白带,又可配知母、苦参、墓头回;湿热下注、脚膝肿痛、痿软无力,可配黄柏、牛膝、薏苡仁等同用;湿温病证可配石膏、知母等同用。对寒湿偏重的痹痛尤为适宜,可配合羌活、独活等同用。用于感受风寒湿邪的头痛、身痛、无汗等症,常与羌活、细辛、防风等同用。此外,本品气味芳香,又能辟秽,民间每于夏历端午节用苍术与白芷在室内同燃,用以辟疫。若脾为湿困,清浊不分,大便泄泻,小便短少者,与厚朴、茯苓、泽泻、车前子等同用效佳;治小儿泄泻,可用苍术炒焦研末服,或与他药配伍同用,如食滞者配山楂,湿热者配滑石,虚寒者配干姜等;若脾湿积久而成饮癖,胁痛,食减,吐酸者,可单用苍术为末,枣肉为丸服,如《本事方》苍术丸;配伍川芎用之,总解诸郁,如气郁加香附等,湿郁加茯苓、白芷等,痰郁加南星、瓜蒌等,热郁加炒山栀、青黛、香附等,血郁加桃仁、红花等,食郁加山楂、神曲等,如六郁汤。本品辛香燥烈,能开肌腠而发汗,祛肌表之风寒,又长于胜湿,故风寒表证挟湿者,常与羌活、白芷、防风等同用,如神术散;湿温证恶寒无汗,身重头痛,湿在表分者,配香薷、藿香、羌活等可效;若湿热证壮热口渴,自汗,身重,胸痞,脉洪大而长者,则合白虎汤同用;风湿痹证,湿偏胜者,可与薏苡仁、独活等同用,如薏苡仁汤;湿热痹痛,则配石膏、知母等,如白虎加苍术汤;或与黄柏、薏苡仁、牛膝配伍,用于湿热痿证,即四妙散;若与龙胆草、黄芩、栀子同用,可治下部湿浊带下、湿疮、湿疹等。此外,本品尚能明目,用于夜盲或两目昏涩,可单味研末,用猪肝或羊肝切破,将药末纳入,煎服,如《圣惠方》抵圣散,亦可与滋补肝肾之熟地、枸杞、女贞子等同用。经今人实验,此法确能起到消毒杀菌的作用。

【实践育人融入点】

融入点1 通过比较茅苍术和北苍术产地分布的异同,加深学生对中药材道地产区的认识。如同"橘生淮南则为橘,生于淮北则为枳"的道理一样,万事万物自有其发展规律,应遵循中药材规范化种植的要求,切勿随意将中药材移植出道地产区。

融入点2 通过比较苍术和白术的异同,让学生明白任何事物都是变化发展的,要学会用发展的眼光看待事物,要有探索未知世界的创新精神。如苍术和白术,古时不分,统称为"术",后世逐渐分别用药。二药均具有健脾与燥湿两种功效,但是,白术以健脾益气为主,苍术以苦温燥湿为主,此外,苍术还有发汗解表、祛风湿及明目作用,白术则有利尿、止汗、安胎之功。

【学习拓展】

1. 苍术化学成分研究进展

苍术根茎主要含挥发油,油的主要成分为苍术醇、茅术醇、β-桉叶醇以及少量的苍术酮、维生素A样物质、维生素B及菊糖。

2. 苍术现代药理作用研究进展

苍术的β-桉叶醇有抗小鼠缺氧活性。在治疗消化道疾病方面:苍术所含挥发油有祛风健胃作用,味苦也有健胃、促进食欲的作用。在心血管方面:苍术对蟾蜍心脏有轻度抑制作用,对蟾蜍后肢血管有轻微扩张作用。苍术浸膏小剂量静脉注射,可使家兔血压轻度上升,大剂量则使血压下降。中枢抑制作用:苍术挥发油少量对蛙有镇静作用,同时使脊髓反射亢进;较大量则呈抑制作用,终至呼吸麻痹而死。其抑制成分主要是β-桉叶醇和茅苍术醇。茅苍术及其所含β-桉叶醇还有抗电击所致小鼠痉挛作用。对肝脏的影响:苍术水煎剂每天10 g/kg连续给小鼠灌胃7天,能明显促进肝蛋白的合成。生药及其所含苍术醇、苍术酮、B-桉叶醇对四氯化碳诱发的一级培养鼠肝细胞损害均有显著的预防作用。对血糖的影响:将苍术煎剂或醇浸剂8 g/kg口服或皮下注射,使正常家兔血糖略有上升。用其煎剂10 g/kg灌胃,亦得到同样效果。苍术甙对小鼠、大鼠、兔都有降血糖作用,同时降低肌糖原和肝糖原,抑制糖原生成,使氧耗量降低,血乳酸含量增加,其降血糖作用可能与其对体内巴斯德效应的抑制有关。对泌尿系统的影响:大鼠试验证明,茅苍术煎剂灌胃,无利尿作用,但却显著增加钠和钾的排泄。抑菌消毒作用:将制备好的苍术放入有盖的搪瓷容器中,加入95%乙醇,剂量以淹没苍术为宜,浸泡8~10小时后,取出苍术,放在准备消毒的手术间地面上,点燃,直到苍术化为灰为止。结果消毒后比消毒前菌层数明显减少,消毒效果满意。

【参考文献】

[1] 高学敏. 中药学[M]. 北京:中国中医药出版社,2007.

[2] 国家药典委员会. 中华人民共和国药典(2020年版)一部[M]. 北京:中国医药科技出版社,2020.

[3] 中医世家. 中药材[OL]. http://www.zysj.com.cn/zhongyaocai/.

五、案例简要分析

以掌握"苍术药性功效应用与现代研究"为教学目标,从古籍文献入手结合现代研究发现,讲授了苍术用药规律,巧妙地将"传承创新、发现配伍规律""守正出新、尊古通今,勇于探索实践、归纳总结,继而发扬光大"这些思政要点融入本章节中。大力弘扬以民族精神和以改革创新为核心的时代精神,教育引导学生深刻理解中华优秀传统文化。

古方今用看茯苓

一、案例简况

本案例以掌握茯苓为代表的利水消肿药为目标,将中药专业知识与背后的传奇故事相结合,从中医理论的角度讲授茯苓的功效和经典名方,从现代化学的角度介绍了其主要活性成分。通过介绍茯苓在抗击新冠疫情中的作用,彰显中医药文化自信。最后通过其药食两用的功效,鼓励学生尝试动手制作茯苓面膜,锻炼学生主动思考、动手实践的能力。

二、关键词

茯苓　利水消肿　中药配伍

三、育人主题

聆听中药背后的故事,探寻中医药之神奇。

四、案例正文

【课前任务】

《红楼梦》里柳家的哥哥得了广东官员送的茯苓霜,他媳妇分出一小包给了柳家的,因她女儿五儿身体虚弱,正好可以补一补。接下来因为五儿又把茯苓霜送给芳官,引出一场纷争,引得整个大观园里沸沸扬扬。那么茯苓究竟有什么用处能掀起如此轩然大波?

【课堂导引】

结合经典名著《红楼梦》中的故事情节发布课前任务,引导学生查阅资料学习茯苓的药效和价值。以"水肿"导入,引发学生思考,培养中医思维。将传奇故事、现代研究成果、抗疫药物等内容融入课堂,加强学生对茯苓的理解认识,彰显中医药文化自信,提升学生的科学文化素养。

【案例举要】

实例1　讲述中药背后的故事。相传成吉思汗大军在一次作战时阴雨连绵,致使很多将士都染上了风湿病,全军士气低落、战力锐减。后来,个别士兵偶食茯苓后风湿病竟然得以痊愈。成吉思汗大喜过望,命令大家服食茯苓,将士们因此摆脱了风湿病的困扰,最后打了胜仗,从此茯苓治疗风湿病的神奇功效也被广为传诵。

实例2　从中药传统功效到药效物质基础探索。茯苓中最主要的成分是三萜类和多糖类,目前已经分离出 84 种不同茯苓三萜类物质;同时茯苓多糖的成分主要是 β-茯苓多糖及茯苓聚糖,其含量占茯苓菌核干质量的 70%～90%,但是茯苓水溶性多糖含量少,水溶性低的酸性多糖含量高,为了充分利用茯苓多糖,目前需要对茯苓多糖进行结构改造,比如甲基化、硫酸化、磷酸化、羧甲基硫酸化及阿魏酸化等处理,提高其水溶性及生物活性。

实例 3 古方今用,抗击疫情,坚定学术自信。2020 年初,各个医疗机构积极通过中医药应对疫情的防治。2020 年 1 月 27 日,国家中医药管理局就紧急启动了"防治新型冠状病毒感染的肺炎中医药有效方剂筛选研究";各个省市及医院发布《肺炎中医药的防治方案》,在国家卫健委发布的各个版本的新型冠状病毒感染的肺炎诊疗方案中均含有中药茯苓。

【实践育人融入点】

融入点 1 通过讲好中药背后的故事,弘扬中医药文化,引入课程内容,激发学生学习兴趣。

融入点 2 中医药知识是一座伟大的宝库,作为传承者,我们肩负责任和使命,要运用现代科技手段深入探索中药物质基础,努力将其发扬光大。在继承中更要创新,与时代接轨,更好地为人类的健康服务。

融入点 3 在抗击新冠疫情的战斗中,中药汤药和中成药功不可没,极大地提高了总有效率,彰显了中医药的优势。中医药千百年来代代传承,以包容的胸怀、创新的态度不断发展,作为传承者,我们要担当守正创新的时代使命。

【学习拓展】

巧用茯苓 DIY 面膜,增强学生动手能力

茯苓有中医美容之功效。明代医学著作《医学入门》记载的三白汤就具有美白乃至祛斑的效果。

茯苓蜂蜜面膜:

材料:白茯苓粉 15 g,白蜂蜜 30 g。

用法:将蜂蜜与茯苓粉调成糊状,晚上睡前敷脸,翌晨用清水洗去即可。

功效:本面膜有营养肌肤、消除老年斑及黄褐斑的功效。

【参考文献】

中医世家. 中药材[OL]. http://www.zysj.com.cn/zhongyaocai/.

五、案例简要分析

通过讲述中药背后的故事,让学生在学习专业知识的同时,愿意聆听、探寻和思考;通过讲述经典名方和抗击疫情的应用,彰显中医药文化自信,引导学生主动传承中华传统文化;通过课后拓展,训练学生实践动手能力、主动思考能力和开拓创新精神。

伤科圣药话三七

一、案例简况

　　本案例由云南白药导入，通过古诗词赏析、本草故事讲述，阐明三七的性能功效特点。继而通过讲解三七的现代研究、临床应用，揭秘"止血神药"的科学依据，引导学生体会中医药的博大精深和现代药理学对中医药的继承与发扬，激发学习者探究瑰宝的热情和保护知识产权的责任意识。

二、关键词

　　三七　云南白药　止血神药

三、育人主题

　　传承精华、守正创新。

四、案例正文

【课前任务】

　　（1）云南白药的主要成分是什么？

　　（2）三七为什么有"止血神药"之称？

【课堂导引】

　　20世纪中成药中最神秘的莫过于云南白药，创制至今已有100多年的历史，它是家庭必备良药，产品形式主要有传统瓶装和胶囊剂两种，分别三度获得国家优质产品金质奖章。近年来，在前期基础上云南白药又研制出了酊剂、膏剂等系列产品。云南白药凭借神奇的疗效，畅销海内外，其处方如今仍然是中国政府经济知识产权领域的秘密，带给人们无穷想象的同时，也成为它保持恒久魅力的秘诀之一。

【案例举要】

　　实例1　三七是中药材中的一颗明珠，清朝药学专著《本草纲目拾遗》中记载："人参补气第一，三七补血第一，味同而功亦等，故称人参三七，为中药中之最珍贵者。"扬名中外的中成药"云南白药"和"片仔癀"，都以三七为主要原料制成。传说中，在刀光剑影的江湖里，云南白药是侠士们除暴安良的随身必备品；在枪林弹雨的战场上，它是战士们起死回生的救命仙丹。它由云南民间医生曲焕章于清光绪二十八年（1902年）研制成功，原名"曲焕章百宝丹"。问世一百多年来,云南白药以其独特、神奇的功效被誉为"中华瑰宝,伤科圣药",也由此成名于世,蜚声海外。

实例 2　相传在很久以前,有位采药老人来到天目山采药,碰见一个名叫三七的放牛娃,他背着一捆据说治好断手断脚的药草下山。经询问,采药老人得知,三七发现了猴子能将砍断的紫藤接上的秘密,于是他模仿猴子将该植物块根捣烂,敷在弟弟已经折断的腿骨上,再用布包扎好。于是采药老人用这种药草反复试用,的确治好了许多跌打损伤和骨折的病人。为了纪念放牛娃的发现,采药老人就把这种草药称为"天目三七"。

【实践育人融入点】

融入点　止血神药与现代研究——感受中药现代化,传承精华,守正创新。

1. 三七的基础知识

三七为五加科(Araliaceae)植物三七[Panax notoginseng(Burk.)FH. Chen]的干燥根,又名田七,主产于云南和广西。三七是我国的传统珍贵药材,用于治疗疾病已有悠久的历史,在《本草纲目》以前的《医门秘旨》《跌损妙方》中均有记载。《本草纲目》记载三七常用于止血、散血、定痛及金刀跌伤,而熟三七功效擅长补血。近年来,临床上三七主要用于治疗冠心病、糖尿病、抗心绞痛、抗血栓等。

性味归经:味甘,微苦,性温。入肝、胃经。

性能特点:甘寒滑利,降泄清热,善能湿热下行,通利小便。入肾、小肠,能通水道分清浊而止泻。入肺能清肺热,化痰浊,入肝能泄肝热疗目疾。

功效:化瘀止血,活血定痛。

主治:出血症;跌打损伤,瘀血肿痛。

2. 三七的现代研究

三七有"人参之王"的美誉,现代医药研究表明,其总皂苷含量约为 12%,是三七主要药理活性成分。目前学者们已从三七中分离得到 20 种达玛烷(Dammarane)型皂苷,根据水解后次皂苷元结构的不同,分为三种类型的人参皂苷、三七黄酮 A、三七黄酮 B、挥发油、生物碱、多糖、氨基酸-β-草酰基-L-a、β-二氨基丙酸(deneichine)等有效成分。依据上述有效成分可以将三七药效进行如下归纳:具有良好的止血功效和显著的造血功能;具有加强和改善冠脉微循环和扩张血管的作用;有较强的镇痛作用,具有抗疲劳、提高学习和记忆能力的作用;抗炎症作用;具有免疫调节剂的作用,能使过高或过低的免疫反应恢复到正常,但不干扰机体正常的免疫反应;抗肿瘤作用;抗衰老、抗氧化作用;降低血脂及胆固醇作用。

综上所述,三七作为"止血神药"的谜底被揭开:① 止血作用广泛,药效卓著;② 止血不留瘀,化瘀不伤正;③ 止血又定痛;④ 几乎无毒副作用。

【学习拓展】

三七作为药膳

三七炖全鸡系广西悠久的传统名菜,起源于唐代田州(今广西田阳、田东、德保县)民间。用三七烹调而成的三七全鸡,肉嫩味鲜,汤美香醇,风味别具一格,并有补血益气、滋养强身、防病养生的特殊作用,尤为妇科血崩及虚症良药。三七亦能制作三七蛋汤、三七米粥、三七猪心、三七木耳肉汤、三七阿胶粥。由三七、乳香、没药、秦艽、血竭等多种中草药组成的复方三七酒也是民间常用治疗挫伤的经验方,其功效为活血化瘀、消肿止痛,临床用于软组织损伤、外伤性关节功能性障碍及风湿性关节痛。

【参考文献】

[1] 刘雅梅,刘静君.三七的药理学研究进展及在妇科疾病中的应用[J].中医临床研究,2021,13(30):32-35.

[2] 刘耀晨,张铁军,郭海彪,等.三七的研究进展及其质量标志物预测分析[J].中草药,2021,52(9):2733-2745.

[3] 张丹,冯丽颖,高立志.三七生物资源研究与利用进展[J].生物资源,2020,42(1):61-66.

[4] 周芳,方红.复方三七酒的药效实验研究[J].时珍国医国药,2003(10):598-599.

五、案例简要分析

该案例借助三七背后的故事,教育引导学生深刻理解中华优秀传统文化中讲仁爱、崇正义的思想精华和时代价值,感知中医药的丰富与博大,在循循善诱的讲解中,会让学生置身一个"有趣味、有意义、有情怀"的课堂,能够收到"言有尽而意无穷"的良好授课效果。

节日浓情论艾叶

一、案例简况

本案例以中医药理论为指导,以艾叶的功能主治为核心,通过讲述艾叶的性味功效、炮制加工、临床应用和文化传承等知识,引导学生查阅资料,加深印象,同时结合艾叶的有关传说和民间应用,提升学生对我国传统节日及中医药文化的认识。

二、关键词

艾叶　性味功效　炮制加工　临床应用

三、育人主题

艾叶的性味功效与传统节日相结合,弘扬传统文化,提升民族自信。

四、案例正文

【课前任务】

(1)端午节为什么要挂艾草?

(2)艾叶在民间中的传统应用有什么?

【课堂导引】

艾叶为菊科植物艾(*Artemisia argyi* Levl. Et Vant.)的叶,春夏未开花时采收,端午节前后采摘最好,晒干生用或炮制后使用。艾叶味苦、辛,性温,归肝、脾、肾经,能温经止血、散寒调经、安胎,主治下焦虚寒。艾叶用途广泛,古人认为"端午到,五毒出",因艾草有浓郁的香气,让各种毒物不敢靠近,人们在端午节时悬挂艾草以驱虫、辟邪和祛毒,后流传下来成为端午节的习俗,寓意祈求吉祥、驱鬼辟邪和招百福。夏季时艾叶还在民间被当作蚊香使用,以驱赶夜间蚊虫。此外,艾叶具有祛湿驱寒的作用,清明前后艾叶鲜嫩多汁,南方地区常在清明前后以艾叶为原材料制作青团、艾叶糍粑、艾叶粥等食物。

【案例举要】

实例1 端午节是我国传统的民俗大节,集祈福辟邪、欢庆娱乐和饮食为一体,节日时各地有赛龙舟、吃粽子、系五彩绳、挂艾草和菖蒲等习俗。传说远古时期,有一水怪想淹没并霸占百姓的土地,天上神仙因怜悯当地百姓,遂用艾草和菖蒲做成宝剑与水怪决斗,经过几天几夜大战,神仙打败水怪,并告诫水怪只要门上悬挂艾草和菖蒲的人家都是神仙子孙,要避让,由此到端午节当天人们均会在家门口悬挂艾草和菖蒲,以驱鬼辟邪,祈求幸福安康。

实例 2 艾叶具有温经止血、散寒调经之效,用于虚寒出血、下焦虚寒所致的月经不调、痛经等的治疗。艾叶经过反复晒杵、捶打、粉碎,最后变得细软如棉,即为艾绒。传说古时燧人氏钻木取火所用之物就是艾绒。利用艾绒或艾卷燃烧,熏灼身体特定穴位来达到治疗疾病的目的,即为艾灸。古人认为太阳为天之阳,艾具有特殊香气并能生火而被认为是地之阳,艾灸可以引天之阳,入地之阳,以补人之阳。

【实践育人融入点】

融入点 1 艾灸——平常人家的养生法宝。

艾灸出现于远古时代,在我国已有数千年的使用历史,通过将药物和穴位结合共同发挥作用。《黄帝内经》中记载"大风汗出,灸意喜穴",《庄子》中曰"无病而自灸",均说明了艾灸是一种重要的养生保健方式。现代研究证实,艾灸对痛经、糖尿病、慢性萎缩性胃炎、腰腿痛、面神经炎等均有显著的疗效。但需注意的是,艾灸时需注意自身体质及艾灸的时间,阳性体质者艾灸则容易出现上火症状,晚上阳气收敛时也不宜进行艾灸。

融入点 2 为何艾草被视为"神奇之草"?

艾草因其独特的香气,不仅在端午节时被用来挂在门前祈福辟邪,还常被做成驱蚊绳使用,现市售的驱蚊手环或驱蚊止痒膏中也多以艾草为原料,此外,提纯后的艾叶精油还是推拿刮痧精油的首选。研究证明,艾草烟熏对呼吸系统传染病也有很好的预防作用,艾叶泡脚还可预防感冒、防治湿疹和调节痛经等。

【学习拓展】

从古籍和现代研究看陈艾与新艾

艾叶有新、陈之分,古籍和民间多记载为艾叶"陈久者良",陶弘景的《名医别录》中提到艾叶"生寒熟热",即陈艾制成艾绒后称之熟,性由生品的寒凉转为温热;《本草蒙荃》中记载,"煎服宜新鲜,气则上达;灸火宜陈久,气仍下行";《雷公炮制药性解》中提到"煎服者宜新鲜,灸火者宜陈久"。现代化学成分研究及药效研究证实,新艾和陈艾在化学成分和药理作用上均存在差异,陈艾在存放过程中挥发油含量较新艾减少,而陈艾中的黄酮、正构烷烃、醇、酮、酸、酯及竹烯氧化物和红没药烯环氧化等成分的含量较新艾更高,且 3 年陈艾黄酮含量达到峰值。临床研究发现,陈艾渗透力好,在治疗腰椎间盘突出症时优于新艾。

【参考文献】

[1] 洪宗国,魏海胜,吕丰,等.不同贮存期艾叶正构烷烃的 GC-MS 分析[J].上海针灸杂志,2015,34(5):382 - 383.

[2] 殷吉磊,殷长军.陈艾与新艾临床治疗腰椎间盘突出症疗效对比[J].亚太传统医药,2014,10(10):121 - 122.

五、案例简要分析

本案例以掌握"艾叶的性味功效与临床应用"为教学目标,以端午节悬挂艾叶为切入点,激发学生的学习兴趣,再结合艾叶的故事传说、民间应用、炮制加工加深学生对艾叶功效的理解,将中国传统节日习俗与中药相结合,传授知识的同时提升学生的民族文化自信。

一片丹心论丹参

一、案例简况

本案例讲授活血化瘀止痛药——丹参的理论知识,提高学生对活血化瘀药的理解和科学文化素养,弘扬中华民族传统美德,促使学生思考自身所担负的振兴制药产业、实现中华民族伟大复兴的重要使命。通过丹参最初的名字——"丹心"来源的小故事作为切入点,感受中药材的悠久历史,弘扬中华民族的传统美德。

二、关键词

丹参　活血　调经　止痛　养血

三、育人主题

从丹参的名字——"丹心"小故事入手,体验中华民族传统美德之第一美德——"仁爱孝悌"。

四、案例正文

【课前任务】

中华民族传统美德是由五千年源远流长的历史、文化凝结而成的社会道德准则,是几千年灿烂历史文化的重要组成部分,有一味中药就是"一片丹心"的象征。大家知道它有什么药效? 有何特点?

【课堂导引】

介绍丹参最初的名字——"丹心"的来源,加深学生对丹参这味中药的认识,激发学生的道德观念,通过这个传说故事体现了阿明对母亲、对乡亲的一片丹心。

【案例举要】

实例1　相传很久以前,阿明的母亲患了妇科病,经常崩漏下血,请了很多大夫,都未治愈,阿明甚是一筹莫展。正当此时,有人说东海中有个无名岛,岛上生长着一种草,花紫蓝色、根呈红色的药草,以这种药草的根煎汤内服,就能治愈其母亲的病。

第二天,阿明就驾船出海了。上岸后,他四处寻找那种开着紫蓝色花、根是红色的药草,不一会儿就挖了一大捆。返回渔村后,阿明每日按时侍奉母亲服药,母亲的病很快就痊愈了。

村里人对阿明冒死采药为母治病的事,非常敬佩。都说这种药草凝结了阿明的一片丹心,便给这种根红的药草取名"丹心"。后来在流传过程中,取其谐音就变成"丹参"了。

实例 2 引入楷模事迹,强化爱国精神。

心血管疾病一直都是困扰人们的重大疾病,其死亡率甚至超过肿瘤,心血管疾病因此而被称为全球第一杀手。所以,研制出能够治疗心血管疾病的药物显然是医学领域的重点目标。王逸平身为一名药理学家,自身虽然患有重病,但是却一直未曾放弃,始终奔跑在新药研发的一线。他花费 13 年时间,成功研制出丹参多酚酸盐粉针剂,即便在生命的最后阶段,也一直奋斗在岗位上。

实例 3 从丹参到丹参多酚酸盐,中药丹参变身之路为什么走了 13 年?

《我不是药神》中的"神药"格列宁,从费城染色体的发现,到发现酪氨酸激酶抑制剂能够杀灭异常的粒细胞,再到 FDA 加速批准上市,它的诞生之路足足走了 41 年。

为什么新药的发明需要那么长的时间?传统中药变身现代药物中间要跨越哪些难关?今天,小编就跟你说说中国科学院上海药物研究所花费 13 年研制"丹参多酚酸盐",又在上市后的 13 年中不断深入研究的故事。

长期的民间应用和临床实践说明,丹参这种植物确实具有保护心脑血管的作用,但是,用现代医药的观点来看,丹参的应用面临重重问题:

(1)成分不明确使得丹参及其制剂的质量不可控,疗效和安全性无法保证。以丹参注射液为例,国内曾经有上百家企业生产,每个企业的产品质量标准不统一,更为糟糕的是质量标准不严格,并不能反映疗效和安全性,这给临床用药安全带来了很大的隐患。

(2)此外,没有经过现代药理药效和毒理学研究认可和 GCP 规范下的临床研究,仅仅基于经验来说明一个药品的疗效和安全性已不符合现代循证医学、精准医学的要求。

(3)在丹参多酚酸盐整个研发过程中,上海药物所的科研人员大胆尝试了别人不敢尝试的。作为中药制剂,丹参多酚酸盐实现了很多的"国内第一":

第一次以丹参乙酸镁作为丹参注射剂质量控制核心;

第一次用近 100% 的有效成分研制中药注射剂;

第一个中药采用运动平板试验评价临床疗效;

第一次中药开展多成分的动物药代动力学试验;

第一次中药开展了多成分的人体药代动力学试验;

第一次药品上市后大规模的Ⅳ期临床试验;

第一个中药开展了 3 万例的真实世界疗效和安全性研究……

新药研发显然不可能一蹴而就,从丹参到丹参多酚酸盐,科学家面临的棘手问题很多,最核心的还是质量、疗效和安全性这三大要素。

实例 4 屠呦呦说:"在结束之前,我想再谈一点中医药。中国医药学是一个伟大的宝库,应当努力发掘、加以提高。青蒿素正是从这一保护中发掘出来的。通过抗疟药青蒿素的研究历程,我深深地感到中西医药各有所长,两者有机结合,优势互补,当具有更大的开发潜力和良好的发展前景。"

【实践育人融入点】

融入点 1 王逸平的感人事迹,鲜明体现了舍身忘我、服务人民的坚定信念,追求真理、严谨治学的科学精神,淡泊名利、奖掖后学的杰出品格。教育学生以习近平新时代中国特色社会主义思想为指导,坚定忠于国家、忠于人民,勇攀高峰、敢为人先的使命担当和创新自信,以更加昂扬的精神状态和奋斗姿态,积极投身建设世界科技强国,为实现中华民族伟大复兴的中国梦作出新的更大贡献。

融入点 2 使学生领悟现代新药研发与传统中医药现代化、国际化的关系及重要意义,并促使学生思考自身所担负的振兴制药产业、实现中华民族伟大复兴的重要使命。

融入点 3 培养学生的科学思维方法和独立分析问题和解决问题的能力;秉持立德树人、培养学科交叉、融合、创新型思维的教育理念,激发学生的爱国情怀、社会责任感、担当精神与开拓性思维,引领学生树立积极向上的世界观、人生观与价值观。培养面向世界、面向未来、面向现代化的高素质制药领域专业人才。

融入点 4 毛主席说:"中国医药学是一个伟大的宝库,应当努力发掘、加以提高"。指明了发展的方向。青蒿素、丹参多酚酸盐等都属于此例。

【学习拓展】

(1)丹参已在临床广泛用于结肠炎的治疗,但其药物物质基础和作用机制暂不清楚。通过将运用网络药理学研究技术探究中药丹参治疗溃疡性结肠炎潜在的有效成分——作用靶点——信号通络,并进一步以体内实验验证丹参对溃疡性结肠炎的保护作用及相关通路的准确性,系统全面地阐释丹参治疗溃疡性结肠炎的作用机制,为其临床应用的合理性提供事实依据。

(2)丹参药用成分含量受种质、产地、环境、栽培措施和生长年限等因素的影响,采收加工很难从丹参外观直接分析丹参根部药用成分。结果发现,侧根中的水溶性成分和脂溶性成分均比主根含量高。

(3)丹参具有活血化瘀、抑菌消炎、抗肿瘤等功效。本课题以丹参为原材料,采用水蒸气蒸馏法优化丹参挥发油提取条件,并对丹参挥发油的成分、丹参挥发油和丹参醇提物的抗氧化性和酪氨酸酶抑制活性等方面进行研究。发现丹参挥发油加工适应性较好,可作为一种美白、抗氧化功效物质应用于膏霜等日化产品。

【参考文献】

[1]周伟康.基于网络药理学探讨丹参治疗溃疡性结肠炎的作用机制[D].江苏:南京中医药大学,2021.

[2] 张俊杰. 基于 UHPLC-Q-Exactive 高分辨质谱定量分析丹参不同分级主要药用成分含量[D]. 泰安：山东农业大学，2021.

[3] 王佳其. 丹参挥发油等天然产物美白与抗氧化活性研究及应用[D]. 上海：上海应用技术大学，2020.

五、案例简要分析

将丹参这味中药的名称来源小故事与中药学知识结合，以"丹心"为中心，通过学习丹参的性味、应用、用法用量、禁忌等内容，从药物的双重性到现代科技手段在中药研究中的应用凝练归纳、融会贯通，旁征博引、深入浅出，激发学生学习的兴趣，大力继承和弘扬中华民族道德文化的优秀传统，促使学生思考自身所担负的振兴制药产业、实现中华民族伟大复兴的重要使命。

大地之雾延胡索

一、案例简况

本案例通过问题设置激发学生的学习兴趣,以延胡索的花语作为切入点,讲授活血化瘀止痛药——延胡索的理论知识,提高学生对活血化瘀药的理解和科学文化素养,强调科学用药,增强学生作为药学专业人员的责任感,增加学生的爱国主义情怀,提升学生的社会责任意识。

二、关键词

延胡索 活血 行气 止痛

三、育人主题

引导学生树立正确的人生观、价值观,培养学生的家国情怀。

四、案例正文

【课前任务】

什么是疼痛?你经历过疼痛吗?你记忆中最疼痛的一次经历是什么?延胡索是一种治疗疼痛效果很好的中药材,它的主要成分是什么?有哪些药效和特点?

【课堂导引】

从延胡索的花语——"幻想"入手,感受宁静、浪漫的时刻,通过提问引入及花语的解释,在贴近生活与诗情画意中学延胡索,强调科学用药。

【案例举要】

实例1 延胡索有个小名叫做"大地之雾",大概是因为它茂密的绿意,看起来就像平地升起的雾一般吧!即使是在大太阳的晴天里也有雾,简直就是幻想的光景,因此它的花语是"幻想"。

实例2 蕲州荆王府中荆穆王妃胡氏,因吃荞麦面时发怒,患了胃脘疼痛的疾病,痛不可忍。荆王府中的御医就给她用了吐、下、行气、化滞各种药物,但是药一入口马上吐出,不能奏效,已经三天不通大便了。在这种情况下,王府的人不得不请李时珍治疗。李时珍通过诊断,细心琢磨,忽然想到《雷公炮炙论》中的一句话:"心痛欲死,速觅延胡。"于是便开了延胡索末三钱,让王妃用温酒送服,服用后也不吐了,不一会儿,王妃大便通畅,胃痛也好了。

后经药物调理王妃很快康复了。

实例 3　蕲州有个姓华的老人，已经五十多岁了，患痢疾腹痛，痛不欲生，生命垂危，家里已准备了棺木。李时珍用延胡索末三钱，让老人用米汤送服，服后老人腹痛减轻了一半，经过调理很快好转了。可见延胡索是不可多得的止痛良药，可广泛应用于身体各部位的多种疼痛，尤以气滞血瘀所致的心腹疼痛最为常用。李时珍称其为"活血行气第一品药"。延胡索用于治病已有 2 000 多年历史了，2020 年版《中国药典》就收录了许多含有延胡索的中成药，如：化癥回生片、养血清脑颗粒、元胡止痛片、元胡止痛胶囊、加味左金丸等，效果确切。

【实践育人融入点】

融入点 1　学生在认真学习文化知识的同时，也要有一定的浪漫主义情怀，提高思想境界，丰富课外知识。

融入点 2　学会辩证看事物，看到其有利一面也要避免其不足之处或过度依赖。作为当代大学生，在生活中要养成独立自主的好习惯，做事情可以适度寻求他人帮助但也不能对别人产生过度依赖。

融入点 3　告诫学生"落后就要挨打"，国家落后就容易受到其他国家的欺辱，大学生是国家栋梁，一定要奋发图强，为国家繁荣富强而努力学习。

融入点 4　吗啡不良反应中会出现精神依赖性和躯体依赖性部分。青少年吸毒一方面可能是出于好奇，但更重要的一个原因是对毒品的危害认识不足。药物既可以治病救人，也会有不良反应，这是药物的双重性。毒品是万恶之源，一旦沾上了毒品，人生就和悲剧、死亡、犯罪、堕落连在了一起。

【学习拓展】

（1）为了通过网络药理学方法研究药对"川楝子-延胡索"药理成分，分析该药对治疗肝癌的潜在分子机制，借助相关数据库如 TCMSP、Uniprot、Genecard 等分别搜集中药川楝子、延胡索的有效成分、对应作用靶点以及疾病肝癌的靶点，选取药物、疾病交集靶点。结果发现，药对"川楝子-延胡索"中含有多种不同成分，该成分可通过作用于相关基因及信号通路发挥治疗肝癌的作用。

（2）为了探讨延胡索-没药治疗慢性盆腔痛（chronic pelvic pain，CPP）的作用机制。通过分析延胡索-没药治疗慢性盆腔痛的多成分、多靶点、多通路的特点，为临床上延胡索-没药的应用提供基础生物学信息支持。

（3）为实现木竹材绿色长效防霉，中草药复合纳米无机材料成为代替传统化学防霉剂的有效方法。发现纳米 TiO_2 在实验室条件下单独作用不能抑制黑曲霉的生长，与 0.08 g/mL 的延胡索提取液复合即可起到良好的防霉效果，与 0.09 g/mL 的延胡索提取液复合可完全抑制黑曲霉生长。

【参考文献】

[1] 章甜,贾思静,孙冬梅,等.药对"川楝子-延胡索"治疗肝癌的网络药理学研究[J].临床肝胆病杂志,2021,37(9):2136-2143.

[2] 赵嘉静,黄文玲,于妍妍,等.基于网络药理学探讨"延胡索-没药"治疗慢性盆腔痛的作用机制[J].世界中西医结合杂志,2021,16(8):1457-1463.

[3] 任士明,王雅梅,盛婧源,等.延胡索协同纳米 TiO2 防霉性能的研究[J].内蒙古农业大学学报(自然科学版),2021,42(6):82-86.

五、案例简要分析

从延胡索的花语及其作为生日花的故事入手,通过学习延胡索的性味、应用、用法用量、禁忌等内容,从药物的双重性到现代科技手段在中药研究中的应用凝练归纳、融会贯通,旁征博引、深入浅出。将虎门销烟及鸦片战争的历史与中药学知识结合,以延胡索为载体,激发学生学习的兴趣,强调科学用药,增强学生作为药学专业人员的责任感,增加学生的爱国主义情怀,提升学生的社会责任意识。

金典流传述冰片

一、案例简况

从相关古诗词引入课题，通过研究冰片的药效、使用历史和现代应用，认识冰片的生物活性；小组探究含有冰片的中药配方及现代制剂研究方法，不断强化学生科学思维；通过龙脑助力乡村振兴的真实案例，探究服务地方的可能方法，不断践行中药现代化途径，做到学以致用。

二、关键词

开窍药　冰片　龙脑　中成药　植物黄金

三、育人主题

冰片香飘千载，知识融会贯通，助推乡村振兴。

四、案例正文

【课前任务】

唐代诗人王建写过一首名叫《送郑权尚书南海》的诗，其中的"戍头龙脑铺，关口象牙堆"一句写出了当年广州市场上海货云来的热闹场景。诗中提到的"龙脑"，听起来很珍贵的样子，它到底是什么东西呢？含有"龙脑"的配方有哪些呢？

【课堂导引】

学生小组合作，进行资料调研，最后得出结论：龙脑就是取自龙脑香树树干裂缝处的干燥树脂，或者砍下其树干及树叶，切成碎片，经水蒸气蒸馏升华后冷却而成的产物，也就是现代中药体系中的天然冰片。

【案例举要】

实例1　"青骢马肥金鞍光，龙脑入缕罗衫香""薄雾浓云愁永昼，瑞（龙）脑消金兽"。龙脑入香已有千年历史，"龙脑香"自古被誉为"诸香之祖"推崇备至，《格致镜原》中更有记载："龙脑其清香为百药之先，万物中香无出其右"，足可见龙脑的香气有多么凛冽。在中医典籍中龙脑被称为天然冰片，是我国名贵中药，也是世界上最早应用的天然有机化学药物之一，可醒神、开窍、辟秽，其通透作用尤为突出，在临床上的应用极为广泛。

实例2　高纯度天然冰片的药效远远优于合成冰片和天然左旋龙脑。但是由于天然冰片的年总产量少于 200 吨,远不能满足国内外市场的需求,导致市场上天然冰片的价格是人工合成冰片的 10 倍以上,使得制药企业和药厂的大多数成药原料和配方倾向于使用价廉易得的合成冰片。2020 年版《中国药典》收录含有冰片的复方制剂有 170 余种,其中大部分复方制剂使用的冰片为合成冰片,只有 4 种眼科用药标明必须使用天然冰片(四味珍层冰硼滴眼液、复方熊胆滴眼液、夏天无滴眼液、障翳散)。随着人们生活质量的提高及用药安全意识的逐渐增强,对天然冰片的需求将会日益增加。

实例 3　龙脑樟是目前发现的天然冰片含量最高的药用植物资源,在我国主要分布在湖北、江西、湖南、浙江、福建、台湾。它既是名贵稀有的药材,又是高级香料,还是重要的化工原料,有植物黄金的美誉。我国一直未找到原生记录,长期依赖于高价进口,近代更被具有樟脑气味的合成冰片所替代。直到 20 世纪八九十年代,我国科技人员发现了分布在南方地区的 3 种樟科植物——香樟、油樟、阴香,可用于提取天然冰片,改写了我国不产龙脑的历史。植物黄金——龙脑樟树的种植和后续产业化,也已作为中药材产业振兴链的一环,在全国多地(如湖南新晃、广东梅州等)助力乡村振兴。

【实践育人融入点】

融入点　详解含冰片的成方制剂,明确入药方法对中药成方制剂质量控制的重要性。

《中国药典》2020 版一部中,含冰片(艾片)剂型共有 173 种,按冰片的处理方法可以分为五类,分别为直接加入、粉碎后加入、研磨后加入、与其他成分共同加入以及未明确加入方法。直接加入的共有 30 种,其中四种规定细粉直接加入、两种规定粉末直接加入;粉碎后加入的共 16 种,其中细粉规格的有 11 种,最细粉有 2 种,极细粉仅有牛黄净脑片一种;研磨后入药的共有 103 种,其中 83 种仅规定为"研细",未有明确规格,仅消痔软膏规定为中粉,大七厘散、庆余辟瘟丹两方中规定"研成最细粉",熊胆救心丸、障翳散、银丹心脑通软胶囊均规定"研成极细粉"。六应丸等 13 种成方规定"研成细粉",其中脑立清胶囊还规定研磨后加少量无水乙醇使溶解,再加入;与其他成分共同加入的共有 19 种,包含溶于乙醇后加入的有 14 种,其中复方丹参胶囊中的冰片溶于乙醇后,又采用 β-环糊精包合,麝香通心滴丸属于滴丸剂,冰片采用乙醇润湿后加入。整体上,冰片的加入方法以研磨后加入为主,其中丸剂所占比例最多,共 40 种,占比 66.67%。

【学习拓展】

冰片的分子生物学研究

单萜化合物的 5 碳通用前体 3-异戊烯基焦磷酸(IPP)和异构体二甲基丙烯焦磷酸(DMAPP)是由甲羟戊酸(MVA)和 2-C-甲基-D-赤藻糖醇-4-磷酸(2-C-methyl-D-erythritol 4-phosphate,MEP)2 条途径合成,其中 1 分子 IPP 和 1 分子 DMAPP 合成单萜类化合物共同前体焦磷酸香叶酯(GPP)。GPP 经 Class I 类型萜类合酶(terpene synthase,TPS),依赖二价金属离子镁离子(Mg^{2+})、锰离子(Mn^{2+})等使 GPP 的二磷酸基团(—OPP)

转移,形成二磷酸芳樟酯[(3R)/(3S)-LPP]中间体,LPP 经反式异构至顺式,焦磷酸基团离去,形成关键中间体松油基阳离子(terpinyl cation),在此基础上,经环化生成带碳正离子的莰烷(bornane),随后在水解酶水解作用下发生羟化,最终产生龙脑(borneol)。

【参考文献】

[1] 马青,马蕊,靳保龙,等. 天然冰片资源研究进展[J]. 中国中药杂志,2021,46(1):57-61.

[2] 查英,官玲亮,白琳,等. 天然冰片研究进展[J]. 热带农业科学,2019,39(3):97-104.

[3] 尹东阁,王开心,刘曼婷,等.《中国药典》2020 年版收载含冰片、薄荷的中药成方制剂质量标准分析[J/OL]. 中华中医药学刊:1-19[2022-12-05]. https://kns. cnki. net/kcms/detail/21. 1546. R. 20220801. 1442. 006. html.

五、案例简要分析

课题引入优美诗词,从功效、配伍和乡村发展等方面入手,引导同学们用发展的眼光看冰片等传统中医药,拓展学生的视野和认知。将课堂内容凝练归纳、融会贯通,旁征博引、深入浅出,激发学生学习的兴趣,做到学以致用。

新药壮志谈牛黄

一、案例简况

以中医药抗击新冠肺炎的中药方剂安宫牛黄丸为例,引导学生认识天然牛黄的功效及中医学的神奇魅力,增强对中医药治疗急症及重症能力的信心,继承和发扬传统的医药精华,树立正确的专业思想。同时,以体外培植牛黄及人工牛黄的使用为切入点,进行课外知识拓展,通过中医药学者的事迹,养成科学的学习态度、批判性思维和创新精神。

二、关键词

息风止痉药　牛黄　体外培育牛黄　经典名方　动物药替代品

三、育人主题

药学人文情怀,疫情防控特色,深耕中药事业。

四、案例正文

【课前任务】

牛黄作为牛的干燥胆结石,是一味极其珍贵的中药材。然而,牛患上胆结石的概率只有0.1%～0.2%,100万头牛才能产3～4 kg牛黄。珍贵稀少的牛黄,在历代都为达官显贵专享。如今,牛普遍使用精饲料喂养,6～12个月即出栏,导致牛得胆结石的概率更小。在数千种中成药里,有约650种含有牛黄,但是牛黄资源极度稀缺,天然牛黄的价值甚至超过黄金,很多经典名方被束之高阁。那么,牛黄有没有替代品呢?

【课堂导引】

学生通过课前查阅资料,了解牛黄的来源、药性和发展历程,对比临床含有牛黄的中成药配方,比较了天然牛黄、人工体外培植牛黄、人工牛黄在不同的中成药中的使用,并结合古籍、新闻等内容,集思广益,不断建立牛黄的现代应用价值,熟悉牛黄替代品的发现和发展。

【案例举要】

实例1 为了打破天然牛黄名贵稀少的僵局,华中科技大学同济医学院蔡红娇教授和我国医学泰斗中国科学院院士裘法祖教授,历时30年,应用现代生物工程技术,采用仿生学方法,用新鲜牛胆汁在牛体外模拟天然牛黄形成过程,体外培育牛黄成功。经过中心临床研究1 852例表明,体外培育牛黄与天然牛黄具有完全相同的临床疗效,并获得国家1类新药证书。这是我国中药现代化领域一项划时代的重大发明创新,从根本上解决了天然牛黄资源紧缺的问题,有力推动了中医药名方名药的传承和创新。

实例2 国家食品药品管理局关于《牛黄及其代用品使用问题的通知》,即"对于国家药品标准处方中含牛黄的临床急重病症用药品种和国家药品监督管理部门批准的含牛黄的新药,可以将处方中的牛黄以培植牛黄、体外培育牛黄替代牛黄等量投料使用,但不得以人工牛黄替代;其他含牛黄的品种可以将处方中的牛黄以培植牛黄、体外培育牛黄或人工牛黄替代牛黄等量投料使用"。通过讲解,使学生认识到中药急救药的管理重要性和中药牛黄的用药规范性。

实例3 2020年7月5日,在北京市召开第142场新冠肺炎疫情防控新闻发布会,北京中医医院院长刘清泉介绍,北京一病例在治疗时使用了安宫牛黄丸。自新冠疫情爆发后,从《新型冠状病毒感染的肺炎诊疗方案》(试行第三版)到《新型冠状病毒肺炎诊疗方案》(试行第七版),安宫牛黄丸作为推荐用药始终名列其中,这也说明了安宫牛黄丸确实是经得起临床实践检验的经典名方、经典名药。

【实践育人融入点】

融入点1 通过牛黄替代品的发现和发展史,辩证看待动物药替代。

一些含有动物药的名方流芳百世,迄今仍被应用于一些危重、疑难杂症的治疗。即使是在西药占据主导的今天,动物药的应用仍然得到公认和发展。在动物药中,有一部分药材特别引起关注,就是如牛黄、麝香、犀角、熊胆、鹿茸、穿山甲等名贵动物药。这些药品种不同,功用各异,但其共性是:货源稀少、疗效卓著、历史悠久、价格昂贵。

面对药用动物资源濒临灭绝,不能再继续利用的困境,我国科学家在濒危野生动物保护方面作出了艰苦的努力,寻找野生动物药的替代品,目前不少稀缺名贵动物药的替代药品研究已经取得积极进展。人工制品、人工合成等代替天然产物是缓解对常用名贵中药资源依赖的重要途径,对替代品进行研究有很大的开发空间。

融入点2 通过中国特色疫情防控,引导学生从安宫牛黄丸看现代中药。

在治疗新冠肺炎危重症患者的中医用药方面,除了安宫牛黄丸之外,在治疗新冠肺炎危重症患者上用得最多的中药是一种汤剂,汤剂中以人参、生大黄、葶苈子为基本处方,有泻热的作用。凉血解毒的血必净注射液、生脉注射液、痰热清注射液等也在被使用。这是中医的特性,对症不对病,可以千人千方,也可以千人一方。但是不可否认的是,中药在现代临床医学中大有作为。

【学习拓展】

牛黄的质量控制

牛黄(calculus bovis)是我国传统医药学中应用较早且较广泛的名贵中药,至今已有2 000多年的临床应用史。1963年版《中华人民共和国药典》首次记载牛黄,以外观、手感、气味等辨识牛黄;随后到1985年版,牛黄的质量标准项目也仅有性状和鉴别,但增加了薄层色谱、化学反应鉴别项目;直至1990年版《中华人民共和国药典》,新增了胆酸、胆红素的含量测定,提高了牛黄鉴定的质量标准;2015年版《中华人民共和国药典》,改善了胆酸和胆红素的含量测定方法,使质量控制更准确,并增加了水分、总灰分、游离胆红素的检查。但牛黄的成分如此复杂,仅以胆酸和胆红素含量作为质量控制标准,并不符合当今中药学的发展趋势。因而在分析鉴定方面,学者们开始尝试测定牛黄及其替代品中如胆汁酸、牛磺酸等的其他成分进行扩大范围的质量标准建立,未来更好的质量控制将是牛黄及其复方制剂走向国际化、现代化的必然趋势。

【参考文献】

[1] 胡晓茹,刘晶晶,戴忠,等.含牛黄中成药的质量控制现状[J].中国药学杂志,2019,54(17):1374-1379.

[2] 张程亮,向东,刘东.牛黄的现代研究(一):回顾与展望[J].医药导报,2017,36(1):1-8.

[3] 蔡红娇,裘法祖,刘仁则.体外培育牛黄的药学研究[J].中国天然药物,2004,2(6):19-22.

五、案例简要分析

以抗疫期间的优秀典型中医药成方制剂和新药研究作为激发学生学习兴趣及责任担当的案例,从时事热点到现代创新应用,将专业教育与育人教育深度融合,让学生感受了一代代药学人的拼搏付出,提高了学生的职业素养和专业认同感,提升了爱国情怀和文化自信。

辨真识假论天麻

一、案例简况

本案例以天麻的药材质量和现代应用为核心,在中医药理论的指导下讲述天麻的来源、性味归经、功能主治和现代研究,针对天麻的药材质量讲述其道地产区、栽培种植及品质鉴别等知识。本案例的设计旨在让学生体会诚实守信在中药材种植、经营和质量监管中的重要性,认识到中药质量对中医药发展的关键作用。

二、关键词

天麻　药材质量　性味归经　道地产区　诚实守信

三、育人主题

天麻的药材质量是保证临床疗效的基础,规范种植,诚信经营,保证药材质量安全是推动中医药高质量发展的关键。

四、案例正文

【课前任务】

(1) 天麻的主要产地有哪些?

(2) 如何辨别天麻药材质量好坏?

【课堂导引】

天麻为兰科植物天麻(*Gastrodia elata* Bl)的块茎,在我国主要分布在云南、贵州、四川、陕西、安徽、河南、甘肃、西藏等地,以云南东北部、四川南部及贵州西部所产药材质量更佳,其中云南昭通天麻是具有地理标志的道地药材。天麻性甘味平,能熄风止痉、平抑肝阳、祛风通络,属于我国的名贵中药材,清代名医张志聪更是将天麻誉为“神药”。然而,由于天麻价格昂贵,利润丰厚,很多不良商家用劣质或假天麻冒充云南昭通的道地天麻,从中获取巨额利润,因此鉴别真假天麻尤为重要。购买时应选择有“鹦哥嘴、凹肚脐、外有环点、表面姜皮样、断面平坦”特征的天麻。

【案例举要】

实例1　2015年10月7日,成都徐先生及其家人前往四川海螺沟景区旅游,本想在景区一家药店购买少量当地产的天麻调理身体,并让商家磨成天麻粉以方便食用。结账时徐先生得知他们购买的两斤天麻价格高达 4 000 元,又因已磨成粉必须购买,而其身上携带的现金不够,后在店内高壮男子的陪同下去取钱付款。此事发生后,徐先生并未得到海螺沟景区的合理说法,事件在网上不断发酵。

实例 2 2017 年 9 月 29 日,四川省食品药品检验检测院向公众直播如何分辨真假天麻。直播中,检测院专业人员讲到不法商贩对土豆和红薯进行特殊加工后冒充"天麻"高价出售,提示民众注意分辨。

【实践育人融入点】

融入点 1 严把中药质量关,推动中医药发展。

市场上的天麻药材质量参差不齐,虚高的价格之下对应的未必是优质的药材,不良的炮制方法也会引起不良反应(如硫黄熏蒸)。中药质量是其发挥药效的基础,质量不过关会造成后续临床药效不佳,中成药质量不合格。

融入点 2 应该从哪些方面提升天麻药材质量?

影响天麻药材质量的因素众多,应从源头做起,通过优选种植产地、规范化种植、科学炮制和加强监管等措施,提升药材质量。建立和完善中药饮片的监管体系、法律体系和衡量标准,提升中药质量的可控性。另外,中药材因其既为药品又为农副产品的特点,在监管措施上需要多元化。

【学习拓展】

天麻与共生菌

天麻是一种高度退化的植物,无法自己萌发种子,营养体制造的养料也无法满足自身生长,需依靠与其共生的真菌来获取生长所需的能量。天麻种子萌发时需要小菇属真菌帮助萌发,小菇属真菌有紫萁小菇、兰小菇、石斛小菇等,其中石斛小菇的菌丝生长最快,拌播的天麻种子萌发率最高。蜜环菌在天麻的生长过程中为其提供生长所需的营养物质,蜜环菌以菌索的形式入侵天麻皮层细胞,入侵后其菌丝被溶解、消化,产生的产物通过天麻维管组织运输为天麻提供营养。研究表明,蜜环菌与天麻具有相似的药理作用,如二者均具有镇静、降压、降血糖、抗氧化、抗衰老和提高机体免疫力的作用,因此蜜环菌也被用于开发保健食品。

【参考文献】

[1] 王彩云,侯俊,王永,等.天麻种子萌发菌研究进展[J].北方园艺,2017(12):198 - 202.

[2] 赵麒鸣,吴鹏,刘鸿高,等.蜜环菌与天麻的共生关系研究进展[J].云南农业科技,2022(2):56 - 58.

[3] 陈州莉,伍贤进,田玉桥,等.蜜环菌活性成分及产品开发研究进展[J].现代食品,2019(21):25 - 29.

［4］魏富芹,黄蓉,何海艳,等.天麻的药理作用及应用研究进展［J］.中国民族民间医药,2021,30(11):72－76.

五、案例简要分析

本案例以掌握"天麻的功效应用与质量鉴别"为教学目标,以现实发生的天麻"天价"事件及药材掺假案例为切入点,讲授了天麻的功效、应用、鉴别和质量控制的重要性,让学生意识到诚实守信在中药材质量控制和中医药发展中的重要性。

源远流长看黄芪

一、案例简况

本案例从中药古籍记载出发,发布课前任务,课堂讲述遵循中医药理论讲述黄芪的来源、炮制、药性、功效与应用、用法用量和使用注意事项等知识,探究黄芪药膳的发展。本案例的设计旨在引导学生查阅资料,提升学生兴趣,教育引导学生增强责任感和使命感,让学生从科学角度深入认识中药现代化,培养创新精神。

二、关键词

黄芪 补气 药膳 中药现代化 创新精神

三、育人主题

提升科学文化素养,学会乐于助人,培养创新精神。

四、案例正文

【课前任务】

查阅关于黄芪的传说,做乐于助人的人。

相传,在古代,有一位善良的老医生叫芪。他擅长针灸,谦逊善良,乐于助人。这位老人很瘦,面部肌肉呈淡黄色,人们尊他为"黄芪"。老人为救一个孩子,从悬崖上摔下来,不幸去世。为了纪念他,人们把生长在老人墓附近的一种甜草叫做"黄芪",它具有补气、补水、消肿、活血的作用。

【课堂导引】

通过黄芪的传说,跟学生强调医药行业准则,提升学生的专业素养和药学道德。在讲授黄芪功效和制备时,向学生讲述黄芪在新冠防治中的应用,从而提升学生的文化自信,培养"传承、创新"的辩证统一思维。最后介绍黄芪药食两用之功效,鼓励学生自制黄芪药膳,锻炼学生主动思考、实践动手能力。

【案例举要】

实例1 中医药作为我国瑰宝,在此次抗新冠肺炎"战役"中发挥了重要作用。除了多版《新型冠状病毒感染的肺炎诊疗方案》将中医药列入其中,各省市也发布了根据患者临床症候辨证施治的中医药预防新冠方案。这些方案中,有一味中药被反复用到,它就是黄芪。

浙江省中医药管理局、湖北省卫健委的中医预防方案中,黄芪都被放在推荐组方的重要位置。陕西省中医药研究院研制的防治药物、江西省中医药管理局推荐的方案,均将玉屏风散作为基础用方,而玉屏风散组方的重要一味药就是黄芪。中医认为肺气的主要功能是卫固体表、抵御外邪,因肺气弱致病则需药补。轻中度新冠肺炎患者的救治强调"扶正",以补气药物施治,可提升身体正气,增强机体抵抗力,帮助患者战胜病毒。

实例2 药膳起源于中国传统饮食和中医食疗文化。药膳是指严格按照药膳配方,将中药与一些具有药用价值的食品搭配,采用中国独特的饮食烹饪技术和现代科学方法,制成的具有一定色、香、味、形的美味食品。总之,药膳是将药材与食材搭配制成的美味食品。它是中国传统医学知识和烹饪经验相结合的产物。它以药为食,赋予食物以药。医学借用食物的力量,食物帮助医学的力量,二者相辅相成。它不仅具有很高的营养价值,而且可以预防和治疗疾病,保持健康和强身健体,延长寿命。黄芪不但是人们眼中的补气佳品,同样也是不错的药膳原料。

黄芪莲子蒸鸡

原料:黄芪、莲子各 10 g,大枣 8 枚,鸡 1 只,料酒、葱段、姜片、盐、大棒骨汤各适量。

制法:将鸡宰杀后去毛、内脏、爪;大枣去核,莲子去心,黄芪润透切片。

将莲子、黄芪、大枣、姜片、葱段同放入鸡腹内,把鸡放在蒸盆内,在鸡身外面抹上盐、料酒,加入棒子骨汤,上笼,用大火蒸 1.5 小时即可。

功效:升提中气、生津止渴。尤适用于上下消型糖尿病。

【实践育人融入点】

融入点1 已经进入新世纪,化学药和生物药发展迅速,还有必要发展中医药吗?

中医代表一种中国文化,在中国数千年的历史发展中中医起了很大的作用,在当前中医有用/无用论的舆论环境下,我们应该去推动中医药的科学论证,进一步改革和发展中医体系。

融入点2 黄芪可以用于多种药膳中,而药膳文化是中医药文化的重要组成部分。通过介绍黄芪药膳,让学生了解中国的药膳文化,增强学生的文化自信,鼓励学生自制黄芪药膳,锻炼学生主动思考、实践动手的能力。

【学习拓展】

利用中药鉴定知识学习黄芪的鉴别

常用的中药鉴别方法有来源鉴定、性状鉴定、显微鉴定、理化鉴定等。原产地鉴别是指运用植物、矿物等分类知识,通过对药材来源进行鉴别研究,确定其正确的学名,确保药材的正确使用,包括观察形态学、核对文献、核对中药标本等。

特征性识别是一种通过鼻闻、口尝、水试、火试等简便、易操作的方法,用于鉴别药材的外观性状。主要包括观察中药的形状、大小、颜色、表面特征、质地、断面、气、味等。

微观鉴别是指利用显微技术对中草药进行显微鉴定,以确定其品种和质量的方法,主要有组织鉴定和粉末鉴定两种方法。

物理化学鉴定是指运用一些物理、化学或仪器分析的方法,对中药的真伪、纯度、质量优劣进行鉴别。主要包括常规常数的测定、一般理化鉴别、色谱和光谱等。

通过学习中药鉴定知识,了解中药质量控制的重要性。

【参考文献】

[1] 汪宗清,聂红科,李青璇,等.基于网络药理学探讨黄芪六君子汤治疗新冠肺炎恢复期的作用机制[J].山东科学,2020,33(5):14 - 26.

[2] 佚名.补气药膳[J].湖南中医杂志,2015,31(01):83.

五、案例简要分析

该案例从黄芪的来源、功效出发,结合当下抗疫形势,将课程与时政联系起来,培养学生关心国家大事、心系天下的大局观,最后着眼于中药药膳,激发学生学习中医药的兴趣,传承药膳文化。中医药文化是中华民族的文化瑰宝,将人文教育融入其中,更有助于培育出有担当、有信仰的中医药人才。

神奇藏药冬虫夏草

一、案例简况

本案例针对社会上因滥采乱挖冬虫夏草导致植被及生态环境破坏的现象发布课前任务,引导学生思考破解中药材现实需求与环境保护之间矛盾的策略。课堂内容遵循中医药理论关于冬虫夏草的来源、炮制、药性、功效与应用、用法用量和使用注意事项等知识来讲述。结合民族医药、脱贫攻坚、中药材甄别等热点问题,让学生从民族团结、脱贫攻坚、探索创新等角度深入认识冬虫夏草的综合价值,加强学生对补虚药的理解,提升学生的科学文化素养。

二、关键词

冬虫夏草　补阳　中药鉴别　民族医药

三、育人主题

培养创新精神,弘扬民族医药,助力脱贫攻坚。

四、案例正文

【课前任务】

随着人们生活质量的不断改善,人们愈发重视对疾病的预防和自身的保健,因此对冬虫夏草的认识和关注度不断提高。野生虫草资源有限,多年来由于其身价昂贵,形成了滥采乱挖,给植被及生态环境带来严重破坏。如何平衡珍贵野生中药材资源的保护和满足实际社会需求之间的矛盾?

【课堂导引】

通过课前任务引导学生查阅资料,思考如何解决因滥采乱挖冬虫夏草带来的生态问题。结合民族医药、脱贫攻坚、中药材甄别等热点问题展开讨论,加强学生对补虚药冬虫夏草的认识,提升学生的科学文化素养。

【案例举要】

实例1　《本草从新》载:"甘平保肺,益肾止血,化痰已劳嗽。四川嘉定府所产者最佳,云南贵州所出者次之。冬在土中,身活如老蚕,有毛能动,至夏则毛出土上,连身俱化为草,若不取,至冬则复化为虫。"

实例2 《本草正义》载："冬虫夏草，始见于吴氏《本草从新》，称其甘平，保肺，益肾，补精髓，止血化痰，已劳嗽。近人恒喜用之，皆治阴虚劳怯，咳嗽失血之证，皆用吴氏说也，然却未见其果有功效。"

【实践育人融入点】

融入点1 扶持少数民族医药发展，推动传统医学振兴。

少数民族医药是我国传统医药的重要组成部分，是我国少数民族在几千年生产、生活实践和与疾病作斗争中逐步形成并不断丰富发展的医学科学，为各个民族的健康繁衍做出过重要贡献。在新时代新格局下继承和发展少数民族医药文化精华对于推动我国中医药事业的振兴发展具有重大意义。以传统医药文化为纽带，从而进一步强化民族平等团结、共同进步、共同发展的理念。

在21世纪的今天，中医药已成为我国与世界各国开展人文交流，促进东西方文明交流互建的重要内容。我们应当充分发挥少数民族医药特色优势，积极参与中医药"一带一路"建设，加强与其他国家传统医药交流互建，助力构建人类卫生健康共同体。

融入点2 发展稀缺中药材种植养殖，助力农村脱贫攻坚。

冬虫夏草具有极高的经济价值和巨大的市场需求，在利益驱动下人们对其滥采乱挖，导致虫草资源面临枯竭的境地。对于冬虫夏草这些资源紧缺、濒危的野生中药材，加快人工繁育，降低对野生资源的依赖程度迫在眉睫。我国多数少数民族地区由于独特的地势和气候条件，在一些珍稀中药材人工种植养殖方面具有得天独厚的优势，同时这些地区也是我国发展不平衡不充分的突出地区，是脱贫攻坚的主战场。发展少数民族地区珍稀中药材产区经济，突出区域特色，打造品牌中药材，对于促进该地区人民富裕、民族团结、社会稳定的意义重大、影响深远。

融入点3 敢为人先求卓越，撸起袖子加油干。

为解决野生冬虫夏草资源稀缺问题，满足市场对虫草的巨大需求，人工规模化栽培是一个行之有效的途径。我国很多企业有专业的团队在深耕这些项目，如广东东阳光冬虫夏草研发团队首创冬虫夏草的仿生态繁育技术，实现了冬虫夏草的规模化人工繁育，有效地缓解了虫草市场的供求压力，不仅对冬虫夏草中药材产业发展起到示范和带动作用，同时对生态环境改善、产业可持续发展及产业转型升级产生积极影响。东阳光科研团队的历程体现了我国当代企业科研工作者的探索精神和创新精神，他们敢为人先追求卓越和踏实肯干的精神值得我们尊敬和学习。

【学习拓展】

真假冬虫夏草的鉴定

当今虫草市场存在着"以次充好"和"以假乱真"的乱象。一些不法商家采用假冒伪劣的冬虫夏草瞒天过海来牟取暴利，不仅损害了广大消费者的切身利益，而且严重扰乱了虫草市场秩序。作为药学专业学子有必要练就一双火眼金睛来辨识冬虫夏草的真伪优劣,守住中药材的底线,维护中医药的尊严,为消费者的健康和利益保驾护航。实际工作中,一般采用眼看、手摸、鼻闻、口尝、水试和火试等六种方法辨真伪,然而这些鉴别方法更侧重于经验的积累,具有一定的主观性和不确定性。如今可以利用现代仪器精确测定虫草中的各类成分来辨别,其中通过测定主要活性成分虫草素的含量来鉴别冬虫夏草已经是一种被广泛应用的技术手段。不断发展的科技使得中药的鉴定和检测趋于规范化、标准化、精确化,必将让中药市场上的"牛鬼蛇神"和各类乱象无处遁形。

【参考文献】

[1] 蔡曦,尚超,孟丽荣.虫草素抗肿瘤药理作用及其机制的研究进展[J].药物评价研究,2021,44(7):1548-1554.

[2] 王敦.冬虫夏草活性成分研究进展[J].环境昆虫学报,2021,43(4):779-787.

[3] 李耀磊,李海亮,左甜甜,等.基于HPLC-ICP-MS的冬虫夏草(繁育品)干品及鲜品中砷形态、价态研究及风险评估[J].中国中药杂志,2022,13:3548-3553.

五、案例简要分析

该案例通过介绍古代医学典籍中对冬虫夏草功效的争议,培养学生的辩证思维能力。从民族医药、脱贫攻坚以及科研攻关等方面深入挖掘冬虫夏草所蕴含的经济价值和社会价值,培养学生守正创新意识、诚信意识、探索意识。通过课后拓展,提高学生科学素养和创新精神。

海洋馈赠观海马

一、案例简况

本案例从中外对海马功效研究历史出发,发布课前任务。课堂主要讲述遵循中医药理论中关于海马的来源、炮制、药性、功效与应用、用法用量和使用注意事项等知识。在讲授有关海马理论知识的同时引导学生从多角度深入了解中药现代化的机遇及挑战,培养学生创新精神、法制意识和生物多样性保护意识。

二、关键词

海马　补阳　海洋保护　生物多样性

三、育人主题

树立法制观念,强化环保意识,厚植文化自信。

四、案例正文

【课前任务】

查阅资料了解中外对海马药用功能的研究历史。

我国是最先将海马入药的国家,最早记载于南朝梁的《本草经集注》,曰:"又有水马,生海中,是鱼虾类,状如马形,亦主亦产。"我国自古就有海马壮阳的记载,《本经逢原》曰:"阳虚多带之,可代蛤蚧之功也"。欧洲则于 18 世纪将海马入药。

【课堂导引】

通过课前任务引导学生查阅资料了解中外对海马药效研究历史,让学生领略中医药的悠久历史和博大精深,提升民族自豪感和专业认同感。课堂讲授中结合法制案例、中医药可持续发展、海洋保护等热点问题,在讲授海马的理论知识的同时引导学生从多角度深入了解中药现代化发展的机遇及挑战。

【案例举要】

实例 1　大多数动物生儿育女的职责都由雌性担当,然而海马是个例外——由雄性充当"产妇"。雄海马在生育期间腹部充血,形成一个"育儿袋",雌性海马将卵产在雄性海马"育儿袋"中,然后雄性海马排出精液,完成受精。在整个生育期内,怀孕、分娩和抚育的重任全由"爸爸"担任。

实例 2   相传唐明皇晚年每日必饮海马酒,以求延缓衰老,保持青春活力。然而海南某款标榜补肾壮阳、调气活血的海马贡酒广告文案引发了网络热议,该文案中用词极具性暗示,广告画面夸张、辣目。厂家试图通过此类争议性广告刺激观众,吸引消费者眼球,从而达到聚敛人气、提高知名度的效果,不料招致社会上各种评论不断。

【实践育人融入点】

融入点 1   私自收购、出售海马制品是否违法?

海马属于国家管制的野生动物,其中克氏海马,属于国家二级保护动物;棘海马和三斑海马是《濒危野生动植物种国际贸易公约》附录Ⅱ中的物种,按国家二级保护野生动物认定。收购、出售海马制品需要获得野生动物主管部门的批准,否则就构成了犯罪。鉴于制药工程专业的特点和学生以后的工作内容,学生不仅要学习中医药相关知识,更要增强自己的法律意识。

融入点 2   野生动物入药是否有悖于野生动植物保护精神?

动物入药是中医药非常有特色的一部分,有些动物甚至是治疗危急重症不可替代的药物。虽然目前国际社会对野生动物入药存在诸多的争议,但是我们应该客观理性地看待动物入药问题,不宜把动物入药"一棍子打死",要认真研究,有选择地继承,认识到当今我国传统医药行业发展和野生动植物保护之间的对立统一。在教学过程中引导学生从技术、制度和法律层面思考如何破解动物入药和野生动物保护的难题,为促进我国中医药产业的可持续发展出谋划策。

【学习拓展】

海洋保护,一"马"当先

海马不仅在医疗保健方面具有广阔的应用前景,在海洋保护方面同样"大有可为"。海马不仅用途广泛,更因雄性繁殖后代而闻名,可以作为旗舰物种,吸引公众的广泛关注与支持。此外,海马也可以作为污染物指标生物,通过检测海马体内积累的污染物,协助监测海洋环境的污染状况。在教学过程中通过介绍海马作为旗舰物种和污染物指标生物的例子,培养学生的海洋保护意识、科学探索精神和社会责任感。

【参考文献】

[1] 赵翔凤,相光鑫,石丛薇,等.基于方剂构成信息的知识发现和关联网络构建挖掘海洋中药海马历代用药经验[J].世界科学技术-中医药现代化,2021,23(2):335 – 343.

[2] 唐雪梅,宋宝宏,王伟,等.雌、雄三斑海马醇溶性成分 GC-MS 分析及抗氧化活性研究[J].中药与临床,2022,2:11 – 15.

[3] 陈信忠,曾韵颖.海马种类及其鉴定技术分析[J].中国口岸科学技术,2020,12:48 – 54.

[4] 董世雄,李卫东,王沛政,等.海马种类鉴定及群体遗传多样性分析[J].技术研发,

2017,24(12):126-128.

五、案例简要分析

　　该案例从中外典籍对海马功效的记载出发,弘扬中医药文化自信、学术自信。插入网络热议的海马制品广告,向学生强调道德和文化底线。通过对法制问题、野生动植物入药及海洋保护等热点问题的剖析,培养学生法制意识、环保意识和责任意识,真正实现立德树人的教学目标。

踵事增华学杜仲

一、案例简况

本案例通过引导学生对杜仲产业展开调查,思考我国杜仲产业链实现延链、补链、强链的策略。课堂讲述内容包括中医药理论关于杜仲的来源、炮制、药性、功效与应用、用法用量和使用注意事项等知识。从中药国际化、中药提质增效、乡村振兴等多方面剖析杜仲的综合价值和杜仲产业面临的发展契机和挑战,教授学生理论知识的同时,兼具科学精神、创新精神、责任意识的培养。

二、关键词

杜仲　补阳　提质增效　中药国际化

三、育人主题

培养国际视野,发扬创新精神,厚植文化自信。

四、案例正文

【课前任务】

学生通过文献调研,了解我国杜仲综合开发现状以及面临的问题,并积极思考我国杜仲产业实现技术突破和产业价值拓展的对策。

【课堂导引】

通过课前任务引导学生查阅资料了解我国杜仲综合开发现状以及面临的问题。结合中药国际化、中药提质增效、扶贫和乡村振兴以及中药政策法规等热点问题,讲授杜仲的综合价值和杜仲产业面临的发展契机和挑战。

【案例举要】

实例1　古时有一个名为杜仲的人,家境贫寒,终日以砍柴为生,积劳成疾,最终落下腰酸腿痛的症疾。有一天他在砍柴时腰腿痛复发,疼痛难忍的他抱着树干紧咬树皮,树汁被吸进体内后症状竟然得到极大缓解。于是,他就将这种断面有银白色丝状物的树皮剥下来,带回去给乡亲们治病,人们吃了用这种树皮煎煮的汤药后类似病症都得到了缓解。后来人们为了感念杜仲就把这种树称作杜仲。

实例2　《本草纲目》曰:"杜仲古方只知滋肾,惟王好古言是肝经气分药,润肝燥,补昔人所未发也。盖肝主筋,肾主骨。肾充则骨强,肝充则筋健。屈伸利用,皆属于筋。杜仲色紫而润,味甘微辛,其气温平。甘温能补,微辛能润。故能入肝而补肾,子能令母实也。"

【实践育人融入点】

融入点1 推动中药国际化,造福人类健康。

中医药是传统的,也是现代的;是中国的,也是世界的。促进中医药产业国际化,有助于弘扬中华优秀传统文化,增强民族自信和文化自信,促进文明互鉴和民心互通。杜仲是我国特有树种,且具有广泛的认知度和认可度,我国杜仲产业具备相对良好的国际化前景。在课程教学中,通过介绍新时期杜仲产业的国际化契机和前景,学生了解我国中药产业国际化带来的发展机遇和对构建人类健康共同体的重要意义,引导学生用国际化视野看待我国中药产业跨越式发展战略。

融入点2 拓展产业价值,彰显综合效益。

当前,我国扶贫及乡村振兴事业进入新阶段,巩固拓展脱贫成果成为"十四五"期间脱贫工作要点。杜仲是我国特有自然资源,具有独特的战略意义。发展杜仲产业具有良好生态效益和社会效益。教学过程中通过探究杜仲生态、社会效益的开发意义,拓展学生对中药产业发展的认识格局,积极引导学生投入到我国的脱贫攻坚、乡村振兴事业。

融入点3 引领中药提质增效,促进产业转型升级。

新时期经济产业结构调整,创新、绿色、融合发展,对中药产业提出了"提质增效"的要求,这既是中医药发展的动力,也是中医药发展面临的压力。教学过程中让学生通过文献调研,了解我国杜仲综合开发现状以及面临的问题,同时引导学生积极思考破解这些难题的对策。通过对杜仲产业的调研和杜仲相关理论知识的学习,学生了解新时期我国中药产业发展的机遇和挑战,明白只有通过不断地创新,逐步调整产业结构,提高中医药产业的市场竞争力,才能实现我国中药产业的高质量发展。在教与学的过程中培养学生的创新意识、大局观念、责任意识和解决实际问题的能力。

【学习拓展】

强化政策引导,拓展中药综合开发

杜仲全身都是宝,适合全产业链体系化开发,是自然资源综合开发的典范,产业综合价值潜力大。以往由于法律法规的不健全,导致杜仲叶等资源白白浪费。自从杜仲叶获批"药食同源"试点后,杜仲叶及其衍生产品可以被广泛用于保健品领域,有利于促进我国杜仲健康产品市场的形成和发展。在教学过程中以杜仲叶获批"药食同源"对产业发展的推动作用作为示范,引导学生了解相关政策对中药产业发展的导向作用和推动作用,教育学生时刻牢记习近平总书记的殷切嘱咐,抓住时代机遇,树立远大志向,时刻保持昂扬斗志,在实践中淬炼品格、增长本领,做新时代的青年追梦人。

【参考文献】

[1] 徐媛媛,骆骄阳,孙婷婷,等.杜仲药材国内外质量标准概述[J].中国中药杂志,2021,14:3577-3582.

[2] 刘聪,郭非非,肖军平,等.杜仲不同部位化学成分及药理作用研究进展[J].中国中药杂志,2020,03:497-512.

[3] 龚频,韩业雯,翟鹏涛,等.杜仲叶的活性成分、药理作用及其在食品加工中的应用[J].食品工业科技,2022,43(10):395-404.

五、案例简要分析

该案例以古代医学典籍和中药故事为切入点,让学生在了解杜仲功效的同时领略中医药文化的博大精深。进一步从中药国际化、产业结构调整、乡村振兴等多个视角分析杜仲的综合价值,培养学生的创新精神、探索精神、社会责任感和文化自信。同时着眼于中药药食同源,激发学生学习中医药的兴趣,传承药膳文化。

饮水思源护石斛

一、案例简况

本案例以经典名方石斛散为突破口,发布课前任务,让学生初步了解石斛。课堂上由浅入深讲述中医药理论关于石斛的来源、炮制、药性、功效与应用、用法用量和使用注意事项等知识。结合品牌战略、地理标志产品保护等热点问题,通过多种教学手段提高学生对补虚药石斛的理解,培养学生的科学文化素养、法律意识、诚信意识和专业责任感。

二、关键词

石斛　补阴　品牌战略　地理标志保护

三、育人主题

厚植文化自信,培养诚信精神,提升法律素养。

四、案例正文

【课前任务】

课前给学生布置任务:查阅资料了解经典名方石斛散,以此领略我国中医药文化的博大精深和悠久历史,树立文化自信,坚定学习信心,内化职业认同,提升民族自豪感和专业认同感。

石斛散出自《太平圣惠方》卷七,主治肝肾阴精亏损所致雀目(夜盲),昼视精明,暮夜昏暗,视不见物,脉细无力。《医方类聚》:"治肾气虚,腰胯脚膝无力,小腹急痛,四肢酸疼。手足逆冷,面色萎黑,虚弱不足,宜服补肾石斛散方。"

【课堂导引】

通过课前任务引导学生查阅资料了解经典名方石斛散,让学生感受中医药文化的博大精深,厚植文化自信。课堂讲授中结合品牌战略、地理标志产品保护等热点问题,传授学生理论知识的同时兼具科学文化素养、法律意识、诚信意识和专业责任感的培养。

【案例举要】

实例1　霍山石斛——韩愈的救命草:唐元和十四年(819年)正月,韩愈因谏迎佛骨触怒了宪宗皇帝,被贬到潮州任刺使。在赴潮州途中韩愈和家人因水土不服而染虚热之症,都出现了身体疲乏、头晕眼花、咳嗽少痰等症状。大夫给韩愈服用了霍山石斛,他幸以痊愈,而韩愈的小女儿由于没有及时服用石斛而最终去世。满怀悲怆愤懑的韩愈由此写下了"一封朝奏九重天,夕贬潮阳路八千"的千古名句。

实例 2 《本草纲目》记载:"石斛除痹下气,补五脏虚劳羸瘦,强阴益精,久服,厚肠胃,补内绝不足,平胃气,长肌肉,逐皮肤邪热痱气,脚膝疼冷痹弱,定志除惊,轻身延年,益气除热,治男子腰膝软弱,健阳,逐皮肤风痹,骨中久冷,补肾益力,壮筋骨,暖水休,益智清气,治发热自汗,痈疽排脓内塞。"

【实践育人融入点】

融入点 1 实施品牌战略,引领产业发展。

不同产地的铁皮石斛价格差距较大,其中霍山石斛的价格甚至是云南石斛价格的7～20倍。即使产地相同,不同品牌石斛的价格也是相差悬殊,那些名牌产品不仅具有较高的市场占有率,而且在价格上也更有话语权。通过相关事例讲解,让学生认识到实施中药品牌战略,对于弘扬我国中医药文化和提升我国中医药产业核心竞争力具有重要意义。

学生分组展开讨论,总结我国中医药产业实施品牌战略具备的先天优势和存在的劣势,引导学生思考打造中药产业优势品牌的策略和途径,进而认识到高校、科研院所和自己在中药产业品牌战略中担负的责任和应发挥的作用。激发学生的学习兴趣,提高学生独立思考的能力,培养学生的专业责任感和使命感,构建"学术立教,立德树人"的教学生态环境。

融入点 2 强化资源保护和利用,提升品质发展。

地理标志产品的保护是世界各国对各自具有独特优势的民族农产品进行有效保护的法律手段,通过制度的壁垒可以防止域外企业或组织的侵权行为,维护生产者的合法权益。教学过程中介绍 2010 年"天目山"铁皮石斛获国家质监总局地理标志保护产品以及 2012 年"武义"铁皮石斛获国家农业部农产品地理标志保护产品的案例。让学生认识到利用地理标志保护制度进行法律保护,可有效解决新时代背景下中医药事业健康发展所面临的部分问题。从而培养学生的中医药资源保护意识,提升学生的法律素养。进一步引导学生思考秦岭地区特有中药资源的保护措施和策略,让学生达到学以致用、学用结合的目的,培养学生服务区域经济发展的意识和能力。

融入点 3 正本清源,规范中药命名。

《孟子》:"不规矩,无以成方圆。"教学过程中以石斛命名混乱、离谱的现象给消费者带来的困惑为切入点,映射出当今中药材及中成药命名无规律、无章法的社会乱象。学生既要深刻认识到这种命名混乱问题严重影响了中药材及中成药的应用与流通,也要了解其对中医药健康发展的影响。结合习近平总书记在会议讲话和考察调研中反复强调的规矩意识,引导学生树立讲诚信、懂规矩、守纪律的观念。根据高校科研活动和制药工程专业教育特点,教育学生在科研活动中要坚守学术道德,在工作中要遵循职业道德,在生活中要恪守法律规范和道德要求。

【学习拓展】

<h3 style="text-align:center">中药诚信危机，引发行业"地震"</h3>

2006年浙江"登峰"铁皮石斛以次充好带来行业"地震"，影射出当今中药行业存在严重的诚信危机。药材市场掺杂使假、炒作成风、需求方恶意拖欠货款甚至骗货骗样品等现象屡见不鲜；部分龙头企业借提升市场之名肆意提租金、炒地皮；多个平台打着药材期货之名，制造虚假交易，玩弄投资者于股掌之间。这些乱象对中药安全保障体系、对民众中医药消费信心造成极大伤害。作为未来制药工程领域的从业人员，我们必须恪守遵循职业道德，在工作中要恪守法律规范和道德要求，牢固树立诚信意识、法律意识、专业责任感。

【参考文献】

[1] 刘雪娜,吴雪娇,刘顺航,等.铁皮石斛的药理作用及其保健食品研发进展[J].保鲜与加工,2021,10:144-150.

[2] 曾荣香."仙草"石斛选对比选贵更重要[J].大众健康,2021,04:68-69.

[3] 李玉香.石斛对心血管疾病的药理作用研究进展[J].中国食物与营养,2022,28(4):62-66.

[4] 王治丹,代云飞,罗尚娟,等.铁皮石斛化学成分及药理作用的研究进展[J].华西药学杂志,2022,4:472-476.

五、案例简要分析

该案例以经典名方石斛散为切入点，彰显中医药文化自信，加强学生的职业认同感。讲述中药背后的故事，调动学生的兴趣点，提高学生主动学习的动力和能力。同时结合品牌战略、地理标志产品保护、中药命名混乱和中药诚信危机等社会热点、痛点从多角度了解石斛的经济和社会价值，提高学生对专业知识的理解，实现培养学生的科学文化素养、法律意识、诚信意识和专业责任感的目标。

第二篇章　文化自信

总　论

药学巨著《神农本草经》

一、案例简况

历代医药史著作是我国劳动人民长期生活实践和医疗实践的结果。本案例从《神农本草经》这一我国药学最早的珍贵文献入手，以掌握中药起源和中药学的发展为教学目标，采用线上线下教学方式，运用实物教学、观察对比教学、情景教学等方法，讲述了中华民族2 000年来的药学发展脉络，激发学生的文化自信和专业热情。

二、关键词

中药起源　文化自信　创新精神　神农本草经

三、育人主题

启发探索兴趣，弘扬创新精神，厚植文化自信。

四、案例正文

【课前任务】

（1）中医药优势有哪些体现？

（2）中医药古籍有哪些？

【课堂导引】

我国中医药学源远流长、内容浩博，对人类健康甚至哲学文化的贡献功不可没。以《神农本草经》为代表的历代中医药古籍是中医药文化软实力的象征。

（1）现代临床常用名方中药制剂与古籍中记载的原处方功效应用观点不谋而合。例如黄连上清丸（黄连素）、麻甘颗粒（麻黄碱）、丹参片（丹参素）等中成药与《神农本草经》记载的黄连治痢疾、麻黄定喘、丹参除烦是一致的。

（2）青蒿素的发现得益于古方典籍《肘后备急方》中有关药物配伍临床使用的记载。

【案例举要】

实例 1 《神农本草经》是我国历史上现存最早的第一部本草专著,该书成书于东汉末年,全书载药 365 味,其中植物药 252 种,动物药 67 种,矿物药 46 种,大多数朴实有验,至今仍然习用。"神农氏尝百草,一日而遇七十毒。"中医药学是中华民族的伟大宝库,更是文化符号和形象标识,中医药学精粹早在 2 世纪就已传播至海外,达尔文称其为"中国古代的百科全书"。《黄帝内经》《伤寒论》等典籍于 2 世纪末已传入朝鲜,与当地医学融合,成为韩医学的主要源泉。17 世纪,《本草纲目》被翻译为多国文字进行发行;2011 年,《本草纲目》被列入世界记忆名录。

实例 2 《神农本草经》所载的 365 种药物包含"子母兄弟,根茎华实,草石骨肉"植物、动物、矿物等不同自然属性的中药材。按功效的不同分为上、中、下三品。上品 120 种能滋补强壮、延年益寿、轻身益气,无毒或毒性很弱,可以长期服用不伤人;中品 120 种宜用为臣药,能治病补虚,有毒无毒,斟酌使用;下品 125 种,为佐使药,功效为祛寒热、破积聚、治病攻邪,多具毒性,不能长期服用。

【实践育人融入点】

融入点 1 结合神农氏尝百草,弘扬朴素专注的科学精神。

原始人类的药物经验积累为中药起源奠定了基础,最初是无目的地得到了某些植物的药用功能,后来古人开始有目标地口尝身试、寻找、验证、记载药物。中药来源是药物的人体实验,中药起源的基本观点是人类有意无意地品尝药物积累了用药经验,从而产生了最初的药物。启发学生"科学源于实践",从事科学需要秉承"尊重事实、求本溯源、掌握规律"的精神。引导学生明白为什么要学习"中药学"这门课程。学习历代药学著作,是作为炎黄子孙弘扬中医药文化的责任和义务。

融入点 2 挖掘中华宝藏,增强文化自信。

《神农本草经》是汉朝以前药学知识和经验的第一次大总结,是我国现存最早的珍贵药学文献,被奉为中医四大经典之一,对中药学的发展产生了极为深远的影响。后世经历代医家在此基础上不断修订补充完善,最终形成了中药理论体系。《神农本草经》的编写体例思路条理清晰,从中药分类方法、药性理论、组方配伍理论、药物制备理论、服药方法理论、临证治疗理论等六个方面对最初的中药理论体系的框架和内涵产生了深远影响,同时也对后世的本草学专著的编写体例影响深远,更为我国大型骨干本草的编写奠定了坚实基础。直至宋代,大多主流的本草专著仍是以三品分类法为主要范式进行编写,例如南朝梁陶弘景所著的《本草经集注》,唐代李勣、苏敬等人修编的《新修本草》,宋代四川名医唐慎微编撰的《经史证类备急本草》等。

融入点 3 培养辩证思维,注重继承创新。

《神农本草经》所创立的三品分类法维持了 300～500 年,到了南朝梁陶弘景著成《本草经集注》,依据原植物、动物来源类别进行分类;南朝刘宋时雷敩著成《雷公炮炙论》,按炮制方法的不同进行分类;唐代李勣、苏敬等人集体编写的《新修本草》则增加了鱼、禽;739年,药学家陈藏器著书《本草拾遗》开拓了完全按效用分类的方法;1249年,张存惠等人在之前基础上将分类方法发展至13种;宋代的《太平惠民和剂局方》按成药效用分为了14类,为后世的中成药分类、中医方剂的分类开拓了新局面;明代李时珍历经近30年,三易其稿,于1578年完成了约200万字的中医药科学巨著《本草纲目》,按药物的自然属性分为16部60类,每药标正名为纲,纲之下列目,纲目清晰,新增了水、火、服器、鳞、介等类别,是中药分类史上较完整较系统的完备分类方法。

古代中药学自汉代至清末的近2 000年历史,中药的分类由简单到复杂,从粗糙到细致,由杂乱到系统,充分反映了我国古代药学家的智慧,这些药学先辈为我国中医药事业的发展作出了巨大的贡献。

【学习拓展】

《神农本草经》所记载的可以"久服"药物探析

《神农本草经》中明确记载有确切疗效的药物共计365种,其中可以"久服"的药物有148种,占药物总数的41%。"久服"其实是基于药物安全和有效性的一种服药时间与方法的表述,换句话说,可以"久服"的药物具有保健类功效,大多属于药食同源。于倩等学者研究发现《神农本草经》"久服"药物上品药多达110味,草木药居多,性味以甘、平为主,多无毒,功用以轻身、延年为最多。进入2020年版《中国药典》者83味;在现代分类中以补虚药占比最多,其次是利水渗湿药和解表药;进入"既是食品又是药品的名单"20味,"可用于保健食品的物品名单"者21味,涉及增强免疫力、辅助降血脂、抗氧化等多种现代保健功效。

《神农本草经》作为中药保健的经典之源,其久服积效的用药思想对现今亚健康和慢性病的调养仍然具有一定的指导意义;所记载药物的安全性和效用经历长期实践检验,部分药物兼具食品属性,在全周期健康服务中独具特色,尤其符合大健康理念下的老龄化社会健康保障需求;也当注意到其部分记述受限于时代认识,应在去伪存真和守正精华的态度下,遵照《中国药典》和相关法规与技术要求,科学地进行研究提高和创新发展。

【参考文献】

于倩,周鹏,张建军,等. 从《神农本草经》"久服"药物探源中药保健功效[J]. 中国中药杂志,2022,6(10):1-7.

五、案例简要分析

本案例以理解中药起源和中药学的发展为教学目标,从介绍《神农本草经》这一我国药学最早的珍贵文献入手,讲述了中华民族2 000年来的药学发展脉络,自然地展现了中药的分类由简单到复杂,从粗糙到细致,由杂乱到系统这一事实。实践育人过程中能够巧妙地将"弘扬朴素专注的科学精神""挖掘中华宝藏,增强文化自信""培养辩证思维,注重继承创新"这些育人要点融入该章节中。

千年非遗之中药炮制技术

一、案例简况

中药炮制技术是中国几千年传统文化的魅力与"工匠精神"的深刻体现。本案例通过介绍中药炮制的基本理论、工艺等知识,将文化自信、"工匠精神"融入教学设计中,帮助学生提升社会责任感、使命感,培养学生对传统文化的传承意识以及对"工匠精神"的不断追求。

二、关键词

中药炮制　工匠精神　国家精粹

三、育人主题

传承千年非遗,成就卓越工匠。

四、案例正文

【课前任务】

观看《本草中国》《本草中华》等系列纪录片及电影《樟帮》,查阅千年非遗——中药炮制技术的种类、炮制方法及应用等资料。

【课堂导引】

通过课前任务引导学生查阅资料,使学生在直观体验中感悟中国几千年传统文化的结晶。作为中国所特有的中药饮片炮制技术,既是中药传统制药技术的集中体现和核心,又是中华文化的瑰宝。学生深刻感受中医药的魅力,坚信中医药独特的优势,不断增强文化自信,用责任与使命力扛文化传承的旗帜。

【案例举要】

实例 1　樟树帮是我国四大传统炮制技术流派(樟树帮、建昌帮、京帮、川帮)之一。樟树帮著名的中药制作工艺有"白芍飞上天,木通不见边,陈皮一条线,半夏鱼鳞片,肉桂薄肚片,黄柏骨牌片,甘草柳叶片,桂枝瓜子片,枳壳凤眼片,川芎蝴蝶双飞片,槟榔切 108 片,一粒马钱子切 206 片(腰子片)"。正因为樟树帮在制药过程中严格要求,工艺考究,使得樟树帮独创一派风格,家喻户晓,闻名于业界,因而当时有"药不到樟树不齐,药不过樟树不灵"的说法。

实例 2　俗话说"一两陈皮一两金""千年人参,百年陈皮",陈皮是不可多得的药食茶同源、食养俱佳的中药材,广东十大药材之一,也被称为天下第一和药。百年陈皮是好东西没错,但它得来万分不易。制作陈皮,需要的不是繁杂的技术,而是时间的等待。每年收集新会的大红柑,取皮晾晒至干燥,晒干的柑皮悬挂于屋檐吹干至完全干透,然后装入透气性较好的麻袋,放置在炼蜜灶台的上方,日复一日地被炼蜜蒸汽熏制,经过一段时间取下晾干,存放起来,随着一年年的流逝,成就百年陈皮。

实例 3　何首乌经过 24 小时的蒸制,开始晾晒,然后用黄酒浸泡透心后继续蒸 24 小时,如此反复蒸晒 9 次,毒性随着蒸馏水流入锅中,毒性降低,直至无毒,苦涩变成甘甜,才能有良好的补益作用。工艺并不复杂的古法,但却需要反复、需要耐心、更需要做这件事的人用心坚持,用心才是古法炮制生命延续的源泉。否则,只会做出像劣质制首乌那样毒性更大的药。

【实践育人融入点】

融入点 1　"炮制虽繁,必不得省功夫,辅料虽贵,必不得短斤两",引导学生要想做好药,治好病,就必须恪守职业道德准则,学习传承工匠精神,立志成为上工。

融入点 2　江西樟树是我国四大药都之一,千百年来形成了一个有担当、有正义感的药帮——樟树帮。樟树帮曾在支援北伐、抵御外敌、捍卫中药权益中发挥了积极作用。这些精神也是值得我们制药人深思和学习的。

【学习拓展】

指导学生查阅相关文献研究,分析京帮流派中药炮制方法的特色。

京帮流派中药炮制方法是指在北京地区长期实践中形成的具有独特炮制经验和学术思想的中药炮制方法。

京帮流派中药炮制方法的特色体现在:在炮制方法方面,京帮重视姜制法、盐制法、酒制法,常一法多制,一药多制炮制;在炮制辅料方面,注重增效减毒、相辅相成,同时注意与中药性能的密切联系,体现在中药七情配伍、归经、成分等方面;水处理方面,京帮水处理在"淘、淋、洗、漂、浸、润、泡、水飞、蒸、煮、薰"等工艺中都具有北京地区特色的应用和探索,以洁净药材、软化、除去杂质、增效减毒、祛除异味、稀释物料等。

【参考文献】

洪巧瑜,樊长征.京帮流派中药炮制方法的特色分析[J].中华中医药杂志,2022,(3):1772-1775.

五、案例简要分析

将课程思政和知识传授相融合,引导学生在"思中学,学中思",把枯燥的说教变为生动的故事,激发学生的文化自信与学习兴趣,从被动接受到主动探究,自觉当好文化遗产的传承人,敢于推陈出新,将文化与技术发扬光大,提升社会责任感与使命感,恪守职业道德准则,立志做好药。

和谐共生之四气五味

一、案例简况

中药药性理论的内容包括四气（又称四性）五和味，每种药物具有的性和味对于临床用药有实际的指导。以掌握中药的药性为教学目标，运用对比教学、情景教学等方法，从四气五味涉及的传统文化内容，让学生感受中医药文化的同时，产生民族自豪感，从而坚定学习专业的决心。

二、关键词

四气　五味　传统文化

三、育人主题

中药药性的四气五味在学习时不能脱离我国传统文化的"天、地、人"。中药生长于天地之间，天生四气，地生五味，四气是指一年四季的寒、热、温、凉，五味是指酸、苦、甘、辛、咸。

四、案例正文

【课前任务】

（1）试述阴阳学说与四气五味的关系。

（2）四气五味作为药性的一部分，在治疗疾病时所起的作用是什么？

【课堂导引】

凡中药皆有气味偏性。气有四气，寒、热、温、凉；味有五味，酸、苦、甘、辛、咸。四气五味是中医组方的重要依据。一般认为四气理论中的寒凉药多治疗阳热证，温热药多治疗阴寒证，五味理论中辛能发散、行气血，甘能补益调中、缓急止痛，酸能收敛固涩，苦能清热燥湿，咸能软坚散结。

【案例举要】

实例 1　四气表述法的历史沿革。

最早的本草著作《神农本草经》中记载有 7 种表述法，分别是"寒、小寒、微寒、平、微温、温、大热"；《名医别录》中记载有 12 种表述法，分别是"大热、热、大温、温、微温、平、凉、微凉、微寒、小寒、寒、大寒等共 12 种"；《本草经集注》中的"三性说"分别是"寒、温、平"；《本草纲目》中的"五行说"分别是"寒、热、温、凉、平"。目前共认的"四性"其实是有 9 种表述，分别是

"大寒、寒、微寒、凉、平、微温、温、热、大热",但不管如何表述,其本质只有寒热两分,由于平性没有绝对的平,要么偏凉,要么偏微温,故只有两分。

实例 2 药性中四气指导临床治病的原则为"热者寒之,寒者热之",即治疗温热的疾病用寒凉的药物,治疗寒凉的疾病用温热的药物。而这些"寒热"概念,有时候是客观的温度冷热(如气温高低,体温高低),更多的时候则是指医者或病者的主观感觉。在分析症状时,因为有客观温度和主观感觉的不一致,才导致中医所谓"寒热真假"的问题。在判断药性寒热时,因为主体之间感觉的不一致,所以才会有所谓的"药性悖论"问题。

实例 3 五味除了有五种基本的味道——酸、苦、甘、辛、咸以外,还有涩和淡两种,实际是 7 种,为了对应五行五脏等,所以人为地把 7 种味道压缩为 5 种,将淡附于甘之后,认为不太甘称为淡,将涩附于酸之后,认为非常酸称为涩,实际甘、淡两种味道在临床表现的作用特征并没有任何关联点,而酸、涩两种味道在临床表现的作用特征属于包含和被包含的关系。

【实践育人融入点】

融入点 1 从药性四气指导临床治疗疾病的原则挖掘中国传统文化。

《素问》:"寒者热之,热者寒之,温者清之,清者温之",治疗疾病总的原则"以平为期"即恢复阴阳平衡的理想状态,阴阳失衡是疾病的开端,太过与不及都为病,阴阳平衡在于适中、适度,也是我国传统文化"中庸之道"的体现。中庸之道是我国传统文化中儒家的一种主张,指不偏不倚的折中原则和态度,相对平衡和谐地发展。

融入点 2 从五味实际涉及 7 种味道入手,为了对应的五行五脏五色,进一步展现中医药传统文化的核心内容。

五味主要是为了对应五行五脏,具体内容为:心属火,红色和苦味入心;肝属木,青色和酸味入肝;脾属土,黄色和甘味入脾;肺属金,白色和辛味入肺;肾属水,黑色和咸味入肾。"五行"贯穿着中华文化的主脉络,而五行学说提供了整体观念的哲学思维模式,形成了以五运六气为基础的运气学说和中医药学。

【学习拓展】

1. 五味概念的相关延伸

五味最初是由人口尝药物的真实滋味而得知,如黄连味苦、蜂蜜味甘等等,接着人们又发现一定的味道对应一定的作用特征,比如苦可以泻火,甘可以补益等等,所以形成了五味理论,但随着药物种类的增加,出现了一些问题,比如真实的滋味和作用特征并不统一,如葛根,临床功效既可发表透疹,又能生津止渴,但口尝只有对应生津止渴的甘味,而无发表透疹的辛味,学者渐渐意识到以药效确定药味的方法要比口尝法更科学,更接近临床。

2. 中药四气五味的关系

每种药物都同时具有四气和五味,两者之间的关系是相互联系的整体。四气与五味分别从不同角度说明药物的作用,因此需要二者合参才能较全面地认识药物的作用和性能,才能准确地辨别药物的作用。性味相同的药物，其主要作用大致相同。如紫苏、生姜辛温，具有发散风寒的功能；黄芩、黄连苦寒，具有清热燥湿、泻火解毒的功能。性味相同的药物，如兼味不同，其作用也有差异，用药需要仔细辨别。

性味不同的药物，其作用有很大的差异。如薄荷辛凉能疏散风热，干姜辛热能温中散寒。

【参考文献】

刘群,杨晓农.中药四气五味的现代认识[J].西南民族大学学报,2006,32(5):981-985.

五、案例简要分析

本案例以药性理论的四气五味为教学目标，从讲授这一部分的基本知识入手，巧妙地融入了有关传统文化的内容，实践育人过程中将"中医药文化的一脉相传""儒家思想的中庸之道""中医药文化核心内容的五行学说"等要点融入本章节中。

和合思想之中药"七情"

一、案例简况

本案例通过阐述中医药思维——辨证思想、和合思想、中庸之道,结合 PBL 教学法探究中药配伍的目的及意义,掌握药物"七情"的含义,明确其对中药增效、减毒、保证临床用药安全的重要意义。反观我国古代哲学思想与中医药领域的有机融合,领略中医药学"博及医源,精勤不倦"的丰厚底蕴,将中药配伍的中医药学知识内化于心,同时深植文化自信,培育良好的为人处事之道,即药之"七情"如人之"七情",与人相处应该多"相须相使",少"相恶相反"。

二、关键词

和合思想　中药配伍　药物七情

三、育人主题

药之"七情"如人之"七情",与人相处应该多"相须相使",少"相恶相反"。

四、案例正文

【课前任务】

查询相关资料,理清中药"七情"理论的起源、发展、完善的脉络。

中药"七情"理论是历代医家在长期的临床实践中逐渐积累而成。秦汉时期《神农本草经》提出七情理论框架,即将中药"七情"概括为单行、相须、相使、相畏、相恶、相反、相杀七种情况,后经陶弘景《本草经集注》、孙思邈《备急千金要方》、五代十国时期《日华子本草》、宋代《太平圣惠方》、明代刘纯《医经小学》及清代《本草备要》《本草从新》《本草求真》等不断修正致完善,成为论述中药配伍之总纲。当代中医临床方剂中使用的药对,大多源于既往医家配伍的经验总结,同时体现七情配伍的发生发展史。中药"七情"理论是中医实践者临床遣方处药的理论依据,是中药方剂组成、运用的基础。

【课堂导引】

学生通过查询资料完成课前任务,了解中药"七情"理论的起源、发展、完善的历史沿革,通过 PBL 教学法,以学生为主导,掌握中药"七情"理论的含义、内容,探究中药配伍的目的及意义,明确其对中药增效、减毒、保证临床用药安全的重要意义。

【案例举要】

实例 1 《神农本草经》言:"药有君臣佐使,以相宣摄和合""有单行者,有相须者,有相使者,有相畏者,有相恶者,有相反者,有相杀者。凡此七情,合和视之,当用相须相使者良,勿用相恶相反者,若有毒宜制,可用相畏相杀者;不尔,不合用也",即和合思想在方剂配伍中的具体体现。

实例 2 PBL 教学法的恰当使用,升华学生情感。

将学生随机分组——教师设计问题——展示问题——学生自主学习——分组讨论——展示答案——教师进行补充、总结并进行评价。

(1) 中药配伍的概念:是指根据病症需要和药性特点,有选择地、有目的地辨证论治,将两味以上的中药药物合用组成方剂。

(2) 中药配伍的意义:① 单味药药力有限,或适应面较窄,当病情较重或较复杂时,需要将多味药组合使用;② 某些药有副作用或毒性,需以他药加以制约;③ 相互协同,增强疗效。

(3) 中药的"七情"含义:包括单味药的临证施用及多种药物之间的配伍关系,即单行、相须、相使、相畏、相恶、相反、相杀七种情况。

【实践育人融入点】

融入点 1 阐述"和合思想",树立正确人生观。

和合思想是中国古代哲学的重要组成部分,具有悠久的历史文化底蕴,是中医学基础理论形成的指导思想之一,亦是中医临床应用的具体体现。"和"有和谐、包容、合而为一之意;"合"为统一,把握大道之意。中医学中的和合思想指代重要的配伍原则,即中医临证遣方处药需整合偏性,纠正人体阴阳气血的偏盛偏衰,体现和合增效减毒思想。

从和合思想中可以延展出为人处事之道,即宽以待人、真挚善良、团结友爱等;辩证思想则指代对待问题应多角度考虑,不可以偏概全、一管窥豹,遇事周全考虑,三思而后行;中庸之道是古往今来的人们一直尊崇的自然之道,中庸是一种待人接物谦和的态度,在浩瀚文化中取其精华,去其糟粕,吸取百家之所长,但又保持独立思考、辩证中立的态度,始终坚守立治有体和施治有序。

融入点 2 浅谈中药哲学思想,厚植文化自信。

我国古代的哲学思想是群贤智慧的结晶,历经社会演变而历久弥新。古代先哲思想逐渐渗透到祖国医学的发展中,是中医药理论形成的基石,同时成就了祖国医学的丰厚底蕴。祖国医学博大而精深,历代医家秉持"博及医源,精勤不倦"的治学之道,深知医道是"至精至微之事",故医者需博览群书。"医源"即指祖国医学发生的起点,翻开医学历史的长卷,深知医学的源头起点就是哲学,中医药理论的发展史与中国古代哲学一脉相承,各个层面都体现着辩证思想、和合思想及儒学的中庸之道。

【学习拓展】

中医工作者临证遣方处药时,善于针对不同病症,遵从因时制宜、因人制宜、因地制宜原则,运用调和阴阳、表里分消、补泻同用、寒热并用、调畅气血、升降互用等治法辨证论治。

"中医不传之秘在于用量""药量者,犹良将持胜敌之器,关羽之偃月刀,孙行者之千金棒也",方药量效关系是一种"证-量-效关系"。用药剂量亦体现和合思想,试举例说明。

例:张仲景经方小承气汤、厚朴三物汤、厚朴大黄汤,其方药组成均为大黄、厚朴、枳实三味药,各方药物剂量不同,则方名、主治、功效大相径庭,临证运用时遵从和合思想、辨证论治,考虑病之轻重缓急及患者体质差异等,力求"以法治病,不以方求病",达到因病因地因人制宜,达到用量恰到好处。

【参考文献】

[1] 臧文华,卞华,蔡永. 中药"七情"术语源流考[J]. 中医杂志,2019,60(12):1004 - 1007+1020.

[2] 姚魁武,熊兴江,薛燕星,等. 薛伯寿教授"和合"思想的临证体现[J]. 世界中西医结合杂志,2013,8(10):1054 - 1057.

五、案例简要分析

合理设置教学目标,坚持问题导向和目标导向相结合、继承和发扬相结合,实现本专业知识和实践育人的有机融合。根据学生成长规律和学科专业特点,通过师生互动、课堂讨论、随堂提问等观察学生课堂学习效果;结合 PBL 教学法,以学生为中心展开教学活动;介绍查阅文献、阅读文献的方法与技巧,培养学生自主拓展知识、独立解决问题的能力与创新精神,同时引导学生成为一个更有深度和广度的人。

中药"十八反"的前世今生

一、案例简况

本节课通过案例导入形式,从抗疫案例与中药学课程的创新融合点出发,从多角度拓展中药配伍——相杀、相恶、相反的含义与应用,从而培养学生的实践思辨能力,厚植学生的爱国主义情怀,锤炼当代大学生的担当品格。利用"钉钉"平台、学习通平台,进行线上直播教学与线下督学、促学相统一的多渠道教学模式,让学生将书本知识内化于心,培养学生理论联系实践的能力。

二、关键词

中药配伍　相杀　相恶　相反

三、育人主题

启发探索兴趣,培养独立思考能力,厚植爱国主义情怀。

四、案例正文

【课前任务】

中药相反配伍是指某些药物在同一方剂中使用,会产生或增强药物毒性,降低或破坏药效。"十八反"被认为是中药配伍禁忌之一,"十八反"具体指代什么?

北宋王怀隐《太平圣惠方》是现存医学文献中最早专列"十八反"完整内容的著作。《太平圣惠方》卷二"药相反",即"乌头反半夏、栝楼、贝母、白蔹;甘草反大戟、芫花、甘遂、海藻;藜芦反五参、细辛、芍药"共十八种。

2010 年版《中华人民共和国药典·一部》对"十八反"内容进行了完全收录,涉及药物的各类品种,分别记录在相关各药的"注意"项中。

【课堂导引】

学生通过查询资料完成课前任务,了解中药"十八反"的具体内容,通过案例导入形式,从多角度拓展中药配伍——相杀、相恶、相反的含义与应用,利用"钉钉"平台、学习通平台,进行线上直播教学与线下督学、促学相统一的多渠道教学模式,让学生将书本知识内化于心,培养学生理论联系实践的能力。

【案例举要】

实例 1　"最美逆行者"是新冠疫情爆发后的新星词语,是对无数抗疫工作者舍小家、保大家奉献精神的高度赞誉。钟南山院士曾在 2003 年抗击"非典"中勇挑重担,2019 年为抗击"新冠"再次挂帅出征武汉;张伯礼在超负荷工作下,致使胆囊炎发作,仅仅在接受胆囊摘除微创手术后一周便投入抗疫工作中,并积极通过中西医结合、中西药并用辨证施治,将中医药方案应用于抗击疫情中;身患渐冻症的张定宇与时间赛跑,坚守在抗击疫情的前线。这些抗疫工作者用实际行动守护人民的健康。

实例 2　武汉火神山医院集结了全国各地 4 万多名建设者,连续作战、不眠不休,仅用 10 天便完成建立并投入使用,体现了人民团结向上、敢于担当、勇于创造和持续奉献的精神。陈薇院士率领的科研团队,经过 50 多天的昼夜奋战,研制出国内第一个获批正式进入临床试验的新冠病毒疫苗。通过全民抗疫的鲜活事迹,引导学生向榜样学习,发扬工匠精神,坚持本心,实现自身价值。

【实践育人融入点】

融入点 1　站在抗疫前线,坚定传统文化和科技自信。

在疫情防控的全过程中,祖国医学深度介入,因人制宜,每用必效,彰显了中医药在维护人民健康中的重要作用,极大地增强了国人传承、发扬、创新中医药的底气和信心。经过临床筛选和验证,金花清感颗粒、连花清瘟胶囊等被证实有效,以这些中药防疫为切入点,引导学生深刻理解并逐渐认可中药的独特优势,掌握中药专业知识,传承精华、守正创新,坚定文化自信和中医药自信。

融入点 2　中医药丰富内涵,引领哲学思辨风潮。

中医学是中华民族经过长期的经验总结和观察研究,在中国传统哲学思想指导下形成的完整的医学体系,具有其自身明显的特点。

(1) 相杀:指一种药物能减轻或消除另一种药物的毒性反应或副作用。《本草纲目》:"相杀者,制彼之毒也"。例如生半夏、生南星畏生姜,生姜杀生半夏、生南星。

(2) 相恶:即两药合用,一种药物能使另一种药物原有的功效降低,甚至丧失。《本草纲目》:"相恶者,夺我之能也"。例如人参恶莱菔子。

(3) 相反:即两种药物合用,能产生或增强毒性反应或副作用,属于配伍禁忌,如:"十八反""十九畏"。《本草纲目》:"相反者,两不相合也"。

【学习拓展】

中药"十八反"历来被认为是中药配伍禁忌,但它并不是绝对的配伍禁忌,很多医者认为相反中药同时应用恰当,可通过其增毒效应去攻毒而治疗顽疾,正如《素问·五常政大论》提出"大毒治病,十去其六;常毒治病,十去其七;小毒治病,十去其八;无毒治病,十去其九;谷、肉、果、菜,食养尽之,无使过之,伤其正也"。

古圣今贤对于相反药物的配伍应用屡见不鲜,查阅相关文献,分析张仲景经方——甘遂半夏汤中有关相反药物的临证应用。

甘遂半夏汤方药组成中,甘遂、半夏为有毒中药,甘草配甘遂为"十八反"范畴,临床辨证论治针对消化系统疾病、循环系统疾病、泌尿系统疾病等,均收效显著。

【参考文献】

晁利芹,王付.经方之"十八反"配伍方剂的应用解析[J].时珍国医国药,2022,32(2):441-443.

五、案例简要分析

通过系统学习中医药专业知识,将知识内化于心的过程提升中药学实践与创新能力,感悟其完整的理论体系和哲学思辨模式,拓宽学生世界观的视角。抗疫案例融入中药学课程自带的实践育人,激发学生爱国情怀,树立正确的人生观、价值观,锤炼当代大学生的担当品格。

个 论

花中君子话菊花

一、案例简况

本案例通过介绍中药菊花的基本理论,引入和菊花相关的诗词歌赋以及"菊文化",并深挖其所蕴含的人文精神,如君子品格、隐士情怀、进取精神、思乡情结,引导学生追求高洁坚贞、积极进取、淡泊名利的人格特质;讲授菊花与重阳节的故事,引出菊花疏风清热、清肝明目的药性,并传递敬老孝亲的中华传统美德;通过介绍菊花所涉及的小榄菊花会、菊花白酒传统酿造技艺、滁菊制作技艺和杭白菊制作技艺等非遗项目,以及菊花在乡村振兴战略中发挥的"小菊花大产业"作用,启迪学生守正创新,增强文化自信,树立文化保护及品牌意识,并自觉投身于乡村振兴建设的时代洪流。

二、关键词

菊花　君子　人文精神　重阳节　菊文化　乡村振兴

三、育人主题

耐寒唯有东篱菊,金粟初开晓更清。

四、案例正文

【课前任务】

查阅有关菊花的诗句。

【课堂导引】

进行有关菊花的诗词接龙,提高学生的学习兴趣,为有关菊花的中药理论讲授做好铺垫。

【案例举要】

实例 1　菊之文化符号

菊之君子品格——高洁坚贞

李白就以"手持一枝菊,调笑二千石"来表达他粪土王侯、傲视权贵的思想。同为唐人的吴履垒所作的《菊花》诗,则更代表了志士的一种精神追求:"粲粲黄金裙,亭亭白玉肤",说明美德与生俱来。"傲知时好异,似与岁寒俱。堕地良不忍,抱枝宁自枯",则表达出贤才虽不遇于时,却不愿同流合污,宁可以身殉道的高尚情操。

菊之隐士情怀——淡泊名利

陶渊明以一句"采菊东篱下,悠然见南山"和归隐田园的人生道路为菊花披上了一层"幽人高士之花"的素纱。他创造的"桃花源"为失意痛苦的文人提供了一处虚无但美好的精神家园。从此,菊花成了隐逸情怀的一种象征。

菊之进取精神——百折不挠

宋代朱淑真的《黄花》中写道:"宁可抱香枝头老,不随黄叶舞秋风。"菊花自开至谢,花朵始终抱枝而不落,文人从菊花涉变不伤的审美特质中找到了他们坚守气节的现实依据,隐含了儒家文化中执着追求、积极进取的入世精神。

菊之思乡情结——故土难离

在中国传统文化中,菊花与思乡也是密切相关的。唐代的岑参作诗《行军九日思长安故园》:"强欲登高去,无人送酒来。遥怜故园菊,应傍战场开。"因为安史之乱,诗人被迫离家,只能借故乡的菊花来抒发对故乡的思念之情。杜甫的名句"丛菊两开他日泪,孤舟一系故园心"也是对故乡思念之情的一种写照。明代大诗人唐寅的《菊花》诗中"多少天涯未归客,尽借篱落看秋风"。菊花不仅寄托了诗人对家乡的无限思念,也包含着漂泊在外的游子的无尽乡愁。

实例 2 菊花与重阳节

相传,很久以前有个小伙子叫阿牛,自幼丧父,生活艰辛,母亲日夜纺纱织布积劳成疾,眼睛失明。小小年纪的阿牛靠自己在财主家做长工赚点钱到处给母亲求医问药。一天,小伙子在梦里梦见一个仙子告诉他:湖畔芦苇荡里有一株白菊花,可以治好他母亲的眼睛。阿牛醒后去找,果然找到了白菊花。他将这株白菊花连根带土挖了回来,移种在自家屋旁。每天采下一朵白菊花煎汤给母亲服用。当吃完了第七朵菊花之后,阿牛母亲的眼睛便开始复明了。白菊花能治眼病的消息很快传了出去,村上人纷纷前来观看这株不寻常的野菊花。

这一消息也传到了张财主那里,他派人强抢阿牛家那株白菊花。因双方争夺,结果菊花被折断。阿牛见这株为母亲治好眼疾的白菊花被折断,伤心得一直哭到天黑。半夜之后,他朦胧的泪眼前猛然一亮,上次梦见的那位仙子突然来到他的身边。仙子被他的孝心所感动,给他传授了一曲《种菊谣》。阿牛根据菊花仙子的指点对菊花残枝进行修剪、扦插和栽培,第二年九月初九重阳节便开出了一朵朵芬芳四溢的白菊花。后来阿牛将种菊的技能教给了村里的穷百姓,自此种白菊花的人就越来越多了。因为阿牛是九月初九找到这株白菊花的,所以后来人们就将九月初九定为菊花节,并形成了赏菊花、喝菊花茶、饮菊花酒等风俗。

实例 3 菊之文化传承

菊花是在中国园艺和世界园艺中均作出重要贡献的花卉,在发展过程中形成的菊花品种、菊花造型、菊花盆景艺术等独特的技艺,是世界园艺中独具特色的非物质文化遗产。目前我国菊花相关项目入选国家级非物质文化遗产的项目有 2 项:小榄菊花会和菊花白酒传统酿造技艺。另外,重阳节也与菊花相关,赏菊历来是重阳节习俗文化的重要组成部分。在省级、市级、县级非遗项目中也有少量与菊花相关的项目入选,如滁菊制作技艺、杭白菊制作技艺列入安徽省和浙江省非遗项目,标准菊传统养殖方法列入北京市西城区非物质文化遗产项目。

实例 4 菊与乡村振兴

菊花因其采收期短、种植收益高,被许多贫穷乡镇作为脱贫致富的首选。已发展出茶用菊、药用菊、食用菊、切花菊等多种种植品种,不仅实现了种植品类的迭代升级,还让很多种植户的腰包鼓了,带动了一批批农民走上了发家致富路,实现了"小菊花大产业"的乡村振兴梦。

【实践育人融入点】

融入点 1 菊花是中国十大名花之一,花中四君子(梅、兰、竹、菊)之一,有着 3 000 多年的栽培历史,更具有观赏、食用、药用等价值,深受中华儿女所喜爱,并由此缔造了丰富多彩的菊花文化。菊文化在民俗、音乐、戏剧、电影、绘画、诗歌以及工艺美术作品中都占有一席之地。在中国古代高人雅士的意识深处,菊花是人格的象征,他们将自身的价值取向投射到菊花上。尤其菊花傲霜怒放、不畏强暴、傲然不屈而又恬然自处、淡泊清华的高尚品格正是中华民族气节的最好诠释。

融入点 2 随着时代变化,菊花的很多传统品种和栽培技艺的传承面临危机,有的已经消失或面临失传而亟待挖掘和保护。我国尚没有与菊花相关的项目入选世界非物质文化遗产。因此,我们要积极推动各地菊花相关非物质文化遗产保护和传承,加强各级遗产保护,并创造条件争取申报菊花类世界非物质文化遗产。

融入点 3 品牌中沉淀的文化传统部分,是品牌中最宝贵的无形资产,是品牌塑造的内在原动力。具有吸引力的菊文化是打造菊花产业民族品牌的强大动力。我们在菊花产业开发过程中,应积极弘扬菊花文化,打造民族品牌。只有加快民族品牌建设,才能提高我国菊花产业的国际竞争力,最终实现"小菊花大产业"的乡村振兴梦。

【学习拓展】

指导学生查阅相关文献,探究菊花名称考证。

常用大宗中药材菊花的名称并非自"菊"始,最初是以同音字"鞠"为世人认知。魏晋至明代,药用菊花别名的使用达到巅峰,多达 29 种,或契合其性味、或用以区分颜色、或表示不同物候特征、或指征不同药用部位、或关联食用和药用价值……更有"傅公""延年""回蜂菊"

"茶苦蒿"等别名,不同的别名常与中医药理论及传统文化密切相关。

【参考文献】

[1] 宋利培,张树林.中国菊花主题花展及其对行业发展的作用[J].中国园林,2020,36 (03):130-133.

[2] 李仁娜,李艳,杨群力,等.中国菊花文化探析[J].绿色科技,2018,(07):18-21.

[3] 韩宇.中国菊文化与菊花产业[J].现代园艺,2015,(11):25-26.

[4] 叶梦倩,邓静,彭杰,等.菊花本草考证[J].中成药,2022,(06):1912-1917.

五、案例简要分析

在中国古代高人雅士的意识深处,菊花是人格的象征,他们将自身的价值取向投射到菊花上。在吟咏菊花的过程中,体验和感悟着人生。这种独特的思想和行为方式,构成了中国式的人文精神。本案例从菊花传递的文化符号入手,通过吟诵含有的菊花诗词歌赋,引入中国传统文化中的人文精神,塑造学生高洁坚贞、傲霜怒放、淡泊名利的人格;借助菊花与重阳节的故事,引出菊花疏风清热、清肝明目的药性,并传递敬老孝亲的中华传统美德;进一步联系到文化传承以及乡村振兴战略中菊花发挥的作用,拓宽学生的守正创新理念,增强文化自信以及自觉投身到乡村振兴事业中。

呕家圣药论生姜

一、案例简况

生姜是一种常见的药食两用中药,首载于《伤寒杂病论》,应用历史悠久,在我国传统医药学中使用广泛。本案例通过讲授生姜的性味功效、炮制历史沿革、配伍应用、现代药理作用等知识,体会中医药理论体系的不断革新与完善,引导学习者不断践行中药现代化路径。

二、关键词

生姜　性味功效　炮制　配伍规律　药理作用

三、育人主题

生姜的传统功效与现代药理相结合,为新药开发提供思路借鉴。

四、案例正文

【课前任务】

(1) 若淋雨、遇寒,出现打喷嚏、流鼻涕等感冒初期症状时,居家验方是什么?

(2) 生姜主要成分有哪些,功效如何?

【课堂导引】

生姜为姜科植物姜(*Zingiber officnale* Rosc.)的新鲜根茎,秋冬季采挖,性味辛、温,归肺、脾、胃经,可解表散寒、温中止呕、化痰止咳、解鱼蟹毒。《本草纲目》记载:"姜,辛而不劳,可蔬,可和,可果,可药,其利博矣。"生姜作为一种药食同源的植物,其临床功效主要有发汗解表、温中止呕、化痰止咳、和脾消肿等,主要用于治疗外感风寒、胃寒呕吐等症。生姜既可调味,又可治疗多种疾病,且生姜营养丰富,含有维生素 C、蛋白质、纤维、糖和脂肪等。

【案例举要】

实例 1　生姜治疗外感内伤时多采用连同皮一起切制入药,治疗中毒、痢疾、卒暴等急病采用绞汁入药。《金匮要略》首次记载生姜切制、绞汁入药。南北朝时生姜的常用炮制品为姜汁、姜片和干姜。干姜的工艺复杂,需生姜浸泡三日,流水冲六日,两次去皮,然后晒干储存入药。干姜的炮制工艺至宋代有所简化,秋季采摘的姜根晒干后便可以作为干姜直接入药。随后医家逐渐认识到干姜的炮制重点在于姜根的选择,于是在后世的《医学衷中参西录》中记载:"干姜为母姜,生姜为子姜",母根褐色,质地结实,纤维多,水分少,辛辣味强。宋代生姜的炮制方法比较丰富，临床上用于治疗寒痰、咳嗽、外感时多采用焙干生姜；饮食不化、恶心时生姜先腌制再焙干入药；脾寒呕吐多使用煨制生姜；水肿取姜皮，入散剂多焙干。生姜炮制入药方法历经数代逐渐汇总形成了切、晒干、煨、腌制、绞汁、焙干、去皮、晒粉等。

实例 2 生姜在历代古籍名方中主要充当佐使药应用。生姜加半夏消痞化痰止呕力更盛，组方多用于治疗痰饮、呕吐、心下痞。生姜-橘皮用于治疗干呕。生姜加吴茱萸用于治疗脚气攻心、猝然上气等。生姜在主治胃气不和、呕吐的方剂里充当君药，代表方如《伤寒论》里治疗胃气不和、心下痞硬的生姜泻心汤；《黄帝素问宣明论方·卷七》的开胃生姜丸，主治中焦不和，胃口气塞，水谷不化，呕吐痰水，生姜用量最大一斤焙干；《太平圣惠方》治疗胃虚有痰的生姜煎方；《小品方》中生姜五味子汤之生姜八两治疗咳嗽上气。生姜辅助解表药治疗伤寒、理气药治疗痞胀、化痰药治疗痰饮咳嗽、温里药治疗脾胃虚寒，例如《伤寒论》里桂枝汤用生姜三两辅助桂枝解肌散寒，辅助大枣调和营卫；《金匮要略》里当归生姜羊肉汤发挥温经散寒、止呕的功效；《肘后备急方》里的厚朴汤之生姜三两辅助厚朴理气；《小品方》的羌活汤、黄芪汤、竹叶汤等，均使用了生姜。

实例 3 近些年来，生姜的现代加工技术不断成熟，结合生姜的营养和药用价值，各种精深加工产品相继出现，在很大程度上拓宽了生姜的综合利用范围。提取生姜中的各种活性成分，制备相关药物，在抗菌消炎、改善胃肠道功能、止呕驱寒、降糖降脂、肿瘤治疗及增强机体免疫力等方面发挥作用。利用生姜中的抗氧化活性物质，制备天然的瓜果蔬菜保鲜剂，可以延长农副产品的存储期；加工生产常用的日化产品，如洗发水、牙膏、化妆品等，可以刺激微血管循环，促进毛囊组织生长，修复衰老细胞，达到辅助治疗头屑、脱发、牙龈出血的效果，工业化利用价值较为可观。因此，作为一种来源广泛、食药特性鲜明的天然物种，生姜在食品、保健品、医药等行业中均具有极为重要的研究意义和较大的应用价值。

【实践育人融入点】

融入点 1 生姜的性味功效、炮制历史沿革，影射出中医理论与实践的不断自我革新与完善。

生姜经历秦汉—唐宋—金元—明清及现代的继承和发展，其性味在《本草经集注》里为"辛、微温"，经唐宋金元时期发展为"辛、温"，2015 年版《中华人民共和国药典》将"辛、微温"确定为其性味，归经也由"肺、胃经"发展为现代的"肺、脾胃经"。生姜功效的记载首次出现在《神农本草经》干姜条目下"生者，尤良，久服，去臭气，通神明"。随着历史的发展、炮制品的丰富，生姜由治疗外感、咳嗽、呕吐到在腹痛、水肿、调脾胃等方面都得到了广泛的应用。

融入点 2 看生姜在方剂中的配伍应用，体会中药应用的兼容并蓄。

经方中生姜共与 66 味药物配伍，配伍频次为 10 次以上的药物有 9 味、频次大于或等于 5 次的有 17 味药物。在《伤寒论》中，运用生姜的方剂有 39 首，占《伤寒论》总方剂数（113 首）的 34.5%，广泛运用于六经病证治以及霍乱和阴阳易等病证的治疗。在 39 首方剂中，张仲景合理地使用了生姜的功效,包括解表散寒、温中、止呕、化痰止咳等功效,并且还用生姜以引药达表。在诸多含有生姜方剂中,生姜发挥止呕作用较多,且在生姜加减应用方面,生姜主要发挥止呕作用,可以说止呕作用是生姜较为突出的作用,与生姜被誉为"呕家圣药"相符。加减应用方面,加生姜是为了增加止呕、温里散寒、引药达表等作用,减生姜是为了防止生姜温阳助火。配伍方面,生姜配伍较多的是甘草、大枣、桂枝和芍药,此5味药组成桂枝汤,桂枝汤及其加减方在《伤寒论》中运用广泛,被誉为"群方之祖""群方之冠"。

融入点3 生姜的现代药理作用,突出中药发展的与时俱进。

生姜具有抗炎杀菌、镇痛、抗氧化、抗癌、降血脂血糖等药理活性(图1)。目前对生姜的研究多聚焦在抗癌方面,研究发现其中复杂的化学成分能对癌症起到多靶点、多通路的治疗作用。生姜中的挥发油、姜酚类、多糖等活性成分具有抗炎镇痛、止呕、抗癌、提高免疫、调节脂代谢、抗凝血等药理作用,这些作用在古代生姜解表散寒、温中止呕、化痰止咳、解毒、破血散血、和脾胃等功效的记载中均有对应药效体现,具体见图2。

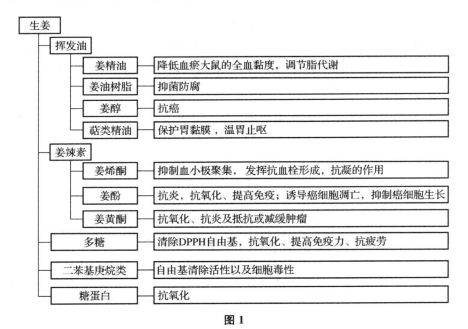

图1

【学习拓展】

生姜的应用展望

据统计,《伤寒论》113首方中,运用生姜者高达30余方;《温疫论》载方33首,与姜有缘者达17首;《太平惠民和剂局方》788首方中,含有生姜的方剂共有224方,占比28.4%,其中以生姜为主药的有11方。这充分说明生姜在传统医学领域使用频率之多和功效范围之广,在多种疾病的治疗和预防上均有独特的作用。虽然当前对生姜的特性有了更为全面的了解和掌握,但从5 000多年传统中医药学发展历程来看,生姜的药用价值并未被完全挖

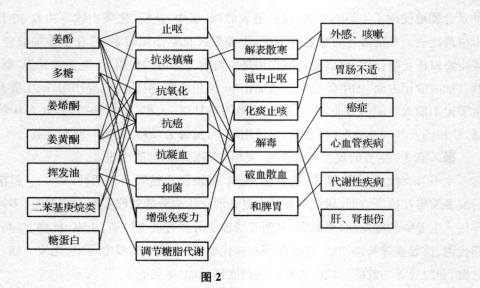

图 2

掘。特别是在各方剂中生姜的配伍方解、剂量用法、愈病机理以及生姜穴位疗法上仍处于探索阶段,许多民间验方中生姜的妙用还有待于进一步明晰。这就需要继续深入研究和总结传统医学中生姜的使用规律和药理机制,为生姜在临床上更好的应用奠定理论基础。

【参考文献】

[1] 王欢欢,孔巧丽,郭琴,等.生姜的古代文献沿革分析及现代药理研究进展[J].中药新药与临床药理,2021,32(10):1582－1590.

[2] 张丽妍,张锐洋,蒋小敏.生姜在《伤寒论》的应用举隅[J].江西中医药,2021,52(8):17－18.

[3] 金守强.《温疫论》方剂中生姜的妙用[J].陕西中医学院学报,1990(1):5－7.

[4] 戴颖涵,朱创建,俞翠媚,等.浅析《太平惠民和剂局方》中生姜药用研究[J].中医临床研究,2021,13(10):27－28.

[5] 高治国,邱娜.生姜的药用价值及应用展望[J].特种经济动植物,2022,25(1):65－68＋122.

五、案例简要分析

本案例以掌握"生姜药性功效应用与现代研究"为教学目标,从古籍文献入手结合现代研究成果,讲授了生姜性味功效、炮制历史沿革、配伍应用、现代药理作用,自然而然地将"中医理论与实践的自我革新、临床应用的兼容并蓄、药理研究的与时俱进"这些药学人必备的品质要素融入其中。

博览百家地骨皮

一、案例简况

本案例以中医药理论为指导,以阐明地骨皮来源功效、用药辨析、研究现状等知识为主线,通过其命名的背后故事,弘扬中医药文化,结合地骨皮古今用量规律探究及发展现状分析,培养学生的辩证思维能力与守正创新的责任意识。

二、关键词

地骨皮　来源功效　用药辨析　研究现状

三、育人主题

自主探索,辨析用药,守正创新。

四、案例正文

【课前任务】

(1) 何为"地骨皮",其来源与命名有何典故?

(2) 地骨皮常用于治疗哪类疾病,其功效如何?

【课堂导引】

地骨皮是茄科植物枸杞和宁夏枸杞的干燥根皮,别名"枸杞皮",味甘,性寒,归肺、肝、肾经,具有凉血退热、降火除蒸之功。常用于阴虚潮热、骨蒸盗汗、肺热咳嗽、咯血、衄血、内热消渴等证。地骨皮作为常用的传统中药材,应用广泛,具有良好的研发前景。

【案例举要】

实例　相传地骨皮的名字由来和慈禧太后有关。有一天,慈禧太后觉得胸闷,视力模糊,经多名御医诊治无效。有位钱将军献方,从家乡取回一大包枸杞根皮,亲自在太医院煎好汤药,照护慈禧太后用药。几天后,慈禧太后的眼睛渐渐明朗,精神也好多了,便问钱将军用的是何种妙药。钱将军思忖,枸杞的"枸"和"狗"同音,为免太后生疑,便择个吉利名称——地骨皮。太后欣然赞叹"好,我吃了地骨之皮,可与天地同寿!"从此,枸杞根便叫"地骨皮"。

【实践育人融入点】

融入点1　从古籍辨析出发,鉴别用药,培养学生辩证思维能力。

《神农本草经》记载:"枸杞,味苦寒,主……热中消渴……一名地骨。"《医学启源》亦言:

"地骨皮,苦寒,解骨蒸肌热,主消渴。"《本草纲目》更是明言:"枸杞根、苗、子之气味稍殊,而主治亦未必无别……根乃地骨,甘淡而寒,下焦肝肾虚热者宜之,此皆三焦气分之药。"《本草述钩元》所言:"地骨皮,能裕真阴之化源……凡人真阴中有火,自相蒸烁,而见有汗骨蒸,宜此对待之。须知此味不兼养血,却专以益阴为其功。"可见,地骨皮治疗有汗骨蒸之因在于其走气分,补虚损之真阴,清浮游之虚火。

融入点 2　地骨皮古今用量规律探究,提升学生科研素养。

通过搜索古代医学典籍结合现代医家临床经验,总结出地骨皮具有以下特点:汤剂用量范围 10~30 g,丸散剂用量在 0.37~1.38 g,外用剂量为 12 g。根据不同疾病、证型、症状寻求最佳用量,如凉血除蒸泻热,治疗肺热咳嗽、低热、口腔溃疡时,汤剂常用剂量为 10~20 g,丸散剂常用剂量为 0.37~1.38 g,外用剂中常使用 12 g;发挥其凉血敛阴,清热泻火功效治疗 IgA 肾病血尿、急性血崩、耳鸣时,汤剂常用剂量为 15~30 g;滋阴清热治疗糖尿病、盗汗时,汤剂常用剂量为 20~30 g。具体临床用药,则根据疾病、证型及症状配伍不同的中药,如凉血除蒸,泻热配伍桑白皮、牡丹皮、知母等;凉血敛阴、清热泻火配伍黄连、黄柏、白芍等;滋阴清热配伍桑叶、天花粉、生地黄等。

融入点 3　地骨皮研究现状,探索中药守正创新之路。

地骨皮在我国分布广泛,资源丰富,结构独特,含有萜类、甾醇类、有机酸、苯丙素类、生物碱、环肽类等成份。现代药理研究表明,地骨皮的粗提物或单体成分具有降血糖、降血压、降血脂、抗菌、抗病毒等多种药理活性。近几年,地骨皮在治疗糖尿病及其并发症、炎症、高血脂、高血压病等方面有很好的临床应用前景,开发潜力巨大。但有关地骨皮药效成分的药理作用机制与作用靶点、有效成分及其含量与其药理作用之间的关系等研究方面仍然具有很大潜力。因此对地骨皮的化学成分开展更加深入系统的研究,为地骨皮资源的深层次开发及临床应用提供有利的科学依据。

【学习拓展】

地骨皮研究进展

地骨皮化学成分丰富多样,结构独特,含有如萜类、甾醇类、有机酸、苯丙素类、生物碱、环肽类等成份。现代药理研究表明,地骨皮的粗提物或单体成分具有降血糖、降血压、降血脂、抗菌、抗病毒等多种药理活性,同时也具有治疗皮肤损伤和美容护肤的功效。地骨皮提取物作为功效原料已被收录于我国 2015 年版《已使用化妆品原料名称目录》中。目前,富含多种化学成分的地骨皮提取物在美容护肤及化妆品(原料)应用方面具有极大的开发利用潜力。随着对地骨皮等根皮类药用植物功效成分研究的继续深入,其稳定性和功效性的研究数据不断完善,有望将其开发为可应用于化妆品和美容保健品类中的"绿色、天然"的优质功效原料。

【参考文献】

[1] 周琦,丁齐又,邵蒙苏,等.地骨皮的临床应用及其用量探究[J].长春中医药大学学报,2021,37(6):1208-1211.

[2] 李玉丽,蒋屏,杨恬,等.地骨皮的本草考证[J].中国实验方剂学杂志,2020,26(5):192-201.

[3] 徐鹤然,赵乐,张晓娜,等.地骨皮化学成分及其生物学功效研究进展[J].日用化学工业,2021,51(5):450-456,467.

[4] 陈靖枝,卢星,胡运琪,等.传统中药地骨皮化学成分和药理活性研究进展[J].中国中药杂志,2021,46(12):3066-3075.

五、案例简要分析

该案例以地骨皮命名为切入点,从古籍辨析出发,通过探究地骨皮本草考证和古今用量规律以及现代研究概况等方面,使学生掌握基本知识的同时,提升辨证思维能力和科研素养,从而探索实践中药守正创新之路。

鸿笔丽藻绘生地

一、案例简况

通过中国古诗词、中医药古籍和古代应用等中医药背景文化入手,讲述生地黄的药性功效、炮制原理、常用配伍及其临床制剂应用,从而展现中医药文化的博大精深。

二、关键词

生地黄　药性功效　炮制应用

三、育人主题

启发探索兴趣,弘扬创新精神,厚植文化自信。

四、案例正文

【课前任务】

查阅宋代苏轼《地黄》一诗具体内容。

【课堂导引】

从地黄药用背景文化入手,展现中医药价值所在。

宋代苏轼作有《地黄》诗一首:

地黄饷老马,可使光鉴人。吾闻乐天语,喻马施之身。

我衰正伏枥,垂耳气不振。移栽附沃壤,蕃茂争新春。

沉水得稚根,重汤养陈薪。投以东阿清,和以北海醇。

崖蜜助甘冷,山姜发芳辛。融为寒食饧,咽作瑞露珍。

丹田自宿火,渴肺还生津。愿饷内热子,一洗胸中尘。

《红楼梦》中亦有宝玉为晴雯改药方加地黄的情节。地黄历史记载久远,自周朝开始就作为"四大怀药"之一,被历代列为皇封贡品;至唐宋时期,四大怀药久负盛名,经丝绸之路传入亚欧各国;明代郑和将怀药带入东南亚、中东、非洲诸国;近代四大怀药亦被海外人士誉为"华药"。

【案例举要】

实例1　① 导赤散(《小儿药证直诀》)主治心经火热证。生地黄 6 g,木通 6 g,生甘草梢 6 g。上药为末,每服 9 g,水一盏,入竹叶同煎至五分,食后温服。方中地黄入心肾经,甘凉而润,清心热而养血养阴,用以为臣。② 清胃散(《兰室秘藏》)主治胃火牙痛。生地黄 6 g,当归身 6 g,牡丹皮 9 g,黄连 6 g,升麻 9 g。上药为末,都作一服,水盏半,煎至七分,去滓放冷服之。方中生地凉血滋阴。

实例 2 六味地黄丸(《小儿药证直诀》)治肾阴虚证。腰膝酸软,头晕目眩,耳鸣耳聋,盗汗,遗精,消渴,骨蒸潮热,手足心热,舌燥咽痛,牙齿动摇,足跟作痛,以及小儿囟门不合,舌红少苔,脉沉细数。熟地 24 g,山萸肉、干山药各 12 g,泽泻、牡丹皮、茯苓各 9 g。上药为末,炼蜜为丸,如梧桐子大。每服三丸(6~9 g),空心温水化下。方中熟地为君药,味甘纯阴,主入肾经,长于滋阴补肾,填精益髓。

【实践育人融入点】

融入点 1 从地黄炮制出发,展现古人用药的精妙与炮制的考究。

因地黄"生则大寒而凉血,血热者须用之,熟则微温而补肾,血衰者须用之",故古人常使用其九蒸九晒之后的炮制品。《本草纲目》记载:"熟地黄……拣取沉水肥大者,以好酒入缩砂仁末在内,拌匀,柳木甑于挖锅内蒸令气透,晾干。再以砂仁酒拌蒸晾。如此九蒸九晒乃止。盖地黄性泥,得砂仁之香而窜,合和五脏冲和之气,归宿丹田故也。"《本草述》:"地黄九蒸九晒方熟,每见世人一煮透便以为熟地,误矣。柄北纯阴之性而生,非太阳与烈火交炼则不熟也,所以固本膏虽经日煎熬,比生熟各半用之,即此可以知地黄非一煮遍熟者矣。"

地黄炮制历史悠久,传统炮制多采用黄酒、陈皮、砂仁等作为辅料,制法以蒸、煮、炖等水火共为主。从南北朝开始采用黄酒对地黄进行加工,且酒蒸法一直沿用至今,而盐制、蜜制、米蒸等方法逐渐消失。

九蒸九晒地黄与生地黄相比,其苦寒之性转变为甘温滋补,具有补精化气、滋补阴血等功效,是中药材经过九蒸九晒改变药性的典型范例。

融入点 2 运用现代分析检测方法,探究地黄炮制要义。

2020 年版《中国药典》"地黄及熟地黄项"下共收载鲜地黄、生地黄、酒炖地黄、清蒸地黄 4 种炮制品,其生熟之品性味功效迥异。

针对九蒸九晒制备熟地黄,卢鹏伟对九蒸九晒法炮制过程中环烯醚萜类成分的量的变化进行研究,郭艳霞尝试对长时间炮制制备熟地黄中美拉德反应的程度开展研究,孟祥龙等将清蒸-九蒸九晒与酒蒸-九蒸九晒制得的不同蒸晒次数的熟地黄中 12 种化学成分进行定量测定,将所得实验数据进行配对样本 t-检验。实验研究结果发现,随蒸晒次数的增加,熟地黄中梓醇及益母草苷、毛蕊花糖苷、水苏糖、蔗糖、棉子糖均减少;地黄苷 A 及地黄苷 D 略为增加;5-HMF、果糖、葡萄糖、甘露三糖均增加。炮制辅料黄酒对炮制品的质量存在显著影响,且清蒸法与酒蒸法均以第 3 次、第 4 次及第 6 次蒸晒所得熟地黄的相关物质的量呈较大的波动性。

【学习拓展】

1. 生地黄与熟地黄饮片判别研究

生地黄具有清热凉血、养阴生津的作用,熟地黄则具有滋阴补血、益精填髓的作用。2020年版《中国药典》一部收载了生地黄与熟地黄饮片,规定了生地黄的显微鉴别内容,对其粉末和显微特征颜色进行了主观描述,但缺乏颜色量化的客观评价,而熟地黄则无显微鉴别内容,难以反映出炮制对其显微特征的影响。甄臻等人采用色差法和显微成像技术针对生地黄与熟地黄饮片粉末和显微特征的颜色进行量化,并通过多种数理统计方法分析生地黄与熟地黄粉末、显微特征颜色的差异性,建立生地黄与熟地黄饮片的判别函数,为进一步完善生地黄与熟地黄饮片的质量标准制定提供科学依据。

2. 生地黄产地加工炮制一体化炮制新方法探究

河南中医药大学张振凌等人以外观性状和梓醇、毛蕊花糖苷、益母草苷及地黄苷A、地黄苷D的含量为指标,采用综合指标评分法优选生地黄产地加工炮制一体化新工艺。取直径2~6 cm鲜地黄,置75 ℃中烘焙至完全透心,堆放发汗12 h,切4~5 mm厚片,置于75 ℃中干燥4~5 h,取出放凉后包装。实验研究证明,该工艺能有效减少重复的加工过程与储藏环节,简便易行,同时能够实现降低加工成本和提高质量的目的。

【参考文献】

[1] 卢鹏伟.地黄的化学成分和炮制的比较研究[D].河南大学,2008.

[2] 甄臻,李慧芬,刘静,等.基于粉末和显微特征颜色数字化的生地黄与熟地黄判别[J].中草药,2021,52(24):7438-7446.

[3] 张振凌,吴若男,于文娜,等.生地黄产地加工炮制一体化工艺研究[J].中草药,2018,49(20):4767-4772.

[4] 解杨,钟凌云,王卓,等.地黄炮制历史沿革及现代研究进展[J].中国实验方剂学杂志,2022,28(2):273-282.

[5] 严淑婷,樊浩,李若岚,等.中药"九蒸九晒"的历史沿革及现代研究[J].中国药师,2020,23(1):136-141.

[6] 孟祥龙,马俊楠,张朔生,等.熟地黄炮制(九蒸九晒)过程中药效化学成分量变化及炮制辅料对其影响研究[J].中草药,2016,47(5):752-759.

五、案例简要分析

本案例以生地黄的背景文化、常用配伍、炮制要义为主线,认识地黄药性功效临床应用的"两面性",将课堂理论知识与实践应用深入结合,探究其药性功效与炮制的精妙所在,将工匠精神的内涵和中医药传统文化的精髓融入其中。

烁古耀今讲甘遂

一、案例简况

通过引入古诗词中的甘遂,使学生徜徉千年文化,启发学习兴趣。介绍甘遂药性功效及应用,通过案例,树立辨证用药的理念,透过治病良方,体会古人之智慧,讲好中药故事,传承文化自信。

二、关键词

甘遂　辨证用药　传承创新

三、育人主题

弘扬优秀中医药传统文化,坚持继承和创新。

四、案例正文

【课前任务】

古诗词里的甘遂,培养学生学习兴趣和文化自信

《荆州即事药名诗八首》——宋·黄庭坚:四海无远志,一溪甘遂心。牵牛避洗耳,卧著桂枝阴。

《药名闺情诗》——明·萧韶:天门冬日晓苍凉,落叶愁惊满地黄。清泪暗消轻粉面,凝尘闲锁郁金裳。石莲未嚼心先苦,红豆相看恨更长。镜里孤鸾甘遂死,引年何用觅昌阳。

《次韵·百部披寻手不停》——宋·李光:百部披寻手不停,肠留藁本味精英。林泉甘遂高良性,石斛何如五斗轻。

《谢胡编校惠药医膝病遂以药名赋》——宋·刘攽:益智莫如愚,谁甘遂作非。年增思续断,亲老续当归。起石安吟久,防风见客稀。前胡古君子,松节自相依。

【课堂导引】

通过古诗词,徜徉千年文化,感受中华民族传统文化的魅力,彰显文化自信,引出本案例的主角甘遂,激发学生的学习兴趣,引导学生查阅资料,了解有关甘遂的来源、药性、功效与应用、用法用量和使用注意事项等知识。通过讲授药学大家李时珍行医故事等案例,引导学生弘扬优秀中医药传统文化的同时,要坚持继承和创新,树立辨证用药的理念。

【案例举要】

实例 李时珍行医故事——运气不济时甘草也要医死人,时来运转时砒霜也能治好人!

故事一:李时珍刚出道行医时,运气不济,虽然病人不少,但疗效总是欠佳,尽管李时珍诊治疾病时小心翼翼,但仍然磕磕绊绊。有一次,李时珍治疗一个脾胃虚弱的病人,为了小心谨慎,时珍给他仅开了一包甘草粉,嘱其回家拌饭服。但未想到患者在回家的途中,买了一碗面条,当时因为没有筷子,患者就随手在路边折了两根小棍当筷子将面条吃了,同时,药也吃了。结果回家没有多久这个患者就死了。原来这名患者随手在路边折的是甘遂的茎,甘遂反甘草,吃了就会死人。出了这件事后,李时珍感慨不已,以后诊治疾病更加小心。

故事二:一天,有人来请李时珍出诊,李时珍走时忽然想起还有一个病人要来取药,就告诉妻子说该病人来取药时,就将灶台上那包药给他,随后就出诊去了。回来后,李时珍发现那包药还在那里,而旁边的一包砒霜不见了踪影,仔细一问,结果真是其妻将药拿错了,误将在灶台焙烤的砒霜当成患者的口服药发给了患者。吓得李时珍赶紧往那位患者的家跑去。刚跑一半,就碰上患者家属高高兴兴地朝他走来了。让他没有想到的是患者家属正是来感谢他的。原来是一名妇女患了"癥瘕",腹胀疼痛,闭经。服用砒霜后,立刻排下黑血一盆,腹部肿大也随即消失了,疼痛也减轻了,患者顿感精神明显恢复。于是患者家属便高兴地来感谢这位治好他家人经久不愈之病的"神医"。

经过这两件事后,李时珍十分感慨,运气不济时甘草也要医死人,时来运转时砒霜也能治好人!

【实践育人融入点】

融入点 1 李时珍行医故事——弘扬优秀中医药传统文化,引出中药十八反配伍禁忌理论。

介绍药学大家李时珍两个行医小故事,以甘草反甘遂为契机引出中药十八反配伍禁忌理论,弘扬优秀中医药传统文化,同时通过两个故事,使同学们深刻领会"运气不济时甘草也要医死人,时来运转时砒霜也能治好人!"这句话,提升学生的责任感、使命感。

融入点 2 魔鬼与天使——甘遂。

在学习拓展环节,引导学生查阅相关资料深入了解甘遂天使的一面——抗癌活性及魔鬼的一面——毒性作用,从而树立辨证用药的理念,同时拓展炮制对甘遂毒性作用影响的相关内容,激发学生的科学探索精神,培养学生的传承和创新意识,坚定从事中医药行业的信念。

【学习拓展】

1. 魔鬼与天使——甘遂

(1)天使——抗癌活性

有学者通过 MTS 法分析结果表明:甘遂中大部分的巨大戟烷型二萜类在 MDA-MB-435(人乳腺癌)细胞和 Colo205(人结肠癌细胞)细胞中均观察到显著的抗增殖活性。

（2）魔鬼——毒性作用

研究表明甘遂具有较强的皮肤、黏膜及胃肠道刺激作用，且甘遂的毒性还具有一定的蓄积性，停药较短时间并不能清除。

2. 炮制对甘遂作用的影响

甘遂生品毒性作用较大，目前临床应用较为广泛的是醋制甘遂。甘遂经醋制后能够明显降低毒性、减小肝脏和肾脏的毒性损伤等。研究者对醋炙前后甘遂中三萜类化合物含量进行分析发现醋炙后三萜的含量均显著降低，其原因可能是由于在醋炙过程中化合物经历酸性高温的环境后，引发了一系列反应，从而导致其含量发生改变或结构发生转化。

【参考文献】

[1] 李时珍行医趣事两则[J].中医药通报,2011,10(3):6.

[2] 闲逸通幽[J].健身科学,2008(10):48-49+39.

[3] 杨晶凡,徐璐,陈随清.有毒中药甘遂的本草考证[J].中国药物警戒,2022,19(4):372-375.

[4] 马丽,孟宪华,杨军丽.甘遂化学成分、药理活性和临床应用研究进展[J].天然产物研究与开发,2022,34(4):699-712.

[5] 王景霞,耿国艳,柳强,等.中药"十八反"药对"藻戟遂芫俱战草"抗癌作用的实验研究[C].2012第五届全国临床中药学学术研讨会论文集,2012:150-154.

[6] 李鑫,赵红蕾,刘爽.醋炙甘遂减毒机制的研究进展[J].广东化工,2020,47(23):55-56.

[7] 王文晓,杨艳菁,曹亮亮,等.醋炙对甘遂3种三萜类成分的影响及肠上皮细胞的毒性[J].中成药,2015,37(5):1045-1049.

五、案例简要分析

通过引入药学大家李时珍案例，引出中药"十八反"配伍禁忌理论，树立辨证用药的理念，体会古人之智慧，讲好中药故事，传承文化自信。提升学生的责任感、使命感，培养学生的传承和创新意识，坚定从事中医药行业的信念。

冰雪未消赏雪莲

一、案例简况

本案例以传统诗词文化引入雪莲花，通过发布课前任务，启发学生探索兴趣。以雪莲花食疗价值与现代药理研究为主线，通过课程辩论活动的开展，揭示雪莲花药性功效、配伍应用规律、食疗价值及现代药理研究，为合理运用雪莲花提供参考，达到学以致用的目的。适当配伍可以突出雪莲花之食疗功效，加强学生对中医辨证用药理论的认识，进一步提升学生传统中医文化自信。

二、关键词

雪莲花　药性功效　配伍应用　药食同源

三、育人主题

传承古典诗词文化，锻炼表达思辨能力，厚植不畏逆境、坚韧不拔的精神。

四、案例正文

【课前任务】

搜集与雪莲花有关的古诗词或歌曲。雪莲花主要是用来治疗哪些疾病？有哪些食疗价值？

【课堂导引】

通过课前任务引导学生查阅资料，了解有关雪莲花的诗词歌赋、来源、炮制、药性、功效与应用、用法用量和使用注意事项等知识，然后进行小组辩论，最后在学生参与下得出结论：传统中医文化博大精深，雪莲花具有非常之高的食疗价值，但并非不加限量的随意食用，继而加深学生对中医辨证用药的理解。

【案例举要】

实例1　雪莲花的配伍应用

① 治阳痿：雪莲花，冬虫夏草，泡酒饮。　　　　　　　　　　　（《高原中草药治疗手册》）

② 治妇女崩带：雪莲花、蛾参，党参，炖鸡吃。　　　　　　　　（《高原中草药治疗手册》）

③ 治风湿性关节炎，妇女小腹冷痛，闭经，胎衣不下：雪莲五钱，加白酒或黄酒100 mL，泡七天。每服10 mL，一日二次。　　　　　　　　　　　　　　　　　（《新疆中草药手册》）

108

④ 治雪盲、牙痛：雪莲花二至四钱。生吃或水煎服。 （《云南中草药》）

⑤ 治外伤出血：雪莲花适量，敷患处。 （《云南中草药》）

由此可见，按照中医君臣佐使和辨证用药理论，雪莲花搭配不同的药物所治疗的疾病不尽相同。

实例 2　雪莲花食用方法

① 雪莲花酒：取雪莲花 50 g，白酒 500 mL，密封浸泡 10 天后饮用，每日 2 次，每次 30～50 mL。可祛湿止痛，适用于类风湿性关节炎、关节疼痛、麻木、四肢不温等。

② 雪莲花茶：取雪莲花 5 g，放入茶杯中，冲入沸水适量，浸泡 10～20 分钟后饮用，每日 1 剂。可祛湿止痛，适用于类风湿性关节炎、关节疼痛、麻木、四肢不温等。

③ 牛筋二花汤：取牛蹄筋 100 g，雪莲花、鸡冠花、香菇各 10 g，火腿 15 g，调料适量。将牛筋泡软，洗净，切段，放入蒸碗中，二花点缀四周，香菇、火腿摆其上面，放入生姜、葱花、料酒、味精、食盐等，上笼蒸 3 小时左右服食。可活血化瘀、通络止通，适用于气滞血瘀所致的头痛。

④ 雪莲花羊肉汤：取雪莲花 30 g，黄羊肉 100 g，调味品适量。将雪莲花洗净；羊肉洗净，切块，用沸水煮 5～10 分钟后，取出以冷水浸泡去除膻味，而后将水煮开，下羊肉及雪莲花，煮至羊肉熟后，加葱花、食盐、味精、猪脂、姜末、胡椒等适量调味服食。可健脾温肾，适用于肾虚阳痿。

⑤ 雪莲花瘦肉汤：取雪莲花 30 g，猪瘦肉 150 g，调味品适量。将雪莲花洗净；瘦肉洗净，切块，放入锅中，加清水适量煮开，而后下雪莲花，煮至瘦肉熟后，加葱花、食盐、味精、猪脂、姜末、胡椒等适量调味服食。可调经止血，适用于月经不调、经来量多等。

⑥ 雪莲乌鸡煲：雪莲 20 g，乌鸡一只（约 1 斤），葱、姜、盐、糖、味精、精练油少许。制法：精炼油加热，下葱、姜炒出香味，下盐、糖透，下乌鸡、雪莲，加水大火烧滚后文火炖约 45 分钟，肉烂后停火，起煲，吃肉喝汤。可补肾壮阳，调经补血，适用于调理肠胃，平衡内分泌，自然除火祛斑，能改善身体状态，以补体，调节，增强体质。

⑦ 雪莲乳鸽煲：雪莲 10 g，枸杞 10 g，肉苁蓉 10 g，山药 150 g，乳鸽一只，葱白 50 g 切段，姜丝、料酒少许，盐、酱油适量。制法：锅烧热加油适量，滚热后倒入山药翻炒至金黄色，出锅待用。乳鸽切成小块，肉苁蓉热水泡软后切片与枸杞、山药入沙药煲加水适量，料酒、葱段、盐、酱油适量，小火炖 20 分钟，鸽肉烂即可食用。可补肾益精、养肝明目、抗衰老。

⑧ 雪莲甲鱼汤：雪莲 10 g，甲鱼一只（300 g 左右），雪莲 20 g，葱姜少许，盐、味精适量。制法：沙锅中加水至三分之二，大火烧开，下甲鱼、雪莲、红花、葱、姜滚开后文火炖至甲鱼壳酥烂，回入少许盐、味精即可。可滋阴补阳，生津益气，适用于男子补阳。

⑨ 雪莲炖鸡：雪莲花 30 g，当归、黄芪、党参各 10 g，鸡一只。制法：将上药洗净，与鸡同时炖，每日一两次，吃肉喝汤。补肾助阳，调补冲任，适用于肾阳虚之不孕。

上述雪莲的食用方法均明确了雪莲花的用量以及雪莲花搭配不同食材后的巨大食疗价值,但雪莲花并非是不加限量地可以任意食用。

【实践育人融入点】

融入点 1 徜徉诗词歌赋,弘扬传统中医文化,启发学生学习兴趣。

(1)关于雪莲花的古诗

烟飞露滴玉池空,雪莲蘸影摇秋风。　　　　　　　　　　（宋代·释怀悟《庐山白莲社》）

云岭冰峰素色寒,雪莲典雅峭崖欢。　　　　　　　　　　　　　　　（《天山雪莲》）

雪莲鸳谱,冷香飞入诗句。　　　　　　　　（当代·梁羽生《点绛唇·玉剑冰弹》）

若有一份渴望那便是梦里的天山,若有一份甘甜那便是天山上的雪莲,若有一份宁静那便是天山上抱着雪莲入眠……　　　　　　　　　　　　　　　　（现代《雪莲》）

(2)与雪莲花有关的歌曲

《雪莲花》《天边的雪莲花》《梦中的雪莲花》《永远的雪莲花》《遇上你是我的缘》……

(3)雪莲花的花语和寓意

花语:纯洁的爱、坚强、给人们带来希望之光。

寓意:雪莲花还象征着一种不畏逆境、坚韧不拔的精神。因为雪莲花的花瓣颜色为纯洁的白色,它通常是在悬崖上怒放,毫不畏惧狂风暴雨。

总而言之,引入有关雪莲的诗词歌赋,加深学生对传统中医文化的印象,借雪莲花的花语和寓意,教导学生要有雪莲花一样不畏逆境、坚忍不拔的精神。

融入点 2 雪莲花与不同的药物或食物搭配使用其效果大不相同,正好体现了中医君臣佐使和辨证用药理论基础。同样的一味药,在有些处方中是君药,在其他处方中则可能是臣药等等。总之,要让学生明白中医讲究的是配伍使用,要教育学生团结就是力量及积少成多的道理;同时,也要让学生明白"三百六十行,行行出状元",每个人作为班级体的一员,都有着不可替代的作用,有着自己的闪光点,就像中药君臣佐使的组方原则一样。

【学习拓展】

1. 雪莲花化学成分研究进展

绵头雪莲花全草含东莨菪素,伞形花内酯-7-O-β-D-葡萄糖苷,牛蒡苷,大黄素甲醚,芸香苷,对-羟基苯乙酮,正三十一烷和β-谷甾醇。芹菜素-7-O-β-D-葡萄糖苷,吡喃葡萄糖苷,芹菜素-7-O-α-L-吡喃鼠李糖基(1→2)-β-D-吡喃葡萄糖苷,槲皮素-3-O-β-D-吡喃葡萄糖苷,芹菜素,木犀草素。水母雪莲还含雪莲多糖。从全草中分出结构尚未清楚的雪莲黄酮苷 A1、A2、A3、A4、A5。丛株雪莲花全植物含芹菜素,芹菜素-7-β-D-葡萄糖苷,伞形花内酯,伞形花内酯-7-β-D-葡萄糖苷,东莨菪素,对-羟基苯乙酮,秋水仙碱。

2. 雪莲花现代药理作用研究进展

雪莲花有抗炎镇痛的作用:雪莲总碱 100 mg/kg 皮下注射,对小鼠醋酸引起的腹腔毛细血管通透性增加无明显影响,20 mg/kg 腹腔注射对大鼠蛋清性关节炎有抑制作用。雪莲黄酮 0.5 mg/kg、5 mg/kg 腹腔注射,对大鼠蛋清性足跖肿胀有抑制作用;20 mg/kg 腹腔注射,小鼠热板法试验表明有镇痛作用;100 mg/kg 腹腔注射使大鼠肾上腺维生素 C 含量下降。雪莲注射液(0.4 g/mL)1 mL/只腹腔注射对大鼠蛋清性关节炎有抑制作用,0.2 mL/只腹腔注射,小鼠热板法试验有镇痛作用。雪莲花黄酮对心脑血管系统疾病有良好的治疗作用。

因雪莲花中含有各种微量元素及一些高效生物活性物质,具有清肝明目、驱风散寒、化痰生津、止痛解毒、活血通经和扩张冠状动脉等作用,现已利用雪莲花开发生产出娇妍弱碱性雪莲洗液、雪莲保健酒、雪莲花絮茶、雪莲花汁饮料、雪莲花晶、雪莲花糕点、雪莲花粥、雪莲花糖果等高级保健品。

【参考文献】

[1] 高学敏.中药学[M].北京:中国中医药出版社,2007.

[2] 国家药典委员会.中华人民共和国药典(2020 年版)·一部[M].北京:中国医药科技出版社,2020.

[3] 中医世家.中药材[OL].http://www.zysj.com.cn/zhongyaocai/.

五、案例简要分析

将中国传统文化与中药学知识结合,以雪莲花为载体,传承中医药文化,丰富学识,增长见识,深刻阐述医食同源与各族人民文化大团结的道理。以学生辩论形式开展课堂活动,增强学生参与感,锻炼学生语言表达能力同时也激发学生的辩证思考。紧紧围绕国家和区域发展需求,结合学校发展定位和人才培养目标,引导学生树立社会主义核心价值观,传承中医药文化经典。

华章异彩叙豆蔻

一、案例简况

本案例以古典诗词引入课题,以豆蔻的辨证用药规律为主线,揭示豆蔻药性功效、辨证用药及配伍规律,为合理运用豆蔻提供参考。起到传承传统中医药文化,启发探索兴趣,弘扬创新精神的作用。

二、关键词

豆蔻　化湿药　温中止呕　鉴别用药

三、育人主题

启发探索兴趣,提升文化素养,厚植文化自信。

四、案例正文

【课前任务】

搜集与豆蔻有关的古诗词。豆蔻主要是用来治疗哪些疾病?豆蔻的形状、质地如何?

【课堂导引】

通过课前任务引导学生查阅资料,了解有关豆蔻的诗词歌赋、药性功效与应用、用法用量、使用注意事项和鉴别用药等知识,区别豆蔻与草豆蔻的功效与主治,最后在学生参与下总结归纳豆蔻的药性功效与应用、鉴别用药的重要知识点。

【案例举要】

实例 1　与豆蔻有关的古诗词赏析。

蛮歌豆蔻北人愁,松雨蒲风野艇秋。　　　　　　　　　(唐·皇甫松《浪淘沙二首》)

月净鸳鸯水,春生豆蔻枝。　　　　　　　　　　　　(唐·韩翃《送客游江南》)

娉娉袅袅十三余,豆蔻梢头二月初。　　　　　　　　　(唐·杜牧《赠别二首》)

纵豆蔻词工,青楼梦好,难赋深情。　　　　　　(宋·姜夔《扬州慢·淮左名都》)

豆蔻连梢煎熟水,莫分茶。　　　　(宋·李清照《摊破浣溪沙·病起萧萧两鬓华》)

豆蔻梢头旧恨,十年梦、屈指堪惊。　　　　　(宋·秦观《满庭芳·晓色云开》)

蜂与蝶花间四友,呆打颏都歇在豆蔻梢头。　　(元·乔吉《杂剧·杜牧之诗酒扬州梦》)

肠断月明红豆蔻,月似当时,人似当时否?　　(清·纳兰性德《鬓云松令·枕函香》)

漫托私心缄豆蔻,惯传隐语笑芙蕖。 （清·黄景仁《绮怀十六首》）

实例2 豆蔻种类繁多,有草豆蔻、白豆蔻、红豆蔻几种。草豆蔻又名草蔻、草蔻仁、假麻树、偶子,辛辣芳香,性质温和;白豆蔻又称多骨(《本草拾遗》)、壳蔻(《本经逢原》)、白蔻(《本草经解》),皮色黄白,具有油性,辣而香气柔和;红豆蔻也叫红豆、红蔻(《本草述钩元》)、良姜子(《广西中药志》),颜色深红,有辣味和浓烈的香气。另有肉豆蔻,又名迦拘勒(《本草拾遗》)、豆蔻(《续传信方》)、肉果(《本草纲目》),为肉豆蔻科常绿乔木植物果实,性状相近,常被归为豆蔻类,实有不同。而在古诗词等文学作品中经常吟咏或借以抒情的为豆蔻和红豆蔻两种。因其生于南方,豆蔻意象最初便是指代地域与时令。晚唐杜牧在《赠别》中借豆蔻比喻娇羞的少女,诗句影响广泛、深入人心。豆蔻因连枝而生的特点受到历代文人的垂青,在诗词作品中赋予其连理、相思的人类所特有的情感寄托。殊不知,汉末《名医别录》已收载之,作为化湿行气、温中止呕之要药。

实例3 豆蔻可化湿行气,常与藿香、陈皮等同用;若脾虚湿阻气滞之胸腹虚胀,食少无力者,常与黄芪、白术、人参等同用,如白豆蔻丸(《太平圣惠方》)。另外,本品辛散入肺而宣化湿邪,故还常用于湿温初起,胸闷不饥证。若湿邪偏重者,每与薏苡仁、杏仁等同用,如三仁汤(《温病条辨》);若热重于湿者,又常与黄芩、滑石等同用,如黄芩滑石汤(《温病条辨》)。另外,豆蔻能行气中,温胃止呕。尤以胃寒湿阻气滞呕吐最为适宜。可单用为末服,或配藿香、半夏等药,如白豆蔻汤(《沈氏尊生书》)。若小儿胃寒,吐乳不食者,可与砂仁、甘草等药研细末服之。

【实践育人融入点】

融入点1 豆蔻砂仁之辨证用药。豆蔻、砂仁同为化湿药,具有化湿行气,温中止呕、止泻之功,常相须为用,用治湿阻中焦及脾胃气滞证。但豆蔻化湿行气之力偏中上焦,而砂仁偏中下焦。故豆蔻临床上可用于湿温痞闷,温中偏在胃而善止呕;砂仁化湿行气力略胜,温中重在脾而善止泻。

融入点2 通过比较豆蔻与草豆蔻的区别,加深学生对豆蔻与草豆蔻的认识,培养学生的科学精神,遇事切忌武断,一定要通过仔细观察辨认、详细验证及至最后得出结论,就像豆蔻与草豆蔻一样,虽然二药仅一字之差,且都是姜科植物,同时都为化湿药并伴有温中止呕的功效,但二者区别很大,如豆蔻是干燥成熟果实,而草豆蔻则是干燥近成熟的种子,二者的采收加工也不同。

【学习拓展】

1. 豆蔻化学成分研究进展

豆蔻含挥发油约 2.4%,主要成分为 1,4-桉叶素,α-樟脑、葎草烯及其环氧化物,此外尚含 α-蒎烯、β-蒎烯、柠檬烯、α-松油醇等。

2.豆蔻现代药理作用研究进展

豆蔻能促进胃液分泌,增进胃肠蠕动,制止肠内异常发酵,祛除胃肠积气,有良好的芳香健胃作用,并能止呕。小鼠实验表明,其与小剂量链霉素连用有协同增效之功效。

【参考文献】

[1] 高学敏.中药学[M].北京:中国中医药出版社,2007.

[2] 国家药典委员会.中华人民共和国药典(2020年版)一部[M].北京:中国医药科技出版社,2020.

[3] 中医世家.中药材[OL].http://www.zysj.com.cn/zhongyaocai/.

五、案例简要分析

以掌握"豆蔻药性功效应用与辨证用药"为教学目标,将中国传统文化与中药学知识结合,以豆蔻为载体,将中药学的发展内容凝练归纳、融会贯通,旁征博引、深入浅出,激发学生学习的兴趣,引导学生树立社会主义核心价值观,传承中医药文化经典。结合专业知识教育引导学生自觉弘扬中华优秀传统文化。

浓浓乡愁吴茱萸

一、案例简况

本案例从重阳节引出古人注重节气养生的民俗,这与中医因时而变的防治疾病理念契合。通过与山茱萸的对比,介绍吴茱萸的来源、炮制、药性、功效与应用、用法用量和使用注意事项等知识,在此基础上引申出"六大陈药",最后以最新文献为例介绍现代科技手段在中药研究中的应用,教育引导学生在集成古人智慧的基础上,借助现代科技的力量,发挥中医药的优势。

二、关键词

吴茱萸 陈药 炮制方法 工匠精神

三、育人主题

"千科理相通,万物皆可鉴",中药因时而变、随症加减的治病理念,启示我们要坚持辨证唯物主义,随事而制。

四、案例正文

【课前任务】

唐代诗人王维的著名诗句"遥知兄弟登高处,遍插茱萸少一人"中,重阳节作为我国的传统节日,茱萸指的是山茱萸还是吴茱萸呢? 山茱萸和吴茱萸有什么区别呢? 你还知道重阳节有哪些习俗吗?

【课堂导引】

布置课前任务,让学生自主探究,名称相似的两味中药对比学习,加深学生对两味中药的认识。

药材	山茱萸	吴茱萸
原植物图		
形态	山茱萸的核果长椭圆形,长 1.2~1.7 cm,直径 5~7 mm,颜色是红色或紫红色。果实饱满,看起来就像大红枣,鲜艳富有光泽,山茱萸的果期在 9~10 月	吴茱萸的果实密集或疏离,颜色是暗紫红色,有大油点,每分果瓣有一种子,种子近圆球形,一端钝尖,腹面略平坦,褐黑色,有光泽。它的果期是在 10~11 月
来源	山茱萸科植物山茱萸的成熟果肉,主产于浙江、安徽、河南、陕西等地,秋末冬初采收,去核烘干用	芸香科植物吴茱萸的干燥近成熟果实,主产于贵州、广西、湖南等地,以粒小、饱满、香气浓郁者为佳
性味归经	味酸、涩,性微温,归肝、肾经	味辛、苦,性热,有小毒,归肝、脾、胃、肾经
功效	补益肝肾、收敛固涩	散寒止痛、降逆止呕、助阳止泻

注:图片来源于网络。

【案例举要】

实例 1 重阳节前后,气候渐凉,气候干燥,阳气由升浮逐渐趋于沉降,人体生理功能趋于平静,阳气逐渐衰退。日常生活中,要注意保暖,避免受凉,宜选用平缓的运动项目。《荆楚岁时记》:"九月九日宴会,未知起于何代。然自汉至宋未改。今北人亦重此节。佩茱萸,食饵,饮菊花酒,云令人长寿。"反映了我们祖先具有预防疾病的科学思想。

实例 2 中药界既然有鲜药,自然也有"陈药"。有名的"六陈",指六种宜陈久使用的中药——吴茱萸、枳壳、陈皮、半夏、麻黄和狼毒。新鲜采摘的吴茱萸需要在阳光下晒干,待刺激性气味的挥发油充分挥发后,再经过三五年的静置陈放,药性最终和缓,才能入药。陶弘景《本草经集注》:"凡狼毒、枳实、橘皮、半夏、麻黄、吴茱萸,皆须陈久者良,其余须精新也"。

《医方类聚》:"枳实麻黄并半夏,橘皮狼毒及吴萸,真辞岁经空陈滞,入用逢知效自殊"。

实例 3 吴茱萸辛苦热,有小毒,历代中医通过各种方法对其进行处理以达到降毒增效的目的。其炮制方法在古代众多,有炒法、盐制、醋制、姜汁制、酒制、煮制、焙制等 30 多种方法,现今通用的主要为生吴茱萸和制吴茱萸(甘草制)两种。

【实践育人融入点】

融入点 1 从重阳节引出古代注重节气养生的民俗,恰与中医因时而变的治病理念和随事而制的思维方式契合,这告诉我们要坚持辩证唯物论,密切关注变化的发展,做到具体问题具体分析。

融入点 2 我们需要辩证地看待古代医学典籍,尊重传统文化和古人智慧,但也决不能食古不化,取其精华去其糟粕。我们应在集成古人智慧的基础上,借助现代科技进行改革创新,让中医药与时俱进、保持蓬勃的生命力。

融入点 3 降低中药毒副作用,保证疗效的关键在于炮制。而这恰恰是最能体现"工匠精神"的地方。"工匠精神"的核心是认真、敬业、创新和执着,无论是个人、整个行业抑或国家都需要这种精神的滋养。

融入点 4 中药材入药生熟有异,制法、用法不同,作用不同。"千科理相通,万物皆可鉴"。这告诉我们应对事务时需要具体情况具体分析,采取恰当的方式灵活处理。

【学习拓展】

现代科技手段在中药研究中的应用——传承精华,守正创新

吴茱萸为《本草经集注》中记载的"六大陈药"之一,本课题以吴茱萸为研究对象。首先,建立基于 Heracles Ⅱ 超快速气相电子鼻技术结合多种化学计量学方法(PCA、PLS-DA)快速鉴别吴茱萸种属基原的方法;其次,基于 Heracles Ⅱ 超快速气相电子鼻技术、高效液相色谱技术和多种化学计量学方法(PCA、PLS-DA、DFA、SQC、SIMCA)从吴茱萸挥发性成分、非挥发性成分出发综合分析陈化对吴茱萸药效物质基础的影响;最后,基于网络药理学方法构建吴茱萸陈化前后"差异成分-靶点-通路"网络阐释吴茱萸"陈久者良"分子作用机制。该研究通过多成分、整体化方法综合分析吴茱萸"陈久者良"的物质基础以及生物学过程,以期为中药陈化研究提供技术支持和科学参考。

通过网络药理学分析技术,共筛选出小檗碱、吴茱萸碱、吴茱萸酰胺等 19 个化合物,PTGS1、ESR1、HTR3A 等 203 个药物靶点基因。经 STRING 软件和 Cytoscape 3.6.1 版本软件分析以及 MCC 算法,得到了吴茱萸—药物靶标—疾病基因的关系网络,筛选出 CRP、IL-6、ESR1 等 10 个核心基因。经 GO 和 KEGG 富集分析,共预测到吴茱萸治疗失眠可能参与的生物过程有血红蛋白结合、氧化还原酶活性和神经递质结合等 24 个,参与的代谢通路有花生四烯酸代谢、视黄醇代谢和细胞色素 P450 对外源物质代谢等 4 条。

【参考文献】

[1] 温英丽.基于指纹图谱结合网络药理学的吴茱萸"陈久者良"物质基础研究[D].天津:天津中医药大学,2021.

[2] 李磊,卢静静,王伟涛,等.基于网络药理学的吴茱萸治疗失眠的潜在靶点分析[J].中国中药杂志,2021,46(21):3016-3023.

五、案例简要分析

该案例从重阳节古诗词、吴茱萸和山茱萸区别入手,引出了我国古代注重节气养生的民俗,启示学生坚持辩证唯物论。在讲解吴茱萸炮制工艺时引出"千科理相通,万物皆可鉴",启示我们应对事物要具有灵活之性。引申到"六大陈药"时,教育引导学生在集成古人智慧的基础上,需要结合现代医学研究,发挥中医药的优势。

雕文织采写佛手

一、案例简况

本案例通过由一张古画,引出药食两用药材——佛手,学习佛手疏肝理气、化痰止咳、和胃止痛等药理药效,引导学生学习、做人要具有灵活性,扎实专业知识,提升自身素质。

二、关键词

佛手　疏肝理气　化痰止咳　和胃止痛

三、育人主题

弘扬人文精神,传承传统文化。

四、案例正文

【课前任务】

佛手的来源是什么?

佛手为芸香科植物佛手(*Citrus medica* var. sarcodactylis)的干燥果实。因成熟时果实分裂如掌,恰似佛祖之手,故得名"佛手"。是植物香橼的变种之一,但香气比香橼更浓,久置更香。雅称"金佛手"。又称为佛手柑、五指橘等。主产于广东、福建、云南、四川等地。药用佛手因产区不同而名称有别。产于浙江的称"兰佛手"(主产地在兰溪县),产于福建的称"闽佛手",产于广东、广西的称"广佛手",产于四川、云南的,分别称"川佛手""云佛手"或统称"川佛手"。

【课堂导引】

由一张古画,引出古代文人雅士喜欢佛手的现象,激发学生对中药佛手的兴趣。

【案例举要】

实例1　据清代茶膳房档案记载,将梅花、佛手和松实三味,以干净雪水烹之。名曰"三清茶"。相传康熙皇帝经常饮用三清茶,乾隆时期沿袭这一习惯,并为此赋诗,还将诗句镌刻或烧制到茶碗上。用带有三清诗句的碗来品三清茶,更多一分闲情逸致。乾隆御制诗《三清茶》云:"梅花色不妖,佛手香且洁。松实味芬腴,三品殊清绝"。

实例2　由于佛手清香袭人,深得文人喜爱,常以佛手作为清供摆设。清供源于佛供,回溯魏晋时期的兰亭雅集:王羲之曾在会稽山阴之兰亭举行风雅集会,即"修禊"这种古老的民俗,为的是洗去冬日尘埃,感受春意。又因佛手与"福寿"谐音,是吉祥的化身,常成为明清文人画的题材。所以,在传统文化中,佛手多与石榴、仙桃组成三多纹饰——寓意"多福、多子、多寿"。

实例3

春雨空花散,秋霜硕果低。

牵芝出织素,隔叶卷柔荑。

指竖禅师悟,拳开法嗣迷。

疑将洒甘露,似欲拦伽梨。

色现黄金界,香分白肉脐。

愿从灵运后,接引证菩提。

（明·朱多炡《佛手柑》）

实例4 清代《花镜》曾记载,佛手"制蜜饯,取其瓤,拌以白糖,或可做汤,除酒渴"。《本草纲目》曰:"南人雕镂花鸟,作蜜煎(饯)果食置于几案,可供玩赏。"如今潮汕地区还有种名为"老香黄"的蜜饯,就是将整个佛手用蜂蜜、食盐和甘草等进行腌制,食之味如同陈皮。

【实践育人融入点】

融入点1 历史悠久的中药文化博大精深、历久弥新,将传统文化要素缓缓植入药物介绍中,激发学生好奇心和求知欲,以本草为视角,打造中药文化之旅。自宋、明以来,摆果闻香的风气特别兴盛。在《红楼梦》第四十回中就曾写探春房中紫檀架上供着数十个娇黄玲珑的大佛手。

融入点2 从中药切入,推广中华传统饮食文化。佛手药食两用,入药多煎服,或制作佛手茶、佛手柑粥、佛手瘦肉汤、佛手老鸭汤、佛手生姜饮等,可见,佛手的功能具有多面性,"千科理相通,万物皆可鉴",中药的药食两用性也启示我们做人要灵活、变通。

【学习拓展】

佛手是我国传统中药材,主要含黄酮类、香豆素类、多糖、挥发油等化学成分,目前已发现佛手具有抗炎、抗肿瘤、调节血糖、降血脂等多种药理活性,在医药、化妆品等领域应用广泛。通过综述佛手的化学成分和药理活性,为其进一步研究提供帮助。

【参考文献】

李春宇,袁贞,佘春洁,等.佛手化学成分和药理活性的研究进展[J].食品与药品,2022,24(02):187-193.

五、案例简要分析

通过对佛手的来源、药理药性、药食两用性等内容的学习,引导学生积极讨论问题,充分发挥中药学这门课程在提升人才培养成效中的重要作用,使学生努力成为具有崇高理想信念、深厚人文底蕴、扎实专业知识、强烈创新意识、宽广国际视野的新时代人才。

十里飘香言木香

一、案例简况

本案例通过创设医药大讲堂的方式,把课堂变成节目现场,老师变成节目主持人,学生变成主讲嘉宾和闯关者,用游戏的方式,从木香的名称出发,介绍中药背后的美丽故事,结合木香的功效以及古方今用,感受中医药的神奇,提升学生的学习兴趣。同时,寓教于乐,将闯关节目和中药知识结合起来,使学生能够沉浸式学习,真正激发学生的学习兴趣。

二、关键词

理气药　木香　医药大讲堂　七里香　守正创新

三、育人主题

守正创新,与时俱进。

四、案例正文

【课前任务】

（1）木香的药理功效有哪些?

（2）木香的经典名方有哪些?

（3）木香的化学成分是什么?

【课堂导引】

在讲述理气药木香时,采用了情景模拟、角色扮演、视频演示、案例分析、老师讲授、小组讨论和课后拓展等方式进行教学,进行线上＋线下教学的无缝衔接。在教学过程中通过翻转课堂、情景模拟,以及以问题链为主、叙事法、互动法为辅的三位一体的教学方式,分析并关注学生的学习兴趣点,使学生能够沉浸式学习。

【案例举要】

实例1　细剪冰蘼屑麝台,双含风露落琼瑰。

相传清代光绪年间,山西道监察御使李慈铭夜感风寒,肠鸣腹泻。城中有一名医,特来为其诊治。当问清病症后,名医笑捋白须,从随身药箱中取出一瓶药丸,令其服下。过了一天,李慈铭腹泻即止,两天后,即痊愈。李慈铭请来医生,问其所用何药,竟然如此灵验。医生笑答:"此药就在大人家的洗砚池旁。这种称作木香的花木,可以行气止痛,能够实肠止泻。将木香的根与黄连一起做成药丸,就是大人前几日所服之药丸。"李慈铭是光绪年间进士,才高八斗,学富五车,他看着雪白的木香花,大为欣喜。便作诗一首:"细剪冰蘼屑麝台,双含风露落琼瑰。分明洗砚匀笺侧,长见笼香翠袖来。"

实例 2 古时"七里香"——十里飘香甜如蜜,治气散郁效如神。

木香,又名"七里香",其味苦辛,性温,属行气理气药。《本草汇言》认为"广木香,治气之总药,和胃气、通心气、降肺气、疏肝气、快脾气、暖肾气、消积气、温寒气、顺逆气、达表气、通里气,管统一身上下内外诸气,独推其功"。近代名医张山雷对木香总结为:"木香以气用事,专主气滞诸痛。"木香真如古诗所说"十里飘香甜如蜜,治气散郁效如神"。

实例 3 提问闯关,检验课前预习效果。

提问一:木香的药理功效有哪些?

木香的功效:第一,木香能够行气止痛、擅长调中宣滞,适用于脾胃气滞所致的脘腹胀满、食少呕吐。第二,木香可以理气疏肝,能够用于肝胆气滞所引起的胁痛。第三,木香可以健脾消滞,调胃肠滞气,治疗腹痛、腹泻、里急后重。第四,只有本品对急性胃肠炎的呕吐、神经性呃逆均有作用。第五,镇痛,对于消化道炎症、溃疡性疾病的疼痛,有明显的止痛效果。

提问二:木香的经典名方有哪些?

中气不省,闭目不语,如中风状。南木香为末,冬瓜子煎汤灌下三钱。痰盛者,加竹沥、姜汁。

《济生方》

气胀懒食:即青木香丸,见发明下。热者牛乳下,冷者酒下。

《圣惠方》

心气刺痛:青木香一两,皂角(炙)一两。为末,糊丸梧子大。每汤服五十丸,甚效。

《摄生方》

提问三:木香的化学成分是什么?

木香主要含挥发油类、内酯类等成分。挥发油类 0.3%～3%,主要为单紫杉烯、α-紫罗兰酮、β-芹子烯、水芹烯、木香酸、木香醇、α-木香烃、β-木香烃、木香烯内酯、莰烯等。内酯类包括 12-甲氧基二氢脱氢木香内酯、α-环木香烯内酯、异脱氢木香内酯、阿兰内酯和凤毛菊内酯等。还含有豆甾醇、豆甾醇菊糖、木香生物碱、白桦酯醇、树脂等。

【实践育人融入点】

融入点 1 对理气药的功效和临床应用进行归纳整理,培养学生的逻辑思维能力。

理气药的功效和临床应用是本章的重点内容,但在中药学的各版教材中,缺少对具体药物的分类和归纳,导致知识点多而琐碎,学生理解掌握存在困难。因此,本团队在讲述本章时,着重运用归经思路对理气类药物进行分类讲解。

融入点 2 古老的中医药中蕴藏着大智慧,做人亦如中药,需要团队合作,才能实现目标。

木香可以帮助理气。木香入肝、脾、胃、三焦经,可以行气止痛,调一身之气。但是中药需要配伍使用,单药使用疗效会大大降低。如:香连丸的木香配黄连燥湿行气,二陈汤的陈皮配半夏化痰理气等。因此在讲授中药时,既重视单味中药的应用和功效,又要重视中药的组间配伍。如同我们做人,"一根筷子轻轻被折断,十根筷子牢牢抱成团",只有大家团结一致,精诚合作,才能达到预期的目标。

【学习拓展】

木香的功效是什么?经典名方"香砂六君子丸"中君臣佐使配伍是什么?

木香可以帮助理气。木香入肝、脾胃、三焦经,可以行气止痛,调一身之气。

香砂六君子丸中君臣佐使配伍:君(木香);臣(砂仁、陈皮);佐(人参、白术、甘草、茯苓);使(半夏)。

【参考文献】

[1] 郑加梅,尚明越,王嘉乐,等.木香的化学成分、药理作用、临床应用研究进展及质量标志物预测[J].中草药,2022,53(13):4198-4213.

[2] 吕燕慧,陈威,魏艳平,等.川木香属植物的化学成分及药理作用研究进展[J/OL].[2022-11-08]中国中药杂志:1-23.

五、案例简要分析

本案例采用灵活多变的教学方式,使学生在完整的教学环节中感受到知识的系统连贯性,通过角色扮演、游戏闯关等形式学生参与度高,寓教于乐,提高了学生的学习兴趣和学习主动性。通过前期准备,强化了同学之间的分工合作意识,增强了信息获取能力。

玉盘珍馐莱菔子

一、案例简况

本案例紧紧围绕莱菔子降气之功展开论述,通过讲述"三钱莱菔子,换个红顶子"的历史典故和"秋冬萝卜小人参"的民谚,使学生掌握莱菔子的功效。通过拓展教学,鼓励学生围绕莱菔子的性味功效、功能主治等内容开展讨论,在学习知识的同时,感受中医药深厚的文化氛围。

二、关键词

消食药　莱菔子　饮食文化

三、育人主题

拓展学生的学术视野,感受中医药文化独特魅力。

四、案例正文

【课前任务】

(1) 莱菔子的性味功效是什么?

(2) 莱菔子的功能主治有哪些?

【课堂导引】

将学生分为几个小组,围绕老师在"学习通"上发布的问题展开讨论,并对预习知识点进行归纳总结。而后由一名学生作为小组代表上台阐述观点。师生进行问答,阐释关于莱菔子的专业知识。

【案例举要】

实例1　莱菔子的功效

莱菔子的主要功效是消食除胀,降气化痰。常用于饮食停滞、脘腹胀痛、大便秘结、积滞泻痢、痰壅喘咳等。入脾、胃、肺经,能消食除胀,功效显著,有"冲墙倒壁"之效。临床习用于治疗实(食、湿、积滞)证。

实例2　三钱莱菔子,换个红顶子

莱菔子即萝卜籽,有理气化滞的功效。

相传慈禧太后过大寿时,因贪食佳肴而病倒,头涨、胸闷、食欲不佳,还经常发怒、流鼻血。众多御医束手无策,只好张榜招贤:凡能医好太后之病者,必有重赏。转眼三天过去,有位走方郎中对皇榜细加琢磨,悟出太后发病的机理,便将皇榜揭了下来。郎中从药箱内取出三钱莱菔子,研细后加点面粉,用茶水拌匀后搓成 3 粒药丸,用锦帕包好呈上去,美其名曰"小罗汉丸",嘱咐每次服一粒,一日服三次。说来也奇怪,太后服下一丸后止住了鼻血,两丸下去胸闷头涨消了,三丸服下没多久太后竟然想吃饭了。慈禧太后大喜,赐给郎中一个"红顶子",以示嘉奖。这就是当时盛传的"三钱莱菔子,换个红顶子"的故事。

此案众多御医束手无策,竟被一个走方郎中一药中的,并非此郎中投机取巧,而是其对病因病机有清晰的认识,方可做到药到病除。正如清代余听鸿云:"药贵中病,不论贵贱,在善用之已"。

实例 3 创设"医药大讲堂"情景模式,老师客串主讲嘉宾,讲述经典名方。

在本案例中,老师客串主讲嘉宾,将课堂变为"医药大讲堂"节目现场,使学生能够沉浸式学习。

《纲目》:莱菔子之功,长于利气。生能升,熟能降,升则吐风痰,散风寒,发疮疹;降则定痰喘咳嗽,调下痢后重,止内痛,皆是利气之效。

《本草经疏》:莱菔子,味辛过于根,以其辛甚,故升降之功亦烈于根也。

《本草新编》:萝卜子,能治喘胀,然古人用于人参之中,反奏功如神。人参原是除喘消胀之药,莱菔子最解人参,何以同用而奏功乎?夫人参之除喘消胀,乃治虚喘虚胀也,虚证反现假实之象,人参遽然投之,直至其喘胀之所,未能骤受,往往服之而愈喘愈胀者有之,虽所增之喘胀乃一时之假象,少顷自然平复,然终非治之之善,少加萝卜子以制人参,则喘胀不敢增,而仅得消喘胀之益,此所谓相制而相成也。或问萝卜子专解人参,一用萝卜子则人参无益矣。此不知萝卜子而并不知人参者也。人参得萝卜子,其功更神,盖人参补气,骤服气必难受,非止喘胀之症为然,得萝卜子以行其补中之利气,则气平而易受,是萝卜子平气之有余,非损气之不足,实制人参以平其气,非制人参以伤其气也。

【实践育人融入点】

融入点 1 故事情境的创设融入课题内容,感受莱菔子的独特功效。

融入点 2 培养学生中药文化情怀。

【学习拓展】

莱菔子的化学成分

莱菔子含脂肪油、挥发油,挥发油内有甲硫醇(Methyl mercaptan)等,脂肪油中含多量芥酸(Erucic acid)、亚油酸、亚麻酸、芥子酸甘油酯(Glycerol sinapate),尚含莱菔素(Raphanin),分离得 β-谷甾醇(β-Sitosterol)。

【参考文献】

[1] 高磊,张茜,盛华刚,等.炒莱菔子中萝卜苷、芥子碱硫氰酸盐在肠道菌群体外代谢的研究[J].中成药,2022,44(7):2396-2400.

[2] 龙超君,白辰,黄羚,等.基于网络药理学方法探讨莱菔子对胃肠动力的影响机制[J].中国中医药信息杂志,2020,27(12):83-90.

五、案例简要分析

本案例通过创设问题情境,使学生能够沉浸式学习,充分发挥了学生的主观能动性。通过中药经典名方讲述,拓宽学生的知识,拓展学生的学术视野;通过小组讨论和协作,提升学生的团队协作精神;通过讲述中医药背后的故事,增强学生对中医药文化的自信,也启发学生培养精进的专业思维。

山里红果讲山楂

一、案例简况

本案例以儿歌和故事引入课题,揭示山楂的性味功效,并通过生活经验和经典名方带领学生进一步认识山楂,用现代化学手段探究山楂主要成分,引导学生讲述植物文化,培养学生中医药情怀。

二、关键词

消食药　山楂　解腻　活血祛瘀　经典名方

三、育人主题

讲好中药故事,传承文化自信。

四、案例正文

【课前任务】

(1) 山楂的性味功效是什么?

(2) 山楂的功能主治有哪些?

【课堂导引】

老师主讲,使学生领略"山楂之美"

(1) 以生活中的经验入手

山楂的药用功效很多,它能够消食积、散瘀血、驱绦虫、止痢疾,特别是助消化,自古为消食积之要药,尤长于消肉积。每当过节时,我们常常大鱼大肉,很容易导致积食,而山楂,就是治疗积食的良药。

在本案例中,通过师生互动,让学生了解山楂善消油腻肉食之积的最突出特性,并鼓励学生探讨何为合理健康的饮食,并思考健康的饮食习惯对人体有哪些益处。

(2) 老师采用幽默的语言讲述主要内容,营造轻松愉悦的课堂氛围

在讲述完山楂的消食功效后,老师拿出一颗山楂,并用幽默的语言引出山楂的活血化瘀之功效和在妇产科中的应用。

(3) 对名医名方的推介

在本节知识的讲述中,山楂的活血化瘀功效是山楂的一大亮点,应作为特色来讲。通过

127

讲述《医学衷中参西录》中以山楂治疗"女子至期,月信不来"的案例,使学生能够"方药贯通";通过讲述治疗产后"儿枕痛"的名方——独圣散,讲述山楂的性味功效,并弘扬中医药文化。

【案例举要】

实例 山楂的中药功效——山楂其味酸带甘,性微温,入脾、胃二经。

(1)醒胃理脾——助消化而除积食。

(2)破瘀滞、通血脉——治多种血瘀之症。

(3)强心、降压降脂——山楂能增加冠脉流量,提高心肌对强心苷作用的敏感性,并可抗心律失常和心肌缺血,故有降压、降血脂的作用。

(4)抗菌消炎,收敛止血——理下血肠风,有治痢作用。

【实践育人融入点】

融入点1 以掌握山楂为代表的消食药为目标,从中医理论的角度讲授山楂的功效和经典名方,从现代化学角度介绍了其主要活性成分和药理作用。弘扬传统文化,彰显文化自信。

融入点2 山楂是一味药食两用的中药,不仅具有助消化、降血脂、抗动脉粥样硬化、对心血管系统的作用、抑菌等功效,在临床上常用于消化不良、冠心病、心绞痛、高脂血症等。而且,其还是深受人们喜爱的美食,冰糖葫芦更是一种老少皆宜的零食。做人亦如中药,应在滋养味蕾的同时,滋养身体,注重健康。

【学习拓展】

1. 通过《冰糖葫芦》这首儿歌引课,提升学生的学习兴趣

> 都说冰糖葫芦儿酸
>
> 酸里面它裹着甜
>
> 都说冰糖葫芦儿甜
>
> 可甜里面它透着酸
>
> 糖葫芦好看它竹签儿穿
>
> 象征幸福和团圆
>
> 把幸福和团圆连成串
>
> 没有愁来没有烦
>
> ·············

2. 学生查阅关于山楂作为药食两用中药的案例,进一步巩固课堂所学知识

在宋朝年间就有古式糖葫芦的做法,《燕京岁时记》中记载:"冰糖葫芦,乃用竹签,贯以山里红、海棠果、葡萄、麻山药、核桃仁、豆沙等,蘸以冰糖,甜脆而凉"。

3. 现代化学手段探究山楂主要成分

山楂的主要成分为黄酮类及有机酸类化合物。黄酮类化合物主要有牡荆素(vitexin)、槲皮素(quercetin)、槲皮苷(quercitin)、金丝桃苷(hyperoside)和芦丁(rutoside)等;有机酸主要有山楂酸(maslinic acid)、柠檬酸(citric acid)、熊果酸(ursolic acid)等。另外尚含有磷脂(phosphatide)、维生素 C(vitamin C)、维生素 B_2(vitamin B_2)等。

【参考文献】

[1] 李春峰,赵子璇,刘桂艳,等.山楂主要成分提取分离及检测分析研究进展[J].中成药,2022,44(9):2929-2934.

[2] 李帆.山楂酒的研制[D].无锡:江南大学,2022.

五、案例简要分析

该案例的课堂活动设计着力于提升学生的综合理解、运用及语言表达能力,弘扬中药文化,彰显中医药文化自信,培育中药文化情怀。通过课后拓展,训练学生的动手实践能力、主动思考能力和创新精神。

水中黄金论水蛭

一、案例简况

本案例从水蛭的养殖引入主题,启发学生做事认真严谨的态度,同时体现水蛭的珍贵;通过水蛭的形态和生活习性特点,使学生从动物学的角度了解水蛭;从水蛭的功效引申出中医类推思维方式,启发学生的类推思维,加深对中医药的体会。

二、关键词

水蛭　形态　类推思维方式　认真严谨

三、育人主题

了解中医药中的类推思维方式,培养学生做事之前做好充分准备,认真严谨。

四、案例正文

【课前任务】

查阅资料,通过查看科普视频,了解水蛭的特性。

【课堂导引】

中药材的来源十分广泛,除了植物类、矿石类,还有一些动物也可以入药。很多在农村有过生活经历的人,一定听过一种可怕的动物——蚂蟥,这种环体动物往往出现在小河、池塘、湖泊等淡水中。蚂蟥以动物的血液为食,可以隐蔽地咬伤人类,然后吮吸人类的血液。其实蚂蟥还是一种珍贵的中药,也叫水蛭,具有很好的抗凝血的作用。近年来,水蛭的价格逐年上升,甚至达到上千元一千克,有着"水中软黄金"之称。很多农民开展水蛭的养殖,走上致富之路,然而水蛭的养殖也颇具讲究,对水质、养殖场地等要求很高,有的养殖户也因养殖技术缺乏、资金投入不足等原因赔得血本无归。水蛭的养殖一直以来都受到人们的追捧,主要因为其极高的药用价值和巨大的市场需求量。

【案例举要】

实例 1　了解水蛭的形态和生活特性。

水蛭体长稍扁,乍视之似圆柱形,体长 2～15 cm,宽 1.5～2 cm。背面绿中带黑,有 5 条黄色纵线,腹面平坦,灰绿色,无杂色斑,整体环纹显著,体节由 5 个环组成,每环宽度相似。眼 10 个,呈"∩"形排列,口内有 3 个半圆形的颚片围成"Y"形,当吸着动物体时,用此颚片向皮肤钻进。体大型,体长 60～120 mm,宽 13～14 mm。背面暗绿色,有 5 条纵纹,吸取血液,由咽经食道而贮存于整个消化道和盲囊中。身体各节均有排泄孔,开口于腹侧。雌雄生殖孔相距 4 环,各开口于环与环之间。前吸盘较易见,后吸盘更显著,吸附力也强。

繁殖习性:水蛭雌雄同体,异体交配,体内受精,同时兼具雌雄生殖器官,交配时互相反方向进行,生活史中有"性逆转"现象,存在着性别角色交换,一条水蛭既可做"爸爸"也可做"妈妈",在一生的不同时期扮演不同的角色。交配后一个月左右,雌体生殖器分泌出稀薄的黏液,中包被卵带,形如"蚕茧",排出体外,在湿泥中孵化,温度适宜,经 16～25 天从茧中孵出幼蛭,便开始了独立的生活。

实例 2 通过学习水蛭的功效,引申出中医的类推思维方式。

类推思维方式,是以"类"为基础的由已知推出未知的思维活动。类推,是根据类的已知情况,推测同类同理事物的未知,达到对未知事物的认识和把握。《吕氏春秋·察今》有:"有道之士,贵以近知远,以今知古,以所见知所不见。故审堂下之阴,而知日月之行,阴阳之变。见瓶水之冰,而知天下之寒,鱼鳖之藏也。尝一脟肉,而知一镬之味,一鼎之调"。类推思维方式认为,同一类的事物,具有相同的性质、本质特征或共同的联系规律。如水蛭能吸食血液,古人取象比类进行推断,认为水蛭具有破血通经逐瘀之功,用治血瘀、癥瘕积聚等症。千百年的经验流传,也验证了水蛭确有此功效。而今,现代药理学研究也从科学客观的角度表明水蛭的主要药理成分水蛭素,能够抑制血小板聚集,抑制血栓形成,改善血液循环。

【实践育人融入点】

融入点 1 从水蛭养殖的介绍,启发学生做事认真。

水蛭药用价值高,市场需求量大,因此价格高昂,许多人尝试人工养殖,但其养殖门槛高、投入高,具有药用价值的动植物还有很多,在发展中药产业的过程中,一定要用充实的理论基础作为依据,提高中药的产量和质量。

融入点 2 从水蛭的功效引申中医类推思维方式。

中药中,根据中医类推思维方式而发现其药物作用的还有很多,比如穿山甲、地龙具有通络的作用;磁石、朱砂具有镇静安神的作用;水蛭、斑蝥具有破血逐瘀的作用。类推思维方式是中医学由已知认识未知,以及中医理论发展和创新的重要思维方式。

【学习拓展】

水蛭的经方用量及配伍

(1)抵当汤:水蛭配虻虫、大黄、桃仁,治疗下焦蓄血证,方中水蛭 30 个,约 108 g;然煎煮方法为"煮取三升,去滓,温服一升",因此每日常用量为 36 g。

(2)抵当丸:用量为水蛭 20 个约 72 g,与虻虫等捣分 4 丸,"以水一升,煮一丸,取七合服之"。治疗下焦蓄血之少腹满、小便自利。

(3)大黄䗪虫丸:水蛭百枚约 360 g,配伍大黄、地黄、䗪虫等,治疗五劳极虚,肌肤甲错,内有干血等。

【参考文献】

[1] 孙广仁,郑洪新.中医基础理论[M].北京:中国中医药出版社,2012:53-57.

[2] 沈仕伟,邸莎,韦宇,等.水蛭临床应用及其用量[J].吉林中医药,2019,39(3):313-316.

五、案例简要分析

　　将中医古籍与中药学相结合,将价值导向和知识传授相融合。通过介绍药物形态,使学生更加深刻地了解药物;从中医思维角度出发,启发学生的类推思维,培养学生对中国古代哲学思维的感悟。引导学生根植中医理论,更好地学习、了解和传承中医药。

怀中抱月似贝母

一、案例简况

本案例通过常见药物——川贝止咳糖浆的引入,学习贝母化痰止咳平喘作用,并通过对比贝母与瓜蒌、川贝母与浙贝母的不同点进行鉴别区分。以生动形象的描述鉴别中药,告诫学生在工作中要认真谨慎,做好药物品种鉴别和健康宣传,减少人们对药物的错误认识。

二、关键词

贝母　清热化痰　散结开郁

三、育人主题

启发探索兴趣,弘扬创新精神,厚植文化自信。

四、案例正文

【课前任务】

"怀中抱月,菩萨打坐"指的是什么?这是对哪味中药的形象比喻?这味中药有着什么药效?可以治疗什么病症?

【课堂导引】

小时候,每当咳嗽时,总会有跟蜜一样甜的川贝止咳糖浆为我们赶走病痛,那份甘甜跟药的苦涩形成鲜明对比,挥之不去。这就是我们今天要学习的号称"怀中抱月,菩萨打坐"的化痰止咳平喘药——贝母。

【案例举要】

实例　鉴别用药

(1)贝母与瓜蒌均具清热化痰兼润肺散结的功效——痰热咳嗽。

贝母:开郁解毒散结,又治痰火郁结诸病、疮肿及乳痈、肺痈。

瓜蒌:胸散结,润肠通便,又治胸痹、结胸、肺痈、肠痈、乳痈、肠燥便秘。

(2)川贝母与浙贝母

① 来源产地不同:川贝母为百合科多年生草本植物川贝母、暗自贝母、甘肃贝母或梭砂贝母的干燥鳞茎。前三者按不同性状习称"松贝"和"青贝",后者称"炉贝",主产于四川、云

南、甘肃等地。浙贝母来源于百合科多年生草本植物浙贝母的干燥鳞茎,原产于浙江象山,现主产于浙江鄞县,此外,江苏、安徽、湖南、江西等地亦产。

② 药材性状不同:川贝母呈类圆锥形或近球形,较小,高 0.3~0.8 cm,直径为 0.3~0.9 cm。表面类白色,层鳞叶两片,大小瓣悬殊,大瓣紧抱小瓣俗称"怀中抱月",先端稍见底部平,味微苦。浙贝母呈卵圆形至长圆形,高 0.5~0.8 cm,直径为 0.7~1 cm,表面淡黄色,有一瓣较大的鳞叶和 1~2 瓣较小的鳞叶抱合而成,顶端钝圆,不裂或微裂,气味微弱,质坚实味苦。

③ 主治功能不同:川贝母主治肺热燥咳、干咳少痰、阴虚劳咳、咳痰带血;浙贝母主治外感火热或痰火郁结的咳嗽。

【实践育人融入点】

融入点1 历经千年考验的中医药知识宝库对中华民族乃至全人类作出了重大贡献,大部分中药承载着源远流长的历史文化,通过对中药所蕴含的文化要素与药物性能、功效、应用相结合的学习,可以提升学生崇高的家国情怀、激发学生的民族自豪感,增强文化自信。

融入点2 要具有灵活变通的能力。中药材入药生熟有异,制法、用法不同,作用不同。"千科理相通,万物皆可鉴",中药根据病证作出的灵活变通也启示我们应对事物要具有灵活之性。

融入点3 具有守正创新精神。中医药知识是一座伟大的宝库,作为传承者,我们要肩负责任和使命,要深入挖掘,努力将其发扬光大。在继承中更要创新,与时代接轨,更好地为人类的健康服务。对于古代文献对药物的记载,我们需要辩证看待,不能拘泥于古人的认知,而是要做到在继承古人智慧的基础上,结合现代医学研究,或沿用古方加减,或创制新方,发挥中医药的优势。

【学习拓展】

根据相关文献,对我国贝母组织培养技术相关研究的进展进行了归纳总结,从组织培养的材料消毒、外植体类型与大小、培养基、激素、温度、光照等方面进行了阐述,并对其工厂化育苗中存在的问题进行了分析,为贝母的组织培养提供参考。

【参考文献】

高素芳,张延红,何春雨,等.贝母组织培养研究进展[J].甘肃农业科技,2021,52(12):81-88.

五、案例简要分析

通过对贝母的性味、应用、用法用量、禁忌等内容进行学习,同时对比了贝母与瓜蒌、川贝母与浙贝母的不同点,从药物的特性到现代科技手段在中药研究中的应用凝练归纳,培养学生的责任感和职业担当精神。对药性缓和药物的学习,也告诫学生能理气健脾,不急不躁地暗自修炼、成长,在岁月的陈化中褪去浮躁气盛,变得更加温和、更有价值。

亘古情怀表桔梗

一、案例简况

本案例通过童谣的哼唱引起学生的学习兴趣,以桔梗的花语作为切入点,讲授化痰止咳平喘药——桔梗的理论知识,提高学生对化痰止咳平喘药的理解和科学文化素养,增加对药食同源植物的了解,激发出学生对大自然的热爱,对生活的热爱,增强学生的爱国情感。

二、关键词

桔梗　宣肺祛痰　排脓

三、育人主题

激发学生对大自然的热爱,对生活的热爱,增强学生的爱国情感。

四、案例正文

【课前任务】

让学生了解朝鲜族童谣《桔梗谣》这首歌中所指的药材,激发学生的学习兴趣。

【课堂导引】

有一首广泛流传的童谣大家听过吗?这首歌唱的是一种药用价值很高的药材——桔梗。桔梗的主要成分是什么?有哪些特点?

从朝鲜族一首童谣——《桔梗谣》入手,体会劳动人民辛勤付出、积极向上、热爱劳动的情怀,了解化痰止咳平喘药——桔梗。

以轻松愉快话题引入桔梗,增强对中药的热爱,对生活的热爱。

【案例举要】

实例 1　《桔梗谣》:"桔梗哟,桔梗哟,桔梗哟桔梗,白白的桔梗哟长满山野,只要挖出一两棵哟,就可以满满的装上一大筐,哎咳哎咳哟,哎咳哎咳哟,哎咳哟,这么多美丽,多么可爱哟,这也是我们的劳动生产。"

实例 2　"桔梗"的朝鲜文叫做"道拉基"。在朝鲜族的民间传说中"道拉基"是一位姑娘的名字,当地主抢她抵债时,她的恋人愤怒地砍死地主,结果被关入监牢,姑娘悲痛而死,临终前要求葬在青年砍柴必经的山路上。第二年春天,她的坟上开出了一种紫色的小花,人们叫它"道拉基"。

实例 3　很久以前朝鲜有个叫桔梗的美丽姑娘。这个姑娘有一个自幼定亲的未婚夫。不知不觉已经到了结婚的年龄了,可小伙子说想去中国学习。虽然两人也十分相爱,可小伙子只说了一句"等我"就走了。

但是一年、两年过去了,小伙子一点消息也没有。

"已经成家了""在回来的途中船淹没了"……此类的消息蔓延开来。姑娘每天都要去海边往西边看。岁月流逝,虽然姑娘已经变成老奶奶了,但去海边的事从没断过。她死后变成了花。所以桔梗花的花语是"愿望""永远的爱"。

【实践育人融入点】

融入点 1　这种药食同源的中药材可以激发出学生对大自然的热爱,对生活的热爱,增强学生的爱国情感,帮助学生建立积极向上的感情,培养学生崇高强烈的家国情怀。

融入点 2　培养学生对自然的敬重与敬畏。中药来源于大自然,数千年来为中华民族的健康和发展作出了巨大贡献。然而自然万物是一个有机整体,人类只是其中一部分。我们在利用中药的同时,更要怀有尊重、敬畏与感恩之心,注意保护自然万物生长生活所需要的生态环境,人与自然和谐共生才是长远之道。

融入点 3　民族自豪感和文化自信:历经千年实践考验的中医药知识宝库对中华民族乃至全人类所做出的贡献,可以激发学生的民族自豪感,增强文化自信。大部分中药承载着源远流长的历史文化,让学生将中药中所蕴藏的文化要素与药物性能、功效、应用相结合从而在专业知识的学习中增强崇高的家国情怀。

【学习拓展】

(1) 中药桔梗(PG)能够降低 CD8＋T 表面 PD-1 的表达并释放其肿瘤杀伤活性来抑制肿瘤发展,证明了 PG 介导的 CD8＋T 表面的 PD-1 下调是一种有前途的局部增强 T 细胞反应并且促进抗肿瘤免疫的策略。

(2) 对桔梗多糖的两种提取工艺研究,将提取得到的桔梗多糖进行了脱色、去蛋白、柱层析等纯化,并对纯化后的桔梗多糖的抗氧化活性进行了研究。结果发现,桔梗多糖的总还原力和对 DPPH 自由基、·OH、O_2^-· 的清除效果都能明显地被检测出,但低于同水平下抗坏血酸的抗氧化能力,复合酶法提取的桔梗多糖抗氧化能力优于热水法提取的桔梗多糖。

【参考文献】

[1] 杨瑞杰.桔梗主要成分通过免疫调控触发抗肿瘤的作用机制探究[D].西安:西北大学,2021.

[2] 向丽.复合酶提取桔梗多糖及其抗氧化活性研究[D].绵阳:西南科技大学,2021.

五、案例简要分析

将《桔梗谣》这首童谣与中药学知识结合，以桔梗为载体，从桔梗的花语入手，激发学生学习的兴趣，通过学习桔梗的性味、应用、用法用量、禁忌等内容，从药物的双重性到现代科技手段在中药研究中的应用凝练归纳、融会贯通，旁征博引、深入浅出，增加学生的职业认同感，提升做人和做学问之道，感受古代医学家的钻研精神和智慧。

技艺融合谈鹿茸

一、案例简况

鹿茸是家喻户晓的滋补良药,以大家对鹿茸的常规印象为突破点,探讨鹿茸为何长期价高,深入浅出地介绍鹿茸的来源、药性和炮制方法,进一步活跃课堂气氛,同时也开拓思维能力,建立牢固的中药专业认识,减少理论的抽象性,加深理解,增强记忆。

二、关键词

补阳药　鹿茸　非遗炮制　滋补保健

三、育人主题

启发科学探索思维,丰富中药文化内涵。

四、案例正文

【课前任务】

鹿茸是名贵的传统中药材,是我国民间滋补三大瑰宝之一,具有壮肾阳、益精血、调冲任、托疮毒的功效,鹿茸用于医疗保健的历史悠久,应用广泛。然而,一根手指头大小的鹿茸药材却价值上万,单价是黄金的四倍多,这就是特级鹿茸,一种我们经常听说却鲜少见到的名贵药材。那么,鹿茸到底为什么售价如此高呢?

【课堂导引】

鹿茸早在汉代就是御用药材,在无数影视作品中鹿茸更是制作灵丹妙药的必备材料。鹿茸其实就是雄鹿还没长硬的鹿角,此时鹿角处于一种肉和骨头之间的神奇状态。现在我国的鹿茸来源大多是从人工养殖的鹿身上收获,价格根据种类和品相一般从 2 000 元一斤到 7 000 元一斤不等。至于课前任务提到的约 1500 元一克的鹿茸属于特级鹿茸,在鹿茸中出现的概率极低,属于鹿茸界的"大熊猫"。

【案例举要】

实例 1　鹿茸,通常是指成年雄性梅花鹿,亦或是马鹿的幼角。前者习称"花鹿茸",后者习称"马鹿茸"。关于鹿茸特性以及功效的记载,最早可以追溯到《神农本草经》,其中详细阐述了鹿茸的特性与功效,即"鹿茸性温味甘,无毒,主气血亏损,寒热惊痫,益气强志……"《本草纲目》记载曰:"鹿茸,生精补髓,养血益阳,强筋健骨,治一切虚损、耳聋、目暗、眩晕、虚痢",最大的功效就是补肾壮阳,是一种极其珍贵的大补药材。

实例2 我国的梅花鹿有近百万只的存栏量,主要目的是获取鹿茸,割取鹿茸不会影响鹿的正常生长发育,并且野生雄鹿的鹿角每年都会脱落。但是只有青年的雄鹿才能长出鹿茸,并且一年只能收获一次,六岁以后的鹿产出的茸品质很差,一般不会再割取,鹿茸的珍贵程度可见一斑。通常人们一般都是买几十克一根的干鹿茸,在使用的时候将其切片泡酒或者加进粥里,也可取干片泡茶,每次的用量也就在 1～2 g。

实例3 观看视频《中药炮制技艺非遗传承——云片鹿茸》,并总结鹿茸炮制方法。其中,蜡片是由鹿茸顶尖部位切成,一架鹿茸仅能切出 3～5 片,弥足珍贵,药用价值最高;粉片是由鹿茸的中上段切出的,其质地柔软但没有骨化,质量略次于蜡片,有红粉、白粉之异;鹿茸最下段已骨化较重,组织疏松,质硬而无弹性,质量较次,故称为潵砂片,此片药效最低。通过对视频的探讨,展现中药炮制的独特魅力,丰富鹿茸的文化内涵。

【实践育人融入点】

融入点1 发散思维,拓展鹿茸的药用和食用价值。

鹿茸的最佳服用季节为霜降之后,因为这段时间气候转凉,人体气血开始收敛,生长速度也随之减慢,所以这个季节服用鹿茸最好。鹿茸可单服,或与人参等其他滋补中药同服效果会更为显著。学生通过课下小组合作调研,并在课堂展示环节介绍鹿茸的不同使用方法,如:药酒、药膳、盐水送服等。同时,通过阅读相关文献,探究了鹿茸在现代疾病中的应用及研究方法,逐步建立中药学科研思维,培养良好的科学素养,为今后职业发展奠定基础。

融入点2 炮制工艺为鹿茸带来技艺和文化的融合。

不同的炮制方法对不同部位的鹿茸成分均有影响,对鹿茸炮制方法的选择应根据患者自身情况和病情需要,充分发挥鹿茸的药理作用。鹿茸的炮制方法在古代有十余种,南北朝刘宋时代有羊脂制、黄精汁制的方法,明代增加了醋煮、盐酒制的方法,清代有熬膏等炮制方法。现代炮制中,主要有对原材料进行刮茸毛、研磨成粉;或刮茸毛后将其蘸乳汁,炙烤晒干成片;或白酒浸润后切成薄片等炮制方法。其中云片鹿茸属于中药炮制技艺中的非遗传承,切片薄似绢帛,状如云片,片片透亮如薄纸,入口即化。此技艺能够展现中药炮制精深的技术和其赋予中药的艺术。

【学习拓展】

不久前,我国中科院、北京大学等多家研究机构的科学团队公开了一项实验成果,他们锁定一种在鹿茸中发现的小分子物质,成功令机体 14 项衰老指标发生年轻逆转,相关成果刊于国际顶级期刊 *Nature* 旗下的 *Cell Discovery* 上,在衰老医学界引发巨大反响。

研究团队对两种脊椎动物器官再生模型进行了代谢组学分析:蝾螈肢体胚母细胞和鹿角干细胞。为了进一步揭示为什么年轻个体比老年人具有更高的再生能力,还构建了灵长类幼年和老年组织的代谢概况,以及年轻和老年人类干细胞。在联合分析中,发现活跃的嘧啶代谢和脂肪酸代谢与更高的再生能力相关。此外,他们还发现了一组跨物种保守的再生相关代谢物效应,其中一种代谢产物是尿苷,一种嘧啶核苷,它可以使衰老的人类干细胞恢复活力,并促进体内各种组织的再生。

在研究过程中,通过大量测序数据,研究团队最终锁定一种名为尿苷(Uridine)的物质。在再生能力强大的动物组织中,"尿苷"的小分子代谢物含量很高。研究人员在给衰老群体的干细胞补充尿苷物质后,其相关细胞线粒体活性明显改善,相应地,细胞再生能力、基因组稳定性均有所提升。动物实验中,22个月龄的老年小鼠(相当于人类75岁),连续补充尿苷60天后发现,小鼠多达14种老化重要指标均得到显著改善,肌肉细胞老化程度、心脏功能和肝脏损伤状况均有所提升,毛发和受损软骨得到一定程度再生。这些观察结果将为组织修复和再生中的代谢干预开辟新的途径。

【参考文献】

[1] Liu Z P, Li W, Geng L L, et al. Cross-species metabolomic analysis identifies uridine as a potent regeneration promoting factor[J]. Cell Discovery, 2022, 8:6.

[2] 杨洁. 中药炮制在鹿茸药理活性中的研究进展[J]. 中国民间疗法, 2021, 29(19): 117 - 119.

五、案例简要分析

引导学生在探索中学习,从被动的听课人变为主动的探究者,以此培养学生自主拓展知识、独立解决问题的能力,开阔学生的视野,激发学习动力。同时,结合课程内容特点,介绍我国安神药发展中的案例,培养学生严谨认真、敬业奉献的责任心和使命感。

百草之王数人参

一、案例简况

本案例从中药古籍记载出发,发布课前任务,课堂讲述遵循中医药理论讲述人参的来源、炮制、药性、功效与应用、用法用量和使用注意事项等知识,从人参的本草考证到人参文化,从人参文化内涵到人参产业,让学生们从其应用历史、卓著功效和现代发展中了解到人参不仅是一味极其常用的中药,更是一种文化。人参文化不仅体现了传统中医药文化的内涵,更是中华传统文化的重要组成,增强学生对中华传统文化的认同与感知。

二、关键词

人参　人参文化　炮制方法　生长环境

三、育人主题

话"人参",学文化,做好药。

四、案例正文

【课前任务】

了解人参起源,认识人参文化。

人参是我们伟大祖国医药宝库中的一颗璀璨明珠。过去,人参只被达官显贵使用,但现在它已经冲出亚洲,形成了全球"人参热"。人参文化是中华文化的一部分,是我们祖先创造和继承长白山农业文化的一个分支。长白山文化是一个农业、采集、狩猎技能和习俗的综合体,具有独特的心理特征和思维方式。

【课堂导引】

通过课前任务引导学生查阅资料,了解有关人参的来源、炮制、药性、功效与应用、用法用量和使用注意事项等知识,然后就真假人参的区分,进行小组讨论,最后让学生理解"虽有良医,而药为伪药,则良医也无济于事"的真正内涵。

【案例举要】

实例1　了解人参特征,注重中药质量,遵守中药人的"职业道德"。

人参质量好坏怎么鉴定?

五形,即人参的须、芦、皮、纹、体。

须:长条须,老而坚韧,又长又细,表面可以看到明显的小米粒状的小疙瘩。

芦:长度较长,稍稍有一些弯曲,如雁脖状。

皮:老皮,颜色是黄褐色,质地紧密有光泽。

纹:在上端肩膀头处会有紧密而又深厚的螺丝状横纹。

体:其实就是人参的主根部分。

六体,即灵、笨、老、嫩、横、顺。

灵:体态好看,腿明显可分,腿有两条,分叉角度比较大。

笨:主根笔直:看起来很不美观。

老:主根的皮很老,颜色是黄褐色,会有细密的横纹。

横:主根粗壮,横纹很粗糙。

顺:主根顺直,单腿或者双腿并拢的,大多数都不是野山参。

制药从业人员应当生产质量符合标准的药品,因为药品对维持人民健康和生活质量必不可少。为了保证药品质量,制药专业人员在药品生产过程中不仅需要具备与岗位要求相适应的文化知识和技能,还需要认真、自觉、严格地遵守 GMP 条款,约束和规范自己的行为,这不仅仅是法规和规章管理的要求,同时也是药品生产过程中的道德要求。

实例 2 从人参看中药现代化,开拓眼界。

目前,野生人参越来越少,市场需求却越来越大,这必然伴随着人参的人工栽培,主要分为"林参"和"园参",以及"组培人参"。

近年来,中国科学家成功地利用植物组织培养方法诱导人参根愈伤组织并进行了初步培养。继代两年生长速度较快,人参皂苷含量高达 4.067%,高于栽培 6 年的人参皂苷含量。

林下生产人参具有不破坏生态环境、可持续发展、成本低等特点。"林参"在生长过程中不需要使用化肥、农药和其他化学品,人参的质量得到保证。加强人参资源管理,在保护资源和生态环境的前提下,全面推进人参种植向可持续发展模式转变。然而,随着人参产业的不断发展,适宜人参种植的面积逐年减少。为了缓解林参矛盾,保护生态环境,探索和发展了农田人参种植。经过多年的实践,农业科技人员研究探索的农田人参种植技术已经成熟,发明了国际领先的"复合棚"人参种植综合技术,结束了农田不能大面积种植人参的历史。

【实践育人融入点】

从人参的来源、性状特征等方面进行详细介绍,让学生在轻松欢快的氛围中掌握人参的特点。从影响中药质量的首要因素——品种真伪出发,讲解了常见伪品商陆与人参的区别并进行比较和分析。同时要求学生在未来的学习与工作中要做一个"用心做好药"的诚实的人,要遵守中药人的职业道德,理解"虽有良医,而药为伪药,则良医也无济于事"的真正内涵,为国家的大健康产业贡献自己的力量。

融入点 1 通过对常见伪品商陆与人参的区别进行比较和分析,让学生认识到中药质量的重要性。

商陆具有祛水消肿、解毒消散、利尿等功效,用于治疗水肿、痈肿等疾病。然而,它是有毒的。摄入过多会导致中毒、呕吐、腹泻,甚至心脏和呼吸中枢瘫痪。在严重情况下,它可能导致死亡,不能作为常规补品使用。由于商陆与人参相似,它经常被非法商人加工成人参、红参和高丽参出售。由此可见,中药质量的重要性,要求学生在今后的学习和工作中成为一个"用心做药"的诚实的人,遵守中药人的职业道德。

融入点 2 人参文化不仅体现了传统中医药文化的内涵,更是中华传统文化的重要组成,了解人参文化,可以增强学生对传统中医药文化的认同与感知。

以人参为媒介所引发而生的文学艺术形式及民风民俗活动,也包括庆祝人参丰收的节日活动和当代参工参农生产生活为主要内容的文艺作品构成了人参文化。

【学习拓展】

中药现代化产物人参皂苷 Rh2 抗癌机理

作为中国四大国粹之一的中医药,在无数精英人才的努力下不断得到继承和发展。随着科学技术的进步,我国中药现代化产品取得了长足的进步。在中药行业的企业中,有一批优秀的团队成功开发出现代化产品。"人参皂苷 Rh2"的抗癌成果是这些优秀产品中的典型代表。自 20 世纪 80 年代发现其具有抗癌作用以来,国内外许多专家对其进行了研究。实践证明,人参皂苷 Rh2 具有较强的抗癌和辅助治疗作用。

【参考文献】

[1] 杨春艳,李亚坤,史俊琴,等. 人参人工栽植技术[J]. 中国农村小康科技,2006,(06):39.

[2] 孙小单,王天鸣,李慧,等. 人参皂苷 Rh2 抑制人非小细胞肺癌细胞增殖的机制研究[J]. 中草药,2022,53(2):441－448.

五、案例简要分析

该案例从人参的来源、功效、鉴别引入中药质量控制的话题,进而扩展到中药现代化,使学生了解中药发展前沿,激发学生的创新精神。不仅有助于提升学生的专业知识和能力,也有助于学生了解与认识中医药的传统文化,为培养学生良好的职业素养打下坚实的基础。

养生佳品看麦冬

一、案例简况

本案例以调查麦冬的产地、质量和药效为切入点,发布课前任务。课堂再充分讲述遵循中医药理论关于麦冬的来源、炮制、药性、功效与应用、用法用量和使用注意事项等知识。将中医药传统文化、中药道地药材、中药材正本清源和土地综合利用等知识融入课堂,运用多种教学方法,激发学生对中医药知识的热爱和学习热情。

二、关键词

麦冬　补阴　道地药材　中西医结合

三、育人主题

培育科学素养,厚植文化自信,强化社会责任。

四、案例正文

【课前任务】

课前给学生布置任务:调查我国麦冬的主要产地,并了解不同产地麦冬质量上的差异及其药效的不同。学生通过独立自主学习,对我国麦冬资源分布有一个清晰的认识,并对道地中药材有一个初步了解。

【课堂导引】

通过课前任务引导学生查阅资料了解我国麦冬的产地及不同产地麦冬质量和药效的差异。课堂讲授中将中药传统文化、中药道地药材、中药材正本清源和土地综合利用等知识融入课堂,教授学生理论知识的同时兼具科学文化素养、竞争意识、责任意识的培养。

【案例举要】

实例1　《本草经集注》曰:"麦冬,味甘,平、微寒,无毒,主治心腹结气,伤中,伤饱,胃络脉绝,羸瘦,短气。身重,目黄,心下支满,虚劳客热,口干燥渴,止呕吐,愈痿厥,强阴益精,消谷调中,保神,定肺气,安五脏,令人肥健,美颜色,有子。久服轻身,不老,不饥。"

实例2　汉代张仲景《金匮要略·肺痿肺痈咳嗽上气病脉证治》记载:"大逆上气,咽喉不利,止逆下气者,麦门冬汤主之。麦门冬汤方,麦门冬七升,半夏一升,人参三两,甘草二两,粳米三合,大枣十二枚。上六味,以水一斗二升,煮取六升,温服一升,日三夜一服。"本方主治肺胃阴虚,气火上逆之虚热肺痿,病虽在肺,其源在胃。本方以麦冬为君药,人参为臣药,甘草、粳米、大枣、半夏为佐药,甘草兼调和诸药,兼作使药。诸药配伍,养肺胃之阴,清肺胃虚热。

【实践育人融入点】

融入点 1 实现创新发展,强化中西医结合。

在教学过程中结合沙参麦冬汤联合化疗治疗晚期非小细胞肺癌以及西药联合沙参麦冬汤治疗肺癌放疗后剂型放射性肺炎这两个典型案例,让学生深刻体会中西医结合对医学发展的促进作用和提升各种疾病治疗效果的重大意义,进而正确认识中西医并重这一我国医疗卫生事业的基本工作方针。通过学生分组讨论,带领学生挖掘、总结中西医结合的成功经验,同时厘清当下中西医结合事业发展的瓶颈,引导学生思考如何突破技术瓶颈,优化中医药发展生态,实现中西医结合的创新发展。

融入点 2 打造优质道地药材,加快中药产业发展。

教学过程中提出为何不同产地的麦冬在质量和药效上存在差异性,在讨论、总结过程中让学生深刻理解道地中药材。橘生淮南则为橘,生于淮北则为枳。通过"环境胁迫"术语解释道地中药材为何品质和药效更佳,让学生认识到真正的强大都是在竞争中产生的,人、企业、动植物、药材都是这样,从而培养学生的竞争意识和探索精神。以道地中药材的地域特征为触点,让学生认识到生活、学习环境对于个人成长和发展的作用,进而深刻理解新时期中国特色社会主义教育发展道路对于国家、社会和个人发展的重要意义。结合目前中药材产地存在虚假宣传、错误引导、混淆真伪等市场乱象,让学生意识到要保持中药材的质量和特色优势,必须要重视优质道地药材的生产,提升道地药材供给能力,保护生态环境,实现永续发展。

【学习拓展】

树立资源忧患意识,践行科学发展观念

习近平总书记多次强调,粮食生产根本在耕地,必须牢牢守住耕地保护红线。严格落实总书记指示,科学用好土地资源,守住耕地红线,必须树立资源忧患意识、资源节约意识和科学发展意识,实现土地资源的集约高效利用。滁州市皇甫山国有林场 2019 年实施的"薄壳山核桃＋元宝枫＋麦冬"立体栽植示范园项目对于合理、高效利用土地资源、追求土地效益最大化,以及缓解我国耕地资源紧张和增加农民收入具有重要的示范作用。

秦岭地区具有丰富的动植物资源优势和土地特点,探索符合商洛地区发展实际的现代有机农业综合种养模式,强化对每一寸土地都要追求"社会效益、经济效益、生态效益"的三位一体发展观念迫在眉睫。作为新时期的大学生应该了解农业现代化取得的巨大成就以及存在的问题,自觉践行习近平总书记提出的绿色农业发展观,关注美丽中国建设,深刻体会习近平总书记"青山绿水就是金山银山"的生态文明理念,在学习的过程中培养自身的环保

意识、责任意识和解决实际问题的能力。

【参考文献】

[1] 余林."薄壳山核桃＋元宝枫＋麦冬"立体示范园营建技术[J].安徽农学通报,2021,27(18):68－69.

[2] 李玉丽,易腾达,廖小年,等.经典名方沙参麦冬汤的源流及应用探究[J].中医药学报,2021,49(11):51－57.

[3] 朱雅琦.秋分寒暑平,养阴用麦冬[J].中国家庭医生,2022,18:22－23.

五、案例简要分析

该案例通过调查分析不同产地麦冬的疗效差异,让学生深刻理解道地中药材。讲述麦冬的经典名方和在抗击疫情中的应用,彰显中医药文化自信,引导学生主动传承中华传统文化。从中西医结合的角度探究中医药高质量发展的思路,培养学生的文化包容性和社会责任感。课后拓展引导学生关注秦岭地区在农业现代化方面取得的巨大成就及存在的问题,培养学生的环保意识、责任意识和解决实际问题的能力。

端午佳节点雄黄

一、案例简况

本案例以古代典籍引入主题——雄黄,吸引学生对课题内容的关注,增进学生对雄黄的直观认识。继而通过雄黄的炮制体现中医药与现代科技的碰撞,强化学生对中医药知识的文化自信。通过讲解雄黄的应用,教育学生要注重培养严谨的科研态度与精神。

二、关键词

雄黄　解毒杀虫　矿石

三、育人主题

培养精益求精、诚实守信的中医药人工匠精神。

四、案例正文

【课前任务】

查阅资料,天然矿物能否作为药物使用? 具有代表性的有哪些?

矿物类药材虽然在药材中占比不是很多,但仍然是临床用药重要的一类,是中药重要组成部分,从古到今,具有数千年的使用历史。早在《五十二病方》中就记载了雄黄、丹砂、硝石等 20 种矿物药,最早的本草专著《神农本草经》收载矿物药 46 种。明代李时珍《本草纲目》收载矿物药 223 种。现《中国药典》收载矿物药 25 种。其中朱砂、雄黄、自然铜等为硫化合物类;石膏、芒硝、白矾为硫酸盐类。

【课堂导引】

通过课前任务引导学生查阅资料,明确雄黄的解毒、杀虫等知识,然后进行小组讨论雄黄的炮制方法对其药性的影响,培养学生自主学习及具体问题具体分析的能力。

【案例举要】

实例 1　我国人民千百年来在端午时节有饮雄黄酒的习惯,这是雄黄的解毒、杀虫的功效。雄黄的化学成分是 AsS,晶体属单斜晶系的硫化物矿物,又名鸡冠石。暴露于日光下变粉末状,呈橘红色,有条痕,呈油光泽。雄黄与雌黄、辰砂和辉锑矿共生于矿床之中。雄黄与雌黄可作为提取砷及制造砷化物的矿物原料。雄黄也是传统中药材,具杀菌、解毒效果,一般在端午节时可做雄黄酒。雄黄经过氧化变成 As_2O_3,即砒霜,是一味毒性很高的矿物药。

实例 2 切制、水飞。取雄黄研成极细粉或取雄黄粉碎后,加水适量共研细,再加多量的水,搅拌,倾出混悬液,下沉部分再按上法反复操作数次,除去杂质,合并混悬液,静置后,分取沉淀,晾干,研散。成品称雄黄粉。取粉末适量,照三氧化二砷检查项下的方法检查,应符合规定(《药典》1985 年版)。取原药材,拣去杂质及碎石,研成细粉即可。

【实践育人融入点】

融入点 1 拓展学生的知识维度,引导学生对类似药物的辨证对比。

融入点 2 "同一味本草,炮制不同,药性就不同,功效更是各异。"炮制制剂技术的充分掌握,是让中药减缓毒性、提高药效的关键所在。"炮制虽繁,但必不敢省人工",精益求精、诚实守信是中医药人工匠精神的最佳体现。

融入点 3 在普遍使用现代中药炮制设备的当下,中药人又将肩负起怎样的新使命?答案即运用专业知识去改进设备和工艺,创新炮制方法,让药效得到更大的发挥。

【学习拓展】

雄黄的临床应用

(1)治神经性皮炎:用雄黄等制成雄黄合剂搽患处,有效果。

(2)治疮疡、疥癣:用雄黄和白矾等份为末,水调或醋调后外敷,有止痛除痒、消肿解毒效果。

(3)治瘙痒:如属于寄生虫,如蛲虫所引起的肛门瘙痒,可用雄黄、铜绿等分为末,外撒肛门处,有止痒驱虫作用;如为一般皮肤瘙痒,可配百部、苦参等,用雄黄外洗方。

(4)治蛇咬伤:蛇咬伤后可用雄黄等外敷,也可用雄黄、五灵脂研末,用酒调服治疗。

(5)治鼻息肉:雄黄、杏仁(研末)、轻粉、麝香共调匀。用时以药棉蘸药粉少许涂鼻息肉。

(6)治腮腺炎:雄黄 3 g,蓖麻仁 31 g,共捣烂成泥状,敷贴患处。每日换药 2~3 次,可治流行性腮腺炎。

(7)治疥疮:雄黄 125 g,硫黄、蛇床子、大枫子、木鳖子、樟脑末各 60 g。共研细末,过筛;将猪板油放锅内加热煎油,待凉,然后加上药末调匀,加入樟脑末调匀备用。用时先将患部洗净擦干,再涂上药膏。

【参考文献】

[1] 茗怡.端午的风俗:沐兰汤 饮雄黄酒 祛五毒[J].上海企业,2013,06:94-95.

[2] 张婉玉,刘喜财,张晓敏,等.雄黄和雌黄矿石中砷的测定方法[J].世界有色金属,2020,01:215-216.

[3] 李莎莎.雄黄水飞炮制机理及其饮片质量研究[D].北京中医药大学,2016.

五、案例简要分析

　　该案例不但激发学生的学习兴趣,也及时补充学生的专业知识,提升学生人文素养。以中药炮制为载体进行充分讲解,引导学生追求精益求精、诚实守信的中医药人工匠精神。教育学生要注重中药主药与其他药物的配伍,培养学生严谨的科研态度。课题内容设计上充分融入了思维、技术、人性、社会等多方面的育人价值。

化腐生肌话升药

一、案例简况

本案例将中药饮片带入课堂,让学生真实地感知中药,加深对中药的认识和理解。引入目前广泛报道的中药安全性问题,生动的事例让学生树立批判、思考的态度。通过升药的炮制教育让学生感悟工匠精神,提高对自身的要求。

二、关键词

升药　拔毒　化腐生肌

三、育人主题

秉承严谨的科学作风,树立中医药自信。

四、案例正文

【课前任务】

查阅资料,阐明中药饮片的概念。

中药饮片是指中药材按中医药理论,经过中药炮制方法后可直接用于中医临床的中药。中药饮片包括了一些经产地加工的中药切片、原形药材饮片及经过切制、炮炙的饮片。前两类管理上根据中医药理论在配方、制剂时作饮片理解看作中药材。

【课堂导引】

通过课前任务引导学生查阅资料,了解中药饮片的概念,然后进行小组讨论,对于中药材、中药饮片两个概念让学生自主思考探究,培养学生自主学习及具体问题具体分析的能力。

【案例举要】

实例1　升药为水银、火硝及白矾各等分混合升华而制成,又称作三仙丹、升丹,或称红升或黄升。以河北、湖北和湖南等地产量较多,研细入药,陈久者良。

性味归经:味辛,性热,有大毒,归肺、脾经。

应用:用于疮疡、烫伤、创伤、脱疽或压疮等外科疾病的溃疡。外用可攻疮毒,为中医外科提脓祛腐的主药。

实例 2 《张氏医通》:三白丹:水银一两,白矾、焰硝各二两。上三味内铁铫中,以厚瓷碗合定,盐泥固济,压定碗足,文火煅三炷香,升在碗内,取出放地一夕,以出火毒。瓷罐收贮,经年后方可用之。

在普遍使用现代中药炮制设备的当下,作为中医药人,每个学生必须恪守精益求精、诚实守信的工匠精神。

实例 3 升药的炮制:原料为水银、硝石、白矾各二两。先将硝石、白矾研细拌匀,置铁锅中,用文火加热至完全熔化,放冷,使凝结。然后将水银洒于表面,用瓷碗覆盖锅上,碗与锅交接处用桑皮纸条封固,四周用黄泥密封至接近碗底,碗底上放白米数粒。将锅移置火上加热,先用文火,后用武火,至白米变成黄色时,再用文火继续炼至米变焦色。去火,放冷,除去泥沙,将碗取下。碗内周围的红色升华物为红升;碗中央的黄色升华物为黄升;锅底剩下的块状物即升药底。用刀铲下后,宜密封避光贮存。

【实践育人融入点】

融入点 1 让学生在课堂上去看、摸中药饮片,真实感知中药的气味质地,体会中药的药性,树立中医药自信心。

融入点 2 学生最大限度参与课堂,促进学生树立批判思考的态度,客观理性地对待与中医药相关的网络信息。

【学习拓展】

中药饮片安全问题与用药警戒值得思考

孙小霞等系统检索 30 年来国内外文献报道,收集和整理了 7 味拔毒化腐生肌类饮片的 ADR/ADE 文献报道,采用回顾性研究和统计学方法对该类饮片引发的安全事件进行分析。结果发现共纳入拔毒化腐生肌类饮片安全事件报道 56 篇,病例 492 例,涉及 ADR/ADE 的饮片共 6 味,占拔毒化腐生肌类饮片总数的 85.71%。分析可见,拔毒化腐生肌类饮片 ADR/ADE 的临床表现涉及人体多个器官/系统,主要的影响因素为误用、剂量过大、长期用药、个体差异、给药途径不当等。因此,拔毒化腐生肌类饮片发生安全问题多见于硼砂、轻粉、砒石。加强拔毒化腐生肌类饮片的用药警戒,对提高该类饮片的安全合理应用具有重要意义。

【参考文献】

孙小霞,张冰,张晓朦.拔毒化腐生肌类中药饮片安全问题分析与用药警戒思考[J].中华中医药杂志,2016,31(10):4124 - 4128.

五、案例简要分析

　　该案例通过课堂观察的方式使学生亲临其境,真实感知中药的气味质地,体会中药的药性,加深印象。插入目前广泛报道的中药安全性问题,用事实说话,引导学生具有批判精神和深入思考的态度,炮制教育的引导让学生深知责任重大,须秉持中医药人的工匠精神。诸多课堂元素充分挖掘了思政资源,能够有效培养学生正确的人生观和价值观,提升其社会责任感。

第三篇章　职业素养

总　论

中国第一部官修本草之《新修本草》

一、案例简况

浓缩中医药精华的本草典籍经过代代相传,是中医药院校学生巩固和锤炼医药思维的最佳素材,本案例从《新修本草》这一我国药学最早的官修本草入手,以掌握中药起源和中药学的发展为教学目标,采用线上教学方式,运用对比教学、情景教学等方法,提高学生的职业素养,养成团结合作和严谨科学的态度及实事求是的作风。

二、关键词

官修本草　药典　图文对照　新修本草

三、育人主题

好的态度是决定成功的关键因素,通过案例设计,提高学生的职业素养,特别是对于工作的积极态度,如团队意识、敬业精神等。

四、案例正文

【课前任务】

（1）在中药领域应用图文对照的方法有何优势?

（2）《药典》的相关内容有哪些?

【课堂导引】

在 7 世纪中叶时,唐朝经济迅速恢复和发展,由于在这以前西北少数民族的内迁,初唐交通和贸易的发达,西域和印度文化不断输入,使唐代的药品数目和种类不断增加,而当时用药指南《本草经集注》,在内容方面也存在一些问题。基于以上两个原因,苏敬于唐显庆二年表请修订本草,得到唐高宗的批准,然后举全国之力耗费两年后完成了《新修本草》。这是我国第一部官修本草,比世界上有名的欧洲《纽伦堡药典》要早 800 多年。药物同时配有手绘药图,使用图文对照的方法开创药学著作的先例,唐朝政府将它定为学医必读之书,对我国药学的发展起着推动的作用,流传达 300 年之久,在日本等国也有一定的影响,直到宋代的《开宝本草》问世后才被取代。

【案例举要】

实例 陶弘景编著的《本草经集注》唐代医家奉为指南,但由于编写时存在种种不足以及成稿一百多年来传、抄、改、移所出现的错误,已不适应时代发展的需要,因此有必要把药物知识加以重新总结和整理。《新修本草》是由苏敬等 22 人集体编撰而成,编写过程中能采纳群众意见,做到"上禀神规,下询众议",收集到的药物资料范围比较广泛,"普颁天下,营求药物,羽毛鳞介,无远不臻,根茎花实,有名咸萃"。对药物功用详细探讨,多方考订,做到"详探秘要,博综方术"。

【实践育人融入点】

融入点 1 从《新修本草》成书的历史背景中融入求真务实的态度。

孟子曾言:"尽信书,不如无书",前人之书,代表的是前人的观点,需要我们用批判性的思维,取其精华,去其糟粕,不能人云亦云。

融入点 2 从《新修本草》的成书过程中融入团结合作的职业素养。

《新修本草》是由唐高宗批准并举全国之力编写而成,让学生认识到工作中应具有团队精神,有良好的从业心态和奉献精神,做到个人利益与整体利益的统一。

【学习拓展】

《新修本草》的历史意义

唐朝以前,中国本草的发展一直是民间收集整理编撰并带有一定的局限性。《新修本草》是第一部以政府名义编撰的药典,有承前启后的作用,不仅延续《本草经集注》的部分内容,而且开启了后世官修本草的先河。成书后对国内外有深远的影响,中国和日本的医家都列为必修课,在日本古书《延喜式》中,有"凡医生皆读苏敬新修本草"的记载。

【参考文献】

张新悦,王莹.《新修本草》的现代研究进展[J]. 中国现代中药,2019,3(21):399－408.

五、案例简要分析

本案例以理解中药起源和中药学的发展为教学目标,从学习《新修本草》这一我国药学最早官修本草入手,介绍了成书的历史背景、该书的特点,以及和前后本草书籍的传承关系。实践育人过程中能够巧妙地将提升职业素养的"团结合作""求真务实""科学严谨"的工作态度融入该章节中。

复方配伍之君臣佐使理论

一、案例简况

　　君臣佐使理论是以中国古代政治制度中的君臣关系来类比方剂中的药物关系的方剂配伍原则,方剂中佐制药是复方配伍减毒的核心,也是相畏相杀的具体运用和扩展。随着社会生活的多元化,亚健康人群逐年递增,疾病谱不断变化,中医临床施治更应省证求因、辨证论治,传承经典、守正创新。培养学生遵从遣方用药理论的同时,将"君臣佐使"创新性地应用于临床,具备敢于探索、与时俱进的思辨能力。

二、关键词

　　中药配伍　君臣佐使　守正创新

三、育人主题

　　启发探索兴趣,培养与时俱进的思辨能力,传承经典,守正创新。

四、案例正文

【课前任务】

　　查阅相关文献,了解君臣佐使理论内涵。

　　君臣佐使肇始于《黄帝内经》和《神农本草经》。《素问·至真要大论》言:"主病之谓君,佐君之谓臣,应臣之谓使",《神农本草经》曰:"药有君臣佐使,以相宣摄"。

　　全国高等中医药院校多版《方剂学》教材将君臣佐使作为方剂的组方原则,并对其内涵进行详细而统一的阐述,明确指出佐制药是制约君臣药的峻烈之性,以减轻或消除君臣药毒性的药物;使药中的调和药是具有调和诸药作用的药物,也在一定程度上起到了减毒作用。

【课堂导引】

　　学生通过查询资料完成课前任务,了解君臣佐使理论内涵,通过案例教学法,以学生为主导,掌握君臣佐使理论的临床应用,探究中药配伍的目的及意义,明确减毒增效是中药配伍的核心思想及复方配伍是中药减毒、增效的主要手段之一。

【案例举要】

　　实例 1　世界卫生组织提出,全球范围内亚健康人数超过 60 亿,占全球总人数的 85%。致病因素复杂多样,临证分析病因病机时,可依照"君臣佐使"来对其重新定位。如消渴病,过食肥甘厚腻之品化生湿热为君;平素脾胃虚弱为臣;情志不畅致肝郁化火为佐;气血津液运化不畅为使,有利于临床进一步辨证施治。

实例 2 中医组方中君臣佐使的概念是基于"一个方剂是一个邦国"被赋予的理论,职官体系的君臣佐使根源于空间隐喻,其映射到方剂,表现为"君—臣—佐使"的三级梯度隐喻,并且君臣关系是核心。方剂君臣佐使的概念内涵中存在不同层次的空间梯度隐喻,基于隐喻构建的中医理论体系才能指导临床"以通为和""以平为期"。

【实践育人融入点】

融入点 1 祖国医学博大精深,传承与创新并举。

君臣佐使理论最初记载于《黄帝内经》,是后世医家公认的组方配伍基本原则,并沿用至今。21 世纪是生命科学的时代,生命科学与生物技术不断创新、交叉与融合,"网络药理学"应运而生。"网络药理学"构建了疾病—基因—药物的多层次网络,从整体上预测药物靶点,提高了药物发现效率,被广泛用于中医方剂药物物质基础研究和作用机制研究中,中医"君臣佐使"理论加权网络构建方法,能更清晰地发现网络中的关键节点和关系,从而为提取出更加准确的药物成分和作用靶点提供依据。这就是在继承与发扬祖国医学的同时,进行了优化与创新,更加适应现代医学的发展要求。

融入点 2 中医药是中华文明的瑰宝,激发学生学习中医的热情。

疗效是中医的生命,以疗效为君,学生实习时可见证中医治病的全过程,通过真实的疗效,激发学习中医的热情。八纲辨证是中医辨证体系中的总纲,是最基础、临床应用最广的辨证方法,以八纲为臣,利用案例教学法培养学生的临床思维。

【学习拓展】

试分析麻黄汤组方中的君臣佐使

麻黄汤为解表剂,由麻黄、桂枝、杏仁、甘草组成,具有发汗解表、宣肺平喘之效,主治外感风寒表实证。君药麻黄与臣药桂枝为相须配伍,以发汗解表;君药麻黄与佐药杏仁为相使配伍,以宣肺平喘。

查阅文献,试从中医学"君臣佐使"理论探索系统性红斑狼疮现代用药方案。

结合 2020 版《系统性红斑狼疮诊疗指南》,归纳诊治系统性红斑狼疮的用药方案为激素为君药,羟氯喹为臣药,免疫抑制剂、钙剂、维生素 D 等为佐药,此方原则应用临床实践可预防不良反应发生,是中西医结合诊治疾病的具体体现。

【参考文献】

[1] 李冀,连建伟.方剂学[M].北京:中国中医药出版社,2016:16.

[2] 唐钧,李军.健康社会学视角下的整体健康观和健康管理[J].中国社会科学,2019,38(8):130 - 135.

[3] 丁环宇,洪勇良,齐凤军,等."君臣佐使"于临床的创新应用[J].时珍国医国药,2022

（5）:1178 - 1179.

[4] 刘思鸿,赵汉青,高宏杰,等.一种基于中医"君臣佐使"理论的加权网络模块划分优化方法[J].中国中药杂志,2021(22):5936 - 5943.

[5] 庞枫韬,唐晓颇,徐浩东,等.从中医学"君臣佐使"理论探索系统性红斑狼疮现代用药方案[J].风湿病与关节炎,2022(5):48 - 50+57.

五、案例简要分析

合理设置教学目标,利用案例教学法培养学生的中医临床思维,激发学生学习中医的热情。通过阐述君臣佐使理论的内涵核心及临床应用,培养学生传承发扬中医学,具备与时俱进的思辨能力,并紧跟时代要求勇于探索创新。

医药哲思之中药用药禁忌

一、案例简况

本案例以影视剧《老中医》片段引入主题,从中医古籍中相关记载、中药的用药禁忌引申出唯物辩证法的哲学观,从自然辩证法中,引导学生学会思辨。了解矛盾双方对立与统一的关系,看清事物的本质,从而启发学生的辩证思维。将哲学与中药学相结合,使学生在学到知识的同时,更要学会做人、做事,最终将学到的知识、能力升华为药学素养。

二、关键词

用药禁忌　自然辩证法　对立与统一　辨证论治

三、育人主题

对立与统一是事物发展的规律,学会用动态的方式看待事物,体会辨证论治的含义,提升辨证思维。

四、案例正文

【课前任务】

查阅资料,了解中医古籍中有关记载(参考书目:《神农本草经》《新修本草》《证类本草》《本草纲目》《本草经集注》)。了解"十八反""十九畏"的内容。

"十八反歌",即张子和《儒门亲事》:"本草明言十八反,半蒌贝蔹及攻乌,藻戟遂芫俱战草,诸参辛芍叛藜芦"。"十九畏歌",即刘纯《医经小学》:"硫黄原是火中精,朴硝一见便相争,水银莫与砒霜见,狼毒最怕密陀僧,巴豆性烈最为上,偏与牵牛不顺情,丁香莫与郁金见,牙硝难合京三棱,川乌草乌不顺犀,人参最怕五灵脂,官桂善能调冷气,若逢石脂便相欺,大凡修合看顺逆,炮爁炙煿莫相依。"

【课堂导引】

以电视剧《老中医》引入主题,同时提升敬业、严谨、认真的态度。

故事概述:电视剧《老中医》的第一集中,一位患者身患重病,中医翁泉海为其诊病后认为患者虽然病重,但仍有救治的希望,便给出药方。然而,患者在服药后随即死亡,家属将翁泉海告上法庭。然而在调查事情原委后,患者死因并不是翁泉海的药方,而是因为家属没有遵照医嘱,给病人同时喝了两位医生的药方,违背了配伍禁忌,发生毒性作用,本就身体虚弱的病人无法耐受,最终死亡。

【案例举要】

　　实例　附子与甘草的配伍,谓之相畏,能够减轻附子的毒性,同时发挥附子温阳散寒的功效;然而附子与半夏同用,谓之相反,能增强药物的毒性。单一的药物本身具有某些功效,但是配伍不当便会使之减效或增毒。

　　中药的配伍特点体现了唯物辩证法中对立与统一的规律,事物都是一分为二的,都是统一性和对立性的统一,也是共性和个性的统一,是事物联系的根本内容和永恒发展的内在动力。恩格斯认为,矛盾是"客观存在于事物和过程中的",是一种推动事物运动发展的"实际的力量"。对立与统一的双方不是完全割裂的,而是相互转化、相互渗透的。正如"十八反"中的附子和半夏,在《金匮要略》中赤丸方中同用,治疗火热内盛所致的口舌生疮、咽喉疼痛、小便短赤、心胸烦热。古代名医明方中也有不少反药同用的记载,认为反药同用可相反相成。"真理越辩越明",在各家学说的争论中,中药配伍禁忌的研究也能够得到发展。2019年王振国教授主持的项目"基于中医原创思维的中药药性理论创新与应用"荣获国家科学进步奖,该研究项目提出了整体药性观,创立本原药性和效应药性两个新概念,发现了药性表征规律,拓展了药性应用新领域,解决了中医药性理论传承难、认知难、应用难的科学难题,推动了中药药性理论的传承与创新。

【实践育人融入点】

　　融入点 1　影视故事引入主题,以严谨认真支撑职业操守。

　　从影视剧中的案例我们可以发现,中药的用药禁忌十分重要,古往今来积累了大量的经验教训,违背用药禁忌,可能造成药效的减弱,也可能增加药物的毒副作用,有的甚至能够造成生命危险。但是历史上著名医家使用反药治病的例子也不胜枚举,认为中药的配伍重在辨证,不必拘泥于十八反、十九畏。如何掌握中药的配伍和禁忌,需要我们在具体的病人、病情中具体分析,需要丰富的经验和扎实的专业知识支撑,更需要我们敬畏生命、对生命,以及负责的职业操守和职业道德。

　　融入点 2　中药的用药禁忌,引申出唯物辩证法的哲学观。

　　在学习中医中药的过程中,需要辩证思维。辨证论治本身也是中医的核心,能够以变化的、运动的、多个角度、矛盾双方的对立与统一看待疾病,是中医治病的精髓。这种思维也应该延用在生活中,要能够一分为二地看待问题,不能片面刻板地把事物分为"好"与"坏",而应该多思考,看清事物的本质,用正确的方式解决问题。

【学习拓展】

　　中药的用药禁忌是我国古人千百年来的经验积累和知识总结,为后世中医临床诊疗提供了重要参考,有效规避了中药的用药风险,减少不良反应和不良事件的发生。中药的用药禁忌也为当代中药安全性评价提供理论基础,帮助中成药说明书、中药处方点评系统中中药用药禁忌数据库的完善。

【参考文献】

[1] 廖星,胡瑞学,陈薇,等.中医禁忌学对中药安全性评价的启示[J].北京中医药大学学报,2020,43(10):814-824.

[2] 刘慧,许妍妍,谢利娟,等.基于证候理论中药用药禁忌研究概况[J].辽宁中医药大学学报,2022,24(3):106-109.

[3] 原嘉文,吴永林,杨裕忠.审方在中药合理用药中的作用[J].北方医学,2020,17(12):157-159.

[4] 吴楚良.妊娠期用药禁忌研究进展[J].中医学报,2012,27(9):1166-1167.

五、案例简要分析

该案例以影视剧片段引入主题,启发学生了解中医用药禁忌的重要性,同时引导学生严谨、认真的治学态度和尊重生命、敬畏生命的敬业态度。从中药配伍禁忌中的相关专业知识启发学生懂得对立与统一是事物发展的客观规律,引导学生用辩证唯物主义的思维看待问题、解决问题。

进退取舍之中药剂量考究

一、案例简况

本案例以张超伟的事迹启发学生严谨治学,教育引导学生深刻理解并自觉实践职业精神和职业规范,增强职业责任感;从药物剂量的影响因素与学生互动,启发古今哲学思考;启发学生面对人生要知进退、懂取舍。

二、关键词

中药的剂量　严谨治学　天人合一　马克思主义哲学　取舍

三、育人主题

面对知识严谨治学,面对事物懂得具体问题具体分析,面对人生懂取舍、知进退、有分寸。

四、案例正文

【课前任务】

(1)观看纪录片《本草中国》第二集"进退",体会中药用药剂量的考究和中医传统文化传承的意义。

(2)预习本节,思考中药用药剂量的影响因素。

【课堂导引】

以近代中医堂号"保和堂"第九代传人张超伟炮制"琥珀抱龙丸"的事迹,启发学生思考中药剂量关乎药物的功效、毒效,面对中药一定要态度严谨,格物致知。

故事概述:丹药的主要成分是朱砂,也叫"丹砂",主含硫化汞,有毒,不宜大量服用。相传秦始皇、汉武帝、唐太宗等古代帝王都长期服用丹药,有些甚至命丧于此。张超伟的祖传药方"琥珀抱龙丸"主要由琥珀、茯苓、赤芍等配伍朱砂制成药丸,因朱砂含有汞,长期服用可致中毒,因此在用药时,分量的斟酌十分重要。张超伟亲自制作时,不能有一丝一毫的怠慢。他说在朱砂的研磨时,需要"正念",全神贯注在药物上,才能将朱砂中的游离汞和水溶汞用水飞的方法去除。

【案例举要】

实例　从药物剂量与药、人、自然的关系,启发中医"天人合一"的中国古代哲学思维和

"具体问题具体分析"的马克思主义哲学观。课堂中指导学生举例,共同探讨相关哲学观点。

影响因素	举例	相关哲学观点
药物性质	毒性大的药,应严格控制剂量,开始时用量宜轻,逐渐加量;花、叶、皮等量轻质松、性味浓厚的药物用量宜小;矿物、贝壳等质重沉坠、性味淡薄、作用温和的药物用量宜大	具体问题具体分析的马克思主义哲学。具体问题具体分析能够使我们在面对事物时,避免刻板教条,灵活对待,分清矛盾的性质和特点,才能制定出解决矛盾的正确方法
剂型、配伍、用药目的	同样的药物,入汤剂比入丸散剂的用量要大;单味药使用比入复方中应用剂量要大	
病人的年龄、体质、病情、性别、年龄	老人、小儿、产后妇女、体质虚弱的病人,都要减少用量;病情急重、病程短,用量宜大;病情轻、病势缓、病程长,用量宜小	1. 具体问题具体分析的马克思主义哲学; 2. 以人为本、因人制宜。 中医重视"治人",以人为本,将人作为一个动态变化的整体,而不是片面地治疗疾病
地区、季节、居处	夏季发汗解表药及辛热药不宜多用;冬季辛热药用量可稍大;夏季苦寒降火药用量宜重;冬季苦寒降火药则用量宜轻。 四川地区气候潮湿,该地区医家善用温阳利水的乌头类药物,且用量较大,衍生出"火神派"学术思想	"天人合一"的中国古代哲学。 自然界与人是相互感应、互为映照的,在辨证论治时,应注意因时、因地、因人制宜。《素问》有云:"言天者求之本,言地者求之位,言人者求之气交。曰:何谓气交?曰:上下之位,气交之中,人之居也。""人与万物,生于天地气交之中,人气从之则生长壮老已,万物从之则生长化收藏。"

【实践育人融入点】

融入点1 以张超伟炮制"琥珀抱龙丸"的事迹引入主题。

严谨治学是学习者面对中药的态度,药物剂量的拿捏需要扎实的专业知识,丰富的临床经验和严谨、认知、细心的态度,只有这样才能将药物正确地使用,治病救人。否则,中药可能变成毒害人体健康的毒药。

融入点2 从中药剂量的把握引申"懂取舍、知进退"的人生哲理。

"懂取舍、知进退"是张超伟家族留下的最宝贵的精神财富。取舍,是张超伟放弃金钱的诱惑,坚持行医之道的家族传承,就像朱砂,去掉有害的成分,保留药用成分,在一次次研磨的过程中,早已发生了质的变化。从张超伟的个人事迹,启示学生祖国医药的传承也是文化的传承,中药的一秤一戥间,已经身处进退取舍之中。不论是做人还是做事,把握适当的分寸,都是我们终身学习和探索的智慧。

融入点 3 从药物剂量的影响因素的相关知识，引申相应的哲学思想。

在专业知识的学习中渗透相关哲学思想，体现了中医"以人为本"、整体观、辨证论治的特点。

【学习拓展】

张仲景，东汉末年著名医家，被后世称为"医圣"。他寻求古训，博采众方，编著了中医经典巨作《伤寒杂病论》。该书奠定了中医"辨证论治"的理论基础，记载了大量有效的经典方剂。张仲景在书中所记录的方剂流传至今，被后世推崇和延用，称为"经方"，但经方中药物的使用剂量却颇具争议。

汉代重量的古今折算争议较大，经过水密度法和黄金密度法总和考证，汉一两为 15 g，一斤为 240 g；一铢约为 0.66 g。汉代容量古今折算，一合为 20 mL，一升厘为 200 mL，一斗为 2 000 mL。仲景方中各特殊中药的剂量：半夏半升约 60 g，吴茱萸一升约 85 g，豆豉一升约 120 g；附子一枚小者约 15 g、大者约 30 g，枳实一枚约 12 g，杏仁半升约 60 g，芒硝半升约 80 g，麻仁一升约 90 g，五味子半升约 40 g，栀子 14 枚约 12 g，大枣 12 枚约 35 g，石膏如鸡子大约 90 g。

【参考文献】

[1] 瓮恒，陈亦工. 仲景方用药剂量的古今折算与临床应用[J]. 南京中医药大学学报（社会科学版），2014，15(3)：161-164.

[2] 李宇航. 仲景方用药剂量古今折算及配伍比例标准研究[A]//中华中医药学会仲景学说分会. 全国第二十次仲景学说学术年会论文集[C]. 中华中医药学会仲景学说分会，中华中医药学会，2012：131-132.

五、案例简要分析

将哲学与中药学相结合，以真实事迹导入主题，将价值导向和知识传授相融合。通过名人事例教育引导学生，深刻理解中华优秀传统文化中讲仁爱、重民本、守诚信、崇正义的思想精华和时代价值，教育引导学生传承中华文脉，富有中国心、饱含中国情、充满中国味。

躬身践行之中药用药方法

一、案例简况

本案例由文学作品导入主题,启发学生面对传统中医文化,能够"取其精华,去其糟粕"。以经典方剂为例,引导学生亲身实践中药的煎煮方法,提高动手实践能力,更加深刻地了解中药的用法。实践与理论相结合,使学生体会到"纸上得来终觉浅,绝知此事要躬行"的意义。

二、关键词

中药的用法　文学作品　实践

三、育人主题

辩证地看待中医传统文化,在传承中医传统文化中,具有勇于探索的创新精神和善于解决问题的实践能力。

四、案例正文

【课前任务】

自主预习本节内容,并思考:现如今用煎药机制备中药汤剂与传统煎药方式相比,有何优缺点?

中药的疗效与煎药方式的选择关系密切。传统的煎药方法在煎煮方法、器具选择、药物浸泡时间、服药方法等方面都颇具讲究,能够更加有效地提取药物中的有效成分。现如今我们所使用的煎药机,内胆主要是由不锈钢材质制成,其质地轻、受热快、耐酸碱、化学性质较稳定,较适合煎煮中药。煎药机操作方便,能够同时煎煮大量药物,提高了中药汤剂的制备效率,但是无法完全遵照传统煎煮方法中如"先煎""后下"等操作,其煎制效果也会受到影响。

【课堂导引】

从文学作品关于药的描写导入主题,提高学生的文学素养,同时引导学生正确看待中医文化,汲取其中有益的精华,摒弃中医药中缺乏根据的糟粕。

作品内容:我有四年多,曾经常常——几乎是每天,出入于质铺和药店里,年纪可是忘却了,总之是药店的柜台正和我一样高,质铺的是比我高一倍,我从一倍高的柜台外送上衣服或首饰去,在侮蔑里接了钱,再到一样高的柜台上给我久病的父亲去买药。回家之后,又须忙别的事了,因为开方的医生是最有名的,以此所用的药引也奇特:冬天的芦根,经霜三年的甘蔗,蟋蟀要原对的,结子的平地木……多不是容易办到的东西。然而我的父亲终于日重一日的亡故了。

(选自鲁迅《狂人日记·呐喊》)

【案例举要】

实例 将学生分组,以小组为单位,观察煎药用具,以名家方剂为例,亲身实践进行药物的煎煮。

项　目	内　容	教学方法
煎药用具	砂锅、瓦罐	观察法
煎药用水	流水、井水、雨水、泉水、米泔水、自来水	讲授法
煎药火候	文火、武火	观察法、讲授法
煎煮方法	先将药材浸泡 30～60 分钟,用水量以高出药面为度。一般中药煎煮两次,第二煎加水量为第一煎的 1/3～1/2。两次煎液去渣滤净混合后分 2 次服用	讲授法
服药法	汤剂一般每日 1 剂,煎 2 次分服,两次间隔时间为 4～6 小时	讲授法
煎煮:磁朱丸	【组方】磁石 60 g(先煎),朱砂 10 g(先煎),神曲 120 g。 【用法用量】蜜制小丸,一次 5 g,每日 3 次。 【使用注意】① 孕妇忌用;② 肝肾功能损害、胃溃疡者禁用;③ 不宜与碘、溴化物并用	实操练习
煎煮:银翘散	【组方】银花 15 g,连翘 15 g,竹叶 6 g,桔梗 9 g,甘草 8 g,薄荷 9 g,牛蒡子 9 g,芥穗 6 g,淡豆豉 8 g。 【用法用量】上杵为散,没服六钱,鲜苇根汤煎,香气大出,即取服	实操练习
煎煮:三仁汤	【组方】杏仁 15 g,白蔻仁 6 g(后下),薏苡仁 18 g,滑石 18 g(包煎),白通草 6 g,半夏 15 g,厚朴 6 g,竹叶 6 g。 【用法用量】甘澜水八碗,煮取三碗,每服一碗,每日三服	实操练习
煎煮:黄连阿胶汤	【组方】黄连 12 g,黄芩 3 g,芍药 6 g,鸡子黄 1 枚,阿胶 9 g(烊化冲服)。 【用法用量】以水五升,先煮三物,取二升,去渣,纳胶烊尽,小冷,纳鸡子黄,搅令相得,温服七合。每日三服	实操练习

【实践育人融入点】

融入点 1 以鲁迅经典作品《呐喊》的选段导入,从文学作品中窥探传统中医文化。

鲁迅先生用反讽的表达,描写了药引的"奇特",表达了对封建社会文化糟粕的批判。中医药是中国千百年来的文化传承,经历过世世代代的验证和发展,是中华民族珍贵的文化瑰宝。然而,在封建社会的发展中,也存在些许封建迷信的文化糟粕,但其更多的中医药理论是根植于中国古代哲学的经验总结,是验证于身的至高智慧。新冠疫情期间,中医药大放异彩,体现出显著的功效。自 2016 年国务院审议通过《中医药发展战略规划纲要》,发展中医药已经上升为国家战略。而今,发展中医药是实现"健康中国"的重要途径之一,作为学习者的我们,应当具备分辨力,对于中医药的用法具有正确的认识,认真学习扎实的专业知识。

融入点 2 结合中医经典名方,在实践中体悟知识。

以具有代表性的中医经典方剂为例,指导学生实际操作中药的煎煮,掌握中药的煎煮方法,同时学习不同药物在煎煮过程中的注意事项。操作练习后分组讨论,学生根据实操过程中遇到的问题、学到的知识、受到的启发进行交流,发挥学生自主学习和探索的能力。

引导学生在学习中药用法的同时,将书本知识联系实践,结合所学发挥联想,启发学生探究更加便利的中药煎煮方法,为开展大学生创新创业提供思路。在探索中药用法的同时,展现中医传统煎煮法的意义和精髓,发展传统中医文化。

【学习拓展】

同一药物或方剂,其煎煮方法及服用方法不同,药物效果亦有不同。《伤寒来苏集·伤寒附翼》有云:"生者气锐先行,熟者气钝而缓",如泻下药物大黄,其煎煮方法、炮制方法及服药方法不同,都会产生不同的功效。大黄生用、后下,则泻下之力峻猛,如用治阳明里热腑实之证的大承气汤,其煎煮方法有:"先煮二物,取五升,去滓,钠大黄,更煮取二升,去滓,钠芒硝,更上微火二沸,分温再服。得下,余勿服";而大黄久煎则泻下之力和缓,如用治阳明腑实轻证的小承气汤,其煎煮方法是:"大黄酒洗,四两厚朴去皮,炙,二两枳实炙,三枚大者以水四升,煮取一升二合,去滓,分温二服。处服当更衣,不尔者,尽饮之。若更衣者,勿服之"。中医学古籍中所记载的此类"同药不同方"或者"同方不同用"其煎煮方法有别的例子还有很多,都是古代医家的经验总结,也是我国传统医学的精华所在。我们需要在传承中创新,在尊重中传承,深入学习中医学知识,优化现今中药用法,使中医药发挥更好的作用,得到更好的发展。

【参考文献】

[1] 蒋志,蒋丽霞,李智韬,等.中药汤剂煎煮方法及影响因素研究进展[J].广州中医药大学学报,2022,39(2):458-462.

[2] 王小鹏,桂新景,王艳丽,等.中药汤剂煎煮加水量与得液量控制方法研究[J].医药导报,2021,40(11):1528-1533.

五、案例简要分析

该案例结合课程内容特点,介绍中药的用法,在动手操作的同时提升学生的中医传统文化素养、文学素养、动手能力和辩证思考能力。使学生在学到知识的同时,更要学会主动探索,学会自学,勤于动手,在做中学,在实践中增长智慧才干。

个　论

不能过钱谈细辛

一、案例简况

以掌握中药细辛的功效、应用及毒性为教学目标，运用 PBL 教学等方法，通过"用辛不过钱"谈谈药物的使用安全，提升学生的职业素养。

二、关键词

细辛　有毒　马兜铃科

三、育人主题

细辛有毒，而有毒药物在使用过程中稍有不慎就会造成患者的身体损伤，有些是因为药物本身的毒性，而有些却是人为因素，通过本案例可以培养学生树立"人命重于千金，虽有千金不能易一命"的职业道德。

【课前任务】

(1) 何为"用辛不过钱"？

(2) 含有马兜铃酸的常用中药有哪些？主要引起什么样的不良反应？

【课堂导引】

细辛，又名小辛、少辛、细草，因"根细而味辛"得名。《中国药典》记载：细辛为马兜铃科植物北细辛，汉城细辛或华细辛的根及根茎，有毒。关于细辛困扰着临床医者的有两个问题：一是"细辛能否过钱"，二是细辛为马兜铃科植物含有马兜铃酸，能够导致肾损害，临床能否继续使用。

【案例举要】

实例　"用辛不过钱"一说，最早源于宋代《本草别说》一书，至今 900 多年已成为临床上的戒律，其实，在宋之前诸多书籍，皆言细辛无毒，更没有剂量的限制，宋之后也有学者持相同的观点。事实上，直到 20 世纪 50 年代以前细辛入药一直用根，但是现代细辛入药部位已变为全草。全草和根挥发油的含量有明显差异,所以古今细辛的药材已有质的不同,如果照搬古代"用辛不过钱"显然不合情理,考证《伤寒论》中细辛用过钱者比比皆是,久煎之后,很少发生中毒反应。由前面一句话并不能得出后面结论。如果是单服细辛末或丸散中使用,每次超过 3 g 就有中毒的风险,如果是煎剂,细辛的毒性成分挥发油在煎煮过程中会挥发掉,用量每天超过 3 g 也不会发生中毒。但《药典》(2022 版)细辛的剂量仍然规定在煎剂中每日的用量不能超过 3 g。现代研究发现细辛中含有马兜铃酸,在汤剂中含量很难检测出来,但丸散剂中能检测出来,所以要注意用量和用药时间的长短,防止病人出现肾衰竭。除了药材自身的毒性作用,大家还应关注人为因素,一些商贩职业道德沦丧,用假冒药品以次充好,比如用麦冬的须根掺入细辛,导致临床用药效果不显著。

【实践育人融入点】

融入点 1 从药物的毒性出发,融入尊重生命的职业素养。

有人错误地认为中药多是"草根树皮",一般没有毒性,即使有毒,对身体的损伤也不大,通过案例可以看出古人已经开始重视中药的毒性,并观察到细辛如能入汤剂,使用时还是比较安全的,但如果用之不当,轻则可出现不良反应,重则也可危及生命,绝不可轻视。作为医生不仅要有过硬的专业知识,更要对生命心存敬畏,这样才能做到"大医精诚"。

融入点 2 针对中药商品的良莠不齐,提升学生的职业道德。

中药造假问题由来已久,造假的手段也越来越高明,随着近些年来国家监管打击力度的加大,行业整体环境已经有所好转,但造假问题仍然不容忽视中药材是中医药事业发展的物质基础,影响着患者的身体健康,所以需要坚决抵制造假用假,让中医药行业健康地发展。

【学习拓展】

1. 细辛的用量及禁忌

内服,煎剂 1～3 g,丸散剂服用每天最大量不能超过 3 g;气虚多汗,血虚头痛,阴虚咳嗽等忌服。

2. 细辛中毒表现及解毒措施

细辛服用过量在服药后 40 分钟至 1 小时即可发病,轻度出现头痛、呕吐、出汗、烦躁不安、口渴、面赤等症状,中重度后出现昏迷、牙关紧闭、角弓反张、四肢强直、呼吸停止而死亡。轻度中毒可服用清热解毒剂,如黄连解毒汤、五味消毒饮。中重度中毒则以西医治疗为主,出现昏迷可内服安宫牛黄丸佐以苏合香丸等。

【参考文献】

丁香,赵万秋. 中药细辛的现代临床研究应用[J]. 临床合理用药,2015,8(10C):177-179.

五、案例简要分析

本案例以解表药发散风寒的细辛为教学目标,从学习这一药物的有毒知识入手,巧妙地将"尊重生命""大医精诚""抵制造假"这些育人要点融入本章节中。

抱扑怀真鱼腥草

一、案例简况

鱼腥草是一味药食两用的传统中药,本案例以中医药理论为指导,以鱼腥草的药性功效、药理作用与临床应用、现代应用为主线,通过鱼腥草背后的故事,弘扬中医药文化,结合鱼腥草注射剂医疗事件,探究致敏的科学本质,培养学习者的职业素养。

二、关键词

鱼腥草　药性功效　药理作用　现代应用

三、育人主题

启发探索兴趣,追求科学精神。

四、案例正文

【课前任务】

(1) 鱼腥草注射剂的不良反应是什么?

(2) 鱼腥草常用于治疗哪类疾病,其功效如何?

【课堂导引】

鱼腥草药名来源:鱼腥草在我国使用历史悠久,始载于《吴越春秋》:"越王从尝粪恶之后,遂病口臭,范蠡乃令左右皆食岑草,以乱其气"。此处岑草即鱼腥草。鱼腥草味辛,性寒,具有清热解毒、消痈排脓、利尿通淋等功效,临床上多用于治疗呼吸系统、消化系统和泌尿系统疾病。

【案例举要】

实例1　越王勾践兵败之后成为了吴王夫差的俘虏,于是卧薪尝胆,发誓一定要使越国强大起来。但回国后第一年遇上了罕见的荒年,百姓无粮可吃。勾践亲自上山寻找可以食用的野菜,这种有鱼腥味的野菜帮助越国上下渡过了难关,被勾践命名为鱼腥草。

实例2　相传很久以前,一对贫困不孝夫妻时常虐待双目失明的老母亲。老人患了重病,高烧、咳嗽、咳脓血不止,夫妻俩不给母亲治病反倒责怪老人装病,甚至背地里瞒着老人将邻居送来的鱼汤吃了个精光。儿子怕丑事露馅有损面子,便到山坡上采来了一种有鱼腥味的野菜,煮了骗母亲喝了一碗又一碗,不料,母亲的病竟奇迹般地好了。后来,此事传扬出

171

去，人们在纷纷谴责这对不孝夫妻的同时，也知晓了这野菜的药性，由此称之为"鱼腥草"。

【实践育人融入点】

融入点 1 鱼腥草注射剂致敏性探究。

鱼腥草注射剂的致敏性，不仅与单成分的致敏性相关，更与其形成的超分子结构特征相关，其强度决定于超分子结构特征，包括大小、表面积及鱼腥草挥发油成分基团在表面分布情况等。这一现象可用超分子化学的"印迹模板"自主作用机制进行解释。在超分子化学理论的指导下，通过对鱼腥草注射剂的结构及其致敏性进行研究，为解决这一问题提供了新的研究思路。

周燕子等人以超分子"印迹模板"为理论指导，对鱼腥草注射剂体内成分进行了归类，利用非线性回归得到了各个成分群致敏性的排序。小鼠尾静脉给予鱼腥草注射剂（18.1 mL/kg），于不同时间点采集样本，进行气质联用分析和免疫球蛋白 E 的含量测定；从所有样本中筛选出共有成分，并将非共有成分进行归类，划分成若干个成分群；对各个成分群进行相似度计算；利用非线性回归对各个成分群与 IgE 的相关性进行分析，并计算信息量。结果共得到鱼腥草注射剂体内成分 605 个，其中共有成分 10 个；将所有成分归类得到 10 个成分群；各个成分群相似度为 0.934～1.000；非线性回归得到各个成分群的效应系数，进一步计算得到成分群 3 的信息量最大（17.67%），可能是造成致敏的关键成分群。

融入点 2 老药新用——借药之力，助食之功。

鱼腥草是一种药食两用植物，其营养丰富，且具有抑菌、抗病毒、提高机体免疫力等功效，被称为植物抗生素。鱼腥草全株均可食用，最常见的食用部位是地下茎，不仅可以生食还可以加工腌渍后食用，其纤维少、辛香味浓郁而且口感脆嫩，也是保健食品的主要食材部位。鱼腥草药用功能记载明确且详细，目前在国内市场上以其为原料制成的天然药物的剂型种类非常丰富，其中部分产品及其功效成分和药用功能与我国保健食品颁布的 27 项功能具有良好的一致性或相关性，因此这为鱼腥草作为保健食品原料奠定了功能基础。吕艳春等人选用鱼腥草搭配其他配料加工成酱、茶、饮料和蛋糕等风味独特的四种产品，其中鱼腥草豆豉辣椒酱和鱼腥草粗纤维蛋糕的接受度较高。

鱼腥草保健酒的生产工艺技术研究已被列入国家"星火 863"计划。鱼腥草营养液和鱼腥草袋装方便食品等保健食品也都相继问世。鱼腥草食品加工的开发也从传统的半成品（凉拌、干品）及茶、饮料、酒等轻工业食品向航空食品、戒烟食品、减肥食品等方向发展。

【学习拓展】

鱼腥草研究概况

鱼腥草作为药食两用的植物，临床应用广泛，市场需求量大。目前已从鱼腥草中分离鉴定出 200 多个化学成分，主要包括挥发油、黄酮和生物碱等类成分，此外还含有多糖、酚酸和甾体等类成分。其中鱼腥草挥发油类和黄酮类成分具有抗炎、抗肿瘤和抗病毒等多种活性，近几年对于其多糖类成分的活性研究也逐渐增多,主要与免疫调节相关。含有鱼腥草的中成药在临床上广泛使用,主要用于呼吸、消化和泌尿等系统疾病。

针对鱼腥草的安全性研究相对较少,研究者今后应对鱼腥草的药效物质基础和作用机制,尤其是安全性和质量控制方面进行深入研究,及时提供安全性数据,为鱼腥草的临床使用和合理开发利用奠定基础。

【参考文献】

[1] 周燕子,陈锋,王敏存,等.基于超分子"印迹模板"的鱼腥草注射剂致敏原研究[J].中草药,2022,53(1):154 – 161.

[2] 周燕子,王敏存,贺玉婷,等.鱼腥草挥发油体外代谢通用客体"印迹模板"研究[J].中草药,2021,52(1):75 – 81.

[3] 冯堃,秦昭,王文蜀,等.鱼腥草保健功能及开发利用研究进展[J].食品研究与开发,2019,40(7):189 – 193.

[4] 吕艳春,肖通.鱼腥草系列食品开发及其接受度评价[J].保鲜与加工,2020,20(1):149 – 154.

[5] 武营雪,丁倩云,刘静,等.鱼腥草化学成分、药理及质量控制研究进展[J].药物分析杂志,2022,42(1):108 – 120.

五、案例简要分析

以掌握"鱼腥草药性功效应用与现代研究"为教学目标,从古代故事入手结合鱼腥草注射剂医疗事件,探究科学本质,培养职业素养。应用现代研究成果,指出鱼腥草在功能食品开发方面的成果,"老药新用"以实现中药材综合利用"更美好的未来"。

是非功过谈大黄

一、案例简况

本案例通过引入热点问题"大黄真的能减肥吗",从而引出盲目减肥、滥用泻下药一些社会现状,激发学生的学习兴趣,帮助学生树立学以致用、辨证用药的理念,同时介绍大黄炮制的相关内容,引导学生树立大国"工匠精神",进一步提高学生专业认同感和使命感。

二、关键词

大黄 辨证用药 工匠精神

三、育人主题

尊古通今,学以致用,守正创新。

四、案例正文

【课前任务】

(1)大黄真的能减肥吗?

(2)常说"人参杀人无过,大黄救人无功",那么大黄到底是良药还是毒药?

【课堂导引】

通过课前讨论环节引导学生查阅资料,了解大黄的来源、炮制、药性、功效与应用、用法用量和使用注意事项等知识,然后进行小组讨论,通过案例,树立辨证用药的理念,培养"工匠精神"。

【案例举要】

实例1 一款中药瘦身胶囊,有消费者服用1个月,体重下降10斤的神奇功效。产品成分标明,含有南非蝴蝶亚仙人掌、决明子、藤黄果、月见草提取物及中药辅料。但相关人员对其进行检测发现,这款纯中药瘦身胶囊里面,至少含有1个人工合成化学成分,它就是西布曲明。此外,还检测到了没食子酸、芦荟大黄素、大黄酸、大黄素、大黄酚、大黄素甲醚、大黄酚葡萄糖苷等成分,说明用到了药材大黄。

实例2 据清代赵翼的《檐曝杂记》载:当时的俄罗斯以中国的大黄为上药,病者非此不治。后有数事违约,"上命绝其互市,禁大黄,勿出口,俄罗斯遂惧而不敢生事"。

清代姚元之的《竹叶亭杂记》载:朱阁学翰林素知医,每日熬大黄浓汁为汤。服大黄十六斤,腹泻不起。友人为之挽叹云:"大黄为厉,九泉应悔自知医。"

这两个小故事均表明,即使是一味良药,如果不经辨证服用,也会给健康和生命带来意想不到的灾难。

实例 3 大黄包括生大黄、酒大黄、熟大黄、大黄炭和醋大黄等不同的炮制品种。不同的炮制品种的大黄,临床用途也有明显的区别。其中生大黄泻下攻积力较猛,熟大黄的泻下作用明显减弱,仅为生大黄泻下作用的 5%左右;酒大黄主要用于治疗目赤肿痛,齿龈肿痛;醋大黄以活血化瘀功能为主。

【**实践育人融入点**】

融入点 1 "人参杀人无过,大黄救人无功",大黄是良药还是毒药? ——大黄要辨证服用

中医常说"人参杀人无过,大黄救人无功"是啥意思? 为什么同为中药,一个救人无功,而一个杀人却无过? 因为大黄又有"将军"的称呼,药性猛烈,并不是每个医生都能用得好它,只有善于使用它的人才能利用其猛烈之性,在分量、配伍上拿捏准确,发挥出大黄应有的作用。所以,大黄虽然可以救人,但如果使用不当却容易出问题。

融入点 2 大黄这味药材的炮制品种包括:大黄、酒大黄、熟大黄、大黄炭和醋大黄;炮制品种不同,作用和临床应用不同。大黄炮制部分内容反映了中医药文化的丰富内涵和朴素唯物主义哲学思想。通过案例将"工匠精神"融入大黄炮制内容教学设计,提升学生的责任感、使命感,培养学生的传承和创新意识以及团结协作的理念。

【**学习拓展**】

讲述清宁片制备过程,尤其是其中大黄的炮制过程,让学生了解传统中药的炮制特色,为中药的传承奠定基础。

【**参考文献**】

[1] 张一昕,王茜,韩雪,等."中药学·泻下药——大黄"的教学设计及实施[J].中国医药导报,2015,12(23):158-160+164.

[2] 张乐,陈毓,陈巍.《中药变形记》微课程融合思政教育的教学设计[J].创新创业理论研究与实践,2021,4(24):20-22.

[3] 陈毓,李锋涛,陈晓兰.《生熟异治薪火相传——中药炒法炮制技术》微课程教学设计[J].现代职业教育,2022,(20):65-67.

[4] 杏林"将军"——大黄_中医文化_中医_共享健康网(http://www.gxjk.net/).

[5] 一味中药走天下:历代笔记杂著中的"大黄"_疼痛医生包寿乾(http://blog.sina.com).

[6] 药中"将军"说大黄_伤寒论学习研究(http://blog.sina.com)》.

[7] 大黄—《互联网文档资源(http://wenku.baidu.c)》.

[8] 中医所说的"人参杀人无过，大黄救人无功"是啥意思？(http://www.360doc.com/content/21/0314/16/69471348_966936818.shtml).

[9] 威震药林猛将军——大黄(http://www.360doc.com/content/21/1026/11/64746841_1001343082.shtml).

[10] 王晓琴,于娟,高荣,等.中药炮制教学中的中医药思维培养[J].内蒙古医科大学学报,2017,39(S1):101-103.

[11] 史美荣.《中药炮制学》课程教学改革研究与实践[J].中外企业家,2017,(15):208.

[12] 王满元,仇峰,马莉,等.中药炮制学课程开设综合设计性实验项目的探索[J].药学教育,2015,31(6):44-46+50.

[13] 张桥,陈艳琰,乐世俊,等.大黄炮制的历史沿革及对化学成分、传统药理作用影响的研究进展[J].中国中药杂志,2021,46(3):539-551.

[14] 赵晓波.大黄炮制方法对其药理作用影响[J].医学理论与实践,2020,33(8):1246-1247.

[15] 又见西布曲明,减肥行业水真深(https://www.163.com/dy/article/HBERVJDL0552NGN1.html).

五、案例简要分析

本案例通过几个环节相互融合可以激发学生的学习兴趣，引导学生去发现问题、解决问题，突出学以致用的教学理念；同时通过古今案例的引入可以加深学生对于大黄是"良药"还是"毒药"的认识，充分理解"大黄救人无功"，从而逐步树立辨证用药的观念；大黄炮制部分内容反映了中医药文化的丰富内涵和朴素唯物主义哲学思想，有助于提升学生的责任感、使命感，培养学生的传承和创新意识。

药物妙用论巴豆

一、案例简况

本案例通过引入古今巴豆中毒案例,帮助学生树立辨证用药的理念,进一步提升学生的专业认同感和岗位责任感、使命感,坚定从事中医药行业的信念,培养良好的医德医风。

二、关键词

巴豆　辨证用药

三、育人主题

辨证用药,传承创新。

四、案例正文

【课前任务】

在《西游记》里,朱紫国国王因为王后被妖怪掳走,得了忧思之症。幸有孙悟空施展医术,以大黄为君,巴豆为臣,锅灰为佐,马(小白龙)尿为丸,龙涕为引,治好了国王多年的病。

那么,其中巴豆主要发挥的作用是什么?

【课堂导引】

通过课前任务引导学生查阅资料,了解有关巴豆的来源、药性、功效与应用、用法用量和使用注意事项等知识,然后进行小组讨论,通过案例,树立辨证用药的理念。

【案例举要】

实例 1　李时珍巧用巴豆治腹泻

有一位六十多岁的老太太,常年患腹痛溏泻之病。李时珍把脉发现脉象沉滑,断定是"脾胃久伤,冷积凝滞"之症。而令人惊讶的是李时珍开出的药方居然是巴豆丸。老太太胆战心惊地服用了这味有争议的药。没想到服药后,病人连续两天没有腹泻,气色也一天好过一天,慢慢地,油腻和瓜果蔬菜也可以自由食用了,最后奇迹般地痊愈了。

实例 2　一起巴豆成分引起的学生集体食物中毒案例

长沙市开福区某学校,有在校学生 12 660 人,教职工 895 人,共计 13 555 人。2012 年 12 月 18 日早 7 点 40 分起,该校医务室陆续接诊了多名有恶心、腹痛、腹泻等症状的学生,所有发病学生均在校内第三食堂的桂林米粉店用了早餐。最早发病的学生尹某在进食 7 分钟后出现恶心、腹痛、腹泻等症状，随即前往校医务室就诊。至 8 点 40 分，发病人数达到高峰。所有进餐学生全部发病，共计 27 人。经补液、抗炎治疗后，所有学生症状均有缓解，至 19 日晚，所有学生均痊愈。

事件特点分析：27 名患病学生均于 12 月 18 日早晨在第三食堂桂林米粉店就餐，近 2 日无共同就餐史。其他食堂就餐的学生无类似症状。

病例症状基本一致，为腹泻、腹痛伴恶心呕吐，基本无发热。据其中 6 名学生反映，食用早餐时咽喉或腹部有烧灼感。

症状出现快。本次发病的 27 名学生中，最快发病的仅仅为就餐后 5 分钟，时间最长的也只有 60 分钟，均未超过 1 个小时，潜伏期中位数为 10 分钟。

所有患病学生当天食用的早餐主成分不尽相同，但底汤均有不同程度食用。并且后续的动物实验证明可疑致病物来源于底汤。进一步对底汤进行实验室检测，其巴豆酸和巴豆苷为阳性，结果支持巴豆中毒。

【实践育人融入点】

融入点 1　辨证用药

通过引入李时珍巧用巴豆治腹泻以及一起由巴豆成分引起的学生集体食物中毒两个较为典型的古今巴豆中毒案例，使学生树立辨证用药的理念。

融入点 2　夯实基础，格物致知，传承创新

学习拓展环节引导学生进一步去探究巴豆中毒的主要成分，同时补充拓展去油制霜法制巴豆减毒工艺，树立工匠意识，提升学生的责任感、使命感，培养学生的传承和创新意识。

【学习拓展】

1. 巴豆中毒机制

巴豆致泻的背后机制是剧毒的化合物，巴豆的种子含油 50%～60%，油进入肠道后会分解为具有强烈刺激性的巴豆酸，破坏肠道细胞导致腹泻。中毒者的整个消化道会灼痛无比，中毒严重者可能会死于脱水引发的全身症状。就算是接触到皮肤，也会导致红肿发炎。

2. 巴豆减毒工艺——去油制霜法制巴豆

巴豆仁中巴豆油的含量一般为 50% 以上，《药典》中规定巴豆霜中巴豆油的含量为 18.0%～20.0%，为了减缓巴豆的毒性，常将巴豆去油制霜使用。巴豆制霜法最早载于宋《苏沈良方》："以巴豆剥去壳，取净肉，去肉上嫩皮，纸包水湿，入慢火中煨极熟，取出，另以绵纸包之，缓缓捶去其油，纸湿则另换，以成白粉为度"，以后各代均沿袭使用巴豆仁或巴豆霜。

【参考文献】

[1] 每天最少学一味中药—巴豆_闺蜜圈微信公众号—《网络(http://www.tui xinwan)》.

[2] 跟我识中药|用泻药治腹泻? 李时珍用巴豆巧治寒积腹泻—《互联网文档资源(http://www.360 doc.co)》.

［3］中药故事：巴豆_hubike2014 —《网络（http：//blog. sina. com）》.

［4］能让人"一泻千里"的传统草药—巴豆,也能让人当场去世—《网络（https://www. bilibili. com/read/cv2282863/）》.

［5］中药知识必学：巴豆（二）—《网络（https：//www. sohu. com/a/157307647_377305）》.

［6］中药知识必学：巴豆（一）—《网络（https：//www. sohu. com/a/157019628_377305）》.

［7］李越峰,刘峰林,吴平安,等. 中药炮制学实验教学改革研究［J］. 卫生职业教育, 2012,30(3)：109－110.

［8］唐一上. 巴豆制霜法［J］. 中成药研究,1984(1)：44.

［9］王毅,张静修. 巴豆制霜的质量研究［J］. 中成药,1991(4)：20－21.

五、案例简要分析

以《西游记》经典故事引出本案例的主角巴豆,激发同学们的学习兴趣;引入古今巴豆中毒案例,逐步树立辨证用药的理念,提升学生的责任感、使命感;学习拓展环节引导学生进一步去探究巴豆中毒的主要成分,同时补充拓展去油制霜法制巴豆减毒工艺,树立工匠意识,使同学们进一步夯实基础,格物致知。

自强不息论牵牛

一、案例简况

本案例通过引入古诗词中的牵牛花，讲述牵牛子中药背后的故事，让学生感受传统文化的魅力，激发学生的学习兴趣，以药学大家李时珍为例，说明中医药理论与临床紧密结合的重要性，通过牵牛子中毒案例，提升学生的责任感、使命感，树立辨证用药的理念，坚定从事中医行业的信念，培养良好的医德医风。

二、关键词

牵牛子　辨证用药　理论与实践相结合

三、育人主题

弘扬传统文化，传承与创新并举。

四、案例正文

【课前任务】

徜徉千年文化，启发学习兴趣

（1）古诗词里的牵牛花

《夜雨·藩篱处处蔓牵牛》宋·陆游：

藩篱处处蔓牵牛，薏苡丛深稗穗抽。

只道物生常茂遂，一宵风雨又成秋。

《牵牛花》宋·秦观：

银汉初移漏欲残，步虚人倚玉阑干。

仙衣染得天边碧，乞与人间向晓看。

《鹧鸪天·竹引牵牛花满街》宋·刘镃：

竹引牵牛花满街。疏篱茅舍月光筛。

琉璃盏内茅柴酒，白玉盘中簇豆梅。

休懊恼，且开怀。平生赢得笑颜开。

三千里地无知己，十万军中挂印来。

《牵牛花三首·晓思欢欣晚思愁》宋·杨万里：

晓思欢欣晚思愁,绕篱紫架太娇柔。

木犀未发芙蓉落,买断西风恣意秋。

(2)讲述中药背后的故事——牵牛子

一农夫孩子得了大腹病,村中大夫给一散剂服之痊愈。家人便让孩子牵头小牛相送以表谢意。大夫坚持不要,说:"这药是从田边采的,还不知道它叫什么名字,既然孩子牵着牛来的,这药就叫牵牛子吧。"陶弘景说:"此药始出田野,人牵牛谢药,故以名之"。牵牛子分黑牵牛子、白牵牛子,又名黑丑、白丑,以丑属牛而隐其名。

【课堂导引】

通过古诗词中的牵牛花,徜徉千年文化,感受中华民族传统文化的魅力,引出本案例的主角牵牛,通过讲授中药背后的故事,激发学生的学习兴趣,引导学生查阅资料,了解有关黑白丑的来源、药性、功效与应用、用法用量和使用注意事项等知识,然后进行小组讨论,通过案例,树立辨证用药的理念。

【案例举要】

实例1 李时珍为何最爱牵牛子?

有一60岁的病人找到李时珍,自诉患"肠结病"数十年,大便数日一行,且行之艰难,甚于妇人生产。服养血润燥药,则胸脘痞闷不适;服硝、黄之类通利药,也毫无感觉,如此30余年,深为痛苦。李时珍为其诊治时,见病人体胖,每日吐痰碗许。李时珍认为该病人属三焦之气壅滞,以致津液不化而成痰饮,不能滋润肠腑而致,并非血燥,用濡润之药则留滞;用硝黄之类,走血分,无益痰阻,故均无效果。于是李时珍以牵牛子末,用皂荚膏为丸与服,一服即大便通利,且不妨食,继而神爽。李时珍对此解释说:"牵牛子能走气分,通三焦,气顺则痰逐饮消,上下通快矣。"

由此可见,李时珍不仅谙熟药性,且深知医理。通过临床实践,他创立的牵牛子能"走气分,通三焦""达命门,走精隧"之说,以及治疗"大肠风秘气秘,卓有殊功"的论述,丰富了牵牛子的药性理论。

实例2 牵牛子中毒案例

曹××,男,18岁。头痛发热,身困不适4天。一日前,因"食积不化、大便秘结",先后两次自服牵牛(服法:炒牵牛子,捣细,拌糖,温开水冲服。下同)共约135 g。遂口渴思饮并腹泻。经过12小时许,自觉腹部稍胀,又服牵牛子60 g。服后便泻更甚,有棕色糊状粪从肛内频频外溢,小便混浊而黄赤。继则神志不清、烦躁、失语。其家属急来请出诊治疗。

查体:患者昏迷不省,呈重病容,全身皮肤青紫,尤以口唇、指(趾)甲为著,巩膜发黄,脉沉细、舌色绛、心音低而率速(120次/分),呼吸迫促短浅。经抢救无效死亡。

讨论:牵牛子,含有牵牛子脂,其化学结构与泻根素相似。可刺激肠壁,使肠蠕动亢进,故有泻下作用。过量,能致肾脏充血。吸收后影响脑神经,特别是舌下神经受损,甚至刺激中枢系统。本文病例中毒致死原因在于误服量过大(共 195 g),相当于规定用量的 32 倍,是值得引以为教训的。

【实践育人融入点】

融入点 1 李时珍为何最爱牵牛子? ——中医药理论要与临床实践相结合。

牵牛子是一味中药,为泻下类药,性苦寒而峻烈,有泻下、逐水、去积、杀虫等功效。纵观祖国医药史,对牵牛子颇有研究并善用者,首推明代大药学家李时珍。通过引入李时珍的案例,使学生树立中医药理论要与临床实践紧密结合的理念。

融入点 2 牵牛子中毒案例——良药还是毒药,树立辨证用药理念。

通过引入牵牛子中毒案例及在学习拓展环节引导学生进一步去探究牵牛子毒性的物质基础及分子机制,使学生进一步夯实基础,同时对于良药和毒药有更深层次的认识,从而树立辨证用药的理念。

【学习拓展】

牵牛子毒性作用的物质基础及分子机制

研究表明,牵牛子的毒性主要是牵牛子苷和总生物碱。牵牛子苷的化学性质与泻根素相似,有强烈的泻下作用。其机理是:牵牛子苷在肠内遇胆汁及肠液分解出牵牛子素,刺激肠道,增进肠蠕动,导致泻下。此外,牵牛子苷分解出的水溶性物质可能作用于中枢神经系统,在长期或者大量服用时,导致出现的神经症状也可能与其有关。总生物碱具体的毒性分子机制目前还不明确。

【参考文献】

[1] 彭先毳.百草养生逸闻[M].人民军医出版社,2008.

[2] 邝玲玲,徐霞.牵牛子的临床应用及安全性研究进展[J].现代中医药,2018,38(2):96-100.

[3] 贺晓丽,于蕾,杨秀颖,等.中药牵牛子毒的历史考证与现代研究[J].中药药理与临床,2018,34(4):194-196.

[4] 张爱英,王高明.牵牛子中毒——附死亡 1 例[J].陕西新医药,1979,(12):62,29.

五、案例简要分析

通过引入古诗词中的牵牛花,讲述牵牛子中药背后的故事,既吸引学生的兴趣,又树立辨证用药的理念。通过叙事过程将专业知识由浅入深渗透,同时提升学生的责任感、使命感,培养学生的传承和创新意识,坚定从事中医行业的信念,培养良好的医德医风。

对症下药谈秦艽

一、案例简况

本案例通过问题设置引导学生提前了解课题内容，以中医药理论为指导，以秦艽的配伍规律为主线，结合古今文献，揭示秦艽药性功效、配伍应用规律、鉴别用药及现代研究，为合理运用秦艽提供参考。通过传统中医药记载有关秦艽的文化讲述，厚植学生传统中医药文化自信。适当配伍可以突出秦艽之功效，提升中医辨证用药理念。

二、关键词

秦艽　药性功效　配伍应用规律　现代研究

三、育人主题

启发探索兴趣，拓展信息获取能力，厚植传统文化自信。

四、案例正文

【课前任务】

搜集与秦艽有关的古今医术或民间偏方都有哪些？秦艽主要是用来治疗哪些疾病？秦艽的形状、质地和鉴别用药如何？

【课堂导引】

通过课前任务引导学生查阅资料，了解有关秦艽名称的由来、种类、药性功效与应用、用法用量和使用注意事项等知识。同时，由学生分组讨论秦艽的种类、形态特征以及性状鉴别等，进而加深学生对中药秦艽的认识，进一步强化学生对中药材炮制加工的理解，从而植入中药人的工匠精神。

【案例举要】

实例1　秦艽名称的由来。秦艽，别名秦胶（《本草经集注》），秦纠（《唐本草》），秦爪（《四声本草》），左秦艽（《张聿青医案》），大艽、左宁根（《青海药材》），左扭（《河北药材》），为龙胆科植物秦艽（*Gentiana macrophylla* Pall.）、麻花秦艽（*Gentiana straminea* Maxim.）、粗茎秦艽（*Gentiana crassicaulis* Duthie ex Burk.）或小秦艽（*Gentiana dahurica* Fisch.）的干燥根。前三种按性状不同分别习称"秦艽"和"麻花艽"，后一种习称"小秦艽"。春、秋二季采挖，除去泥沙；秦艽及麻花艽晒软，堆置"发汗"至表面呈红黄色或灰黄色时，摊开晒干，或不经"发汗"直接晒干;小秦艽趁鲜时搓去黑皮,晒干。

实例 2 秦艽本草考证。《本草纲目》:秦艽,手足不遂,黄疸,烦渴之病须之,取其去阳明之湿热也。阳明有湿,则身体酸疼烦热,有热则日晡潮热骨蒸。《本草经疏》:秦艽,苦能泄,辛能散,微温能通利,故主寒热邪气,寒湿风痹,肢节痛,下水,利小便。性能祛风除湿,故《别录》疗风无问久新及通身挛急。能燥湿散热结,故《日华子》治骨蒸及疳热;甄权治酒疸解酒毒;元素除阳明风湿及手足不遂,肠风泻血,养血荣筋;好古泄热,益胆气。咸以其除湿散结,清肠胃之功也。《本草征要》:秦艽,长于养血,故能退热舒筋。治风先治血,血行风自灭,故疗风无问新久。入胃祛湿热,故小便利而黄疸愈也。《本经逢原》:秦艽,入手足阳明,以其去湿也;兼入肝胆,以其治风也。故手足不遂,黄瘅酒毒,及妇人带疾须之……凡痛有寒热,或浮肿者,多挟客邪,用此以祛风利湿,方为合剂。故《本经》治寒热邪气,寒湿风痹,肢体痛等证。若久痛虚羸,血气不能营养肢体而痛,及下体虚寒,疼酸枯瘦等病,而小便清利者,咸非秦艽所宜。《本草正义》:秦艽,《本经》谓之苦平,而《别录》加以辛及微温,以其主治风寒湿痹,必有温通性质也,然其味本苦,其功用亦治风热,而能通利二便,已非温药本色。后人且以治胃热黄疸烦渴等症,其非温性,更是彰明较著。考《本经》《别录》主治,功在舒筋通络,流利骨节,惟治痹痛挛急之证,盖与防风、羌、独同类之品。甄权之治头风,即祛风也;惟又称其利大小便,亦与《本经》下水利小便之旨相合。盖秦艽既能外行于关节,亦能内达于下焦,故宣通诸府,引导湿热,直走二阴而出,昔人每谓秦艽为风家润药,其意指此。因之而并及肠风下血,张石顽且谓其治带,皆以湿热有余,泄积滞言之,非统治诸虚不振之下血带下也。又就其导湿去热而引伸之,则治胃热,泄内热,而黄疸酒毒,牙痛口疮,温疫热毒,及妇人怀胎蕴热,小儿疳热烦渴等症,皆胃家湿热,而秦艽又能逋治之矣。约而言之,外通经隧,内导二便,是其真宰,而通络之功,又在理湿之上。要之皆是从湿阻热结一面着想,而气虚血弱之症,皆非其治,仍与防风、羌、独等味异曲同工耳。

自秦汉以来,经过历朝历代发展至今,秦艽的药性药效及主治日臻完善,主流认识统一为味辛、苦,性平,归胃、肝、胆经,具有祛风湿,通络止痛,退虚热,清湿热之功效。主治风湿痹证,中风不遂,骨蒸潮热、疳积发热,湿热黄疸等症,此外尚能治痔疮、肿毒等。

实例 3 秦艽之辨证用药。本品辛散苦泄,质偏润而不燥,为风药中之润剂。风湿痹痛,筋脉拘挛,骨节酸痛,无问寒热新久均可配伍应用。其性偏寒,兼有清热作用,故对热痹尤为适宜,多配防己、牡丹皮、络石藤、忍冬藤等;若配天麻、羌活、当归、川芎等,可治风寒湿痹,如秦艽天麻汤(《医学心语》)。同时,本品既能祛风邪,舒筋络,又善"活血荣筋",可用于中风半身不遂,口眼㖞斜,四肢拘急、舌强不语等,单用大量水煎服即能奏效。若与升麻、葛根、防风、芍药等配伍,可治中风口眼㖞斜,言语不利,恶风恶寒者,如秦艽升麻汤(《卫生宝鉴》);与当归、熟地、白芍、川芎等同用,可治血虚中风者,如秦艽汤(《不知医必要》)。此外,本品能退虚热,除骨蒸,亦为治虚热要药。治骨蒸日晡潮热,常与青蒿、地骨皮、知母等同用,如秦艽鳖甲散(《卫生宝鉴》);若与人参、鳖甲、柴胡等配伍,可治肺痿骨蒸劳嗽,如秦艽扶羸汤(《杨氏家藏方》);治小儿疳积发热,多与薄荷、炙甘草相伍,如秦艽散(《小儿药证直诀》)。本品苦以降泄,能清肝胆湿热而退黄,《海上集验方》即单用为末服,亦可与茵陈蒿、栀子、大黄等配伍,如山茵陈丸(《圣济总录》)。

【实践育人融入点】

融入点 1 秦艽种类有别,炮制加工必有异。据 2020 年版《中国药典》记载:"秦艽采收加工一般在春、秋二季采挖,除去泥沙;秦艽和麻花艽晒软,堆置'发汗'至表面呈红黄色或灰黄色时,摊开晒干,或不经'发汗'直接晒干;小秦艽趁鲜时搓去黑皮,晒干。"既然秦艽和麻花艽"发汗"与否均可,为什么还要进行"发汗"这一繁琐的操作程序? 而小秦艽却要趁鲜搓去黑皮,既然都是药材秦艽,为何炮制加工却大不相同? 此时,就需要培养学生的探索与创新精神,让学生亲自设置实验去验证"发汗"前后秦艽的药性功效的变化情况。

融入点 2 秦艽本草记载历史悠久,众家记载各有出入。引导学生通过网络或古籍医书资料查阅秦艽的详细用药历史,集众家之所长,完善秦艽本草文献考证,培养学生查阅并获取文献资料的能力,提升中医药文化自信。

【学习拓展】

1. 秦艽化学成分研究进展

(1)秦艽:根含秦艽碱甲、乙、丙,龙胆苦苷,当药苦苷。另有报道,秦艽根主含龙胆苦苷,在提取分离时,龙胆苦苷与氨水作用转化为龙胆碱和秦艽碱丙等生物碱。近有报道,秦艽根含龙胆苦苷、褐煤酸、褐煤酸甲酯、栎瘿酸、α-香树脂醇、β-谷甾醇、β-谷甾醇-β-D-葡萄糖苷。(2)粗茎秦艽:根含龙胆苦苷、当药苷、当药苦苷、龙胆碱、秦艽碱丙。(3)麻花艽:根含龙胆苦苷、当药苷、当药苦苷、龙胆碱、秦艽碱丙。(4)达乌里秦艽:根含龙胆苦苷、当药苦苷、龙胆碱、秦艽碱丙。此外,天山秦艽根含龙胆碱;西藏秦艽根含龙胆碱、欧龙胆碱、异欧龙胆碱、西藏龙胆碱;管花秦艽根含龙胆碱、秦艽碱丙。

2. 秦艽现代药理作用研究进展

秦艽有镇静、镇痛、解热、抗炎作用;能抑制反射性肠液分泌;有抗组胺作用;对病毒、细菌、真菌皆有一定的抑制作用。秦艽碱甲能降低血压,升高血糖;龙胆苦苷能抑制四氯化碳所致的转氨酶升高,具有抗肝炎作用;龙胆苦苷对疟原虫有抑杀作用。毒理学实验表明,秦艽碱甲对小鼠的半数致死量为:口服 480 mg/kg;腹腔注射 350 mg/kg;静脉注射 250～300 mg/kg。4 例风湿性关节炎病人口服 100 mg,每天 3 次,共 4～13 天,先后引起严重恶心、呕吐等;仅连服 13 日的一例,关节红肿、疼痛于第 5 日消失,余均无效,故认为此碱在初步临床应用中尚不够理想,且多副作用,尚待进一步改进。亚急性毒性试验:分别以 50 mg/kg,90 mg/kg,1 200 mg/kg 的剂量给大鼠腹腔注射,每日 1 次连续 14 天,各组动物外观无改变,病理切片发现肾小球及肾小管内均有蛋白出现,部分动物有肺水肿现象。龙胆碱对小鼠的半数致死量,灌胃为 480 mg/kg,腹腔注射为 350 mg/kg。

【参考文献】

[1] 高学敏.中药学[M].北京:中国中医药出版社,2007.

[2] 国家药典委员会.中华人民共和国药典(2020 年版)一部[M].北京:中国医药科技出版社,2020.

[3] 中医世家.中药材[OL].http://www.zysj.com.cn/zhongyaocai/.

五、案例简要分析

　　以秦艽药性功效应用展开课题,将中国传统中医文化融入课堂教学,激发学生学习的兴趣,厚植传统文化自信。由配伍与剂量对秦艽功效的影响引导学生进行辩证思考,寓价值观引导于知识传授和能力培养之中,帮助学生塑造正确的世界观、人生观、价值观。

甄 药 品 能 谈 防 己

一、案例简况

本案例从中药古籍记载出发,通过发布课前任务,遵循中医药理论讲述防己的来源、药性、功效与应用、用法用量、使用注意事项和鉴别用药等知识,针对传统防己种类多且某些品种具有肾毒性的特点,重点讲述防己的种类以及鉴别用药。本案例的设计旨在引导学生查阅资料,提升学生兴趣,教育引导学生增强责任感和使命感,弘扬中医药人精益求精、诚实守信的工匠精神。

二、关键词

防己　祛风湿药　利水消肿　鉴别用药

三、育人主题

启发探索兴趣,提升中医文化素养,弘扬传统文化自信。

四、案例正文

【课前任务】

与防己有关的经典古藉都有哪些?防己主要是用来治疗哪些疾病?现代药用防己如何鉴别真伪?

【课堂导引】

通过课前任务引导学生查阅资料,了解有关防己的植物基源、药性功效与应用、用法用量、使用注意事项和鉴别用药等知识,区别汉防己与木防己的功效与主治,最后在学生参与下总结归纳防己药性功效与应用、鉴别用药的重要知识点。

【案例举要】

实例1　防己自古以来分为汉防己和木防己两大类,一般习惯所称的汉防己实际是防己科的粉防己(*Stephania tetrandra* S. Moore);而木防己则为马兜铃科的广防己和汉中防己,有时也包括防己科的木防己。现时中医应用防己的经验是,汉防己偏于利湿走里,可利小便以消肿;木防己偏于祛风而走外,用于祛风湿以止痛。

防己属多年生落叶缠绕藤本。根圆柱形。茎纤细,有略扭曲的纵条纹。叶互生,宽三角状卵形,长 3.5~6.5 cm,宽 5~7 cm,先端钝,具小突尖,基部截形或略呈心形,全缘,上面绿色,下面灰绿色至粉白色,两面被短柔毛,掌状脉5条;叶柄盾状着生,长5～6 cm。花小,单性,雌雄同株;雄花序为头状聚伞花序,排列成总状,雄花萼片4,花瓣4,黄绿色,雄蕊4,花丝连合成柱状体,上部盘状,花药着生其上;雌花集成短缩的聚伞花序,萼片、花瓣与雄花同,心皮1,花柱3裂。核果球形,熟时红色。花期5—6月,果期7—9月。

实例2 《本经逢原》:防己辛寒纯阴,主下焦血分之病,性劣不纯,善走不行,长于除湿。以辛能走散,兼之气悍,故主风寒温疟,热气诸病,除邪,利大小便,此《本经》主治也。《别录》疗水肿膀胱热,通腠理,利九窍,皆除湿之功也。弘景曰:"防己是疗风要药"。汉防己是根,入膀胱,去身半以下湿热;木防己是苗,走阳跷,治中风挛急,风痹湿热。《金匮》防己黄芪汤、防己地黄汤、木防己汤、五物防己汤,皆治痰饮湿热之要药,而《千金》治遗尿小便涩,有三物木防己汤,水肿亦有三物木防己汤,总取其通行经脉之力也。能泻血中湿热,通经络中滞塞,险健之类,用之不得其宜,下咽令人心烦,饮食减少。至于去湿热肿痛,下注脚气,膀胱积热,诚通行十二经之仙药也。如饮食劳倦,阴虚内热,以防己泄大便,则重亡其血,其不可用一也;大渴引饮,及久病津液不行,上焦湿热等证,防己乃下焦血药,其不可用二也;外感邪传肺经,气分湿热,而小便黄赤,此上焦气病,其不可用三也。大抵上焦湿热,皆不可用,即下焦湿热,又当审其二便不通利者,方可用之。

实例3 《本草求真》:防己专入膀胱经。辛苦大寒,性险而健,善走下行,长于除湿通窍利道,能泻下焦血分湿热及疗风水要药。杲曰:"《本草十剂》云:通可去滞,通草、防己之属是也。夫防己大苦寒,能泻血中湿热,通其滞塞,亦能泻大便,补阴泻阳,此之于人,则险而健者也,幸灾乐祸,能首为乱阶,然善用之,亦可敌凶穴险。故凡水湿喘嗽,热气诸痫,温疟脚气,水肿风肿,痈肿恶疮,及湿热流入十二经,以致二阴不通者,皆可用此调治。若属脚气肿痛,湿则肿,热则痛。如湿则如苍术、薏苡、木瓜;热加黄芩、黄柏;痰加竹沥、南星;痛加香附、木香;血虚加四物;大便秘加桃仁、红花;小便秘加牛膝、泽泻;痛连臂加桂枝、威灵仙;痛连胁加胆草,随症通活,斯为善矣。但此气味苦寒,药力猛迅,若非下焦血分实热实湿,木通甘淡,泻气分湿热;防己苦寒,泻血分湿热。及非二便果不通利,妄用此药投治,其失匪轻,不可不知。此虽有类黄柏、地肤子,但黄柏之泻膀胱湿热,则并入肾泻火,味苦而不辛,此则辛苦兼见,性险而健,故于风水脚气等症兼理;地肤子之泻膀胱湿热,味苦而甘,力稍逊于黄柏;此则健险异常,有辛无甘,而为乱阶之首也。共一泻热与湿,而气味治功,各别如此"。

【实践育人融入点】

融入点1 防己药材较为复杂,主要有粉防己(汉防己)和木防己之分,同为防己,且曾经统一入药用,后因木防己含马兜铃酸,具有明显的肾毒性,现已禁用,因而鉴别用药就显得至关重要。木防己药材包括广防己和汉中防己,有时也包括防己科的木防己。其中汉中防己,即《唐本草》所说"出汉中者"。此外,个别地区尚有以防己科植物青藤、蝙蝠葛和马兜铃科植物淮通马兜铃、大叶马兜铃等的根部作防己使用。

融入点 2　同为防己活性成分,作用有强弱之分,剂量不同药效各异,要引导学生牢固树立科学精神和创新思维,用现代药学研究方法去探索未知的中药世界。如用电刺激小鼠尾巴法可证明,汉防己甲素、乙素以及汉防己碱浸膏或煎剂皆具有一定的镇痛作用,甲素的作用强于乙素,其有效剂量是吗啡的 $10\sim20$ 倍。以吗啡的镇痛效力为 100,则汉防己总碱约为 13,延胡索总碱约为 40,当汉防己碱和延胡索总碱合用时,镇痛效力不仅不增加,反而减弱。说明中药材单一成分药效仍不及西药疗效,且相互间有拮抗作用。抗组胺药物苯海拉明却可显著增强甲素及乙素的镇痛作用,且不影响其毒性。亦有报道超过一定剂量,汉防己的镇痛作用反而减弱甚至消失,这可能是由于较大剂量的甲素能兴奋中枢神经系统,因而削弱了镇痛作用。总而言之,中医药要走向世界仍有漫长的路要走,大学生当砥砺前行,不负韶华。

【学习拓展】

1. 防己化学成分研究进展

(1) 粉防己根含生物碱约 1.2%,其中有汉防己碱、防己醇灵碱、一种酚性生物碱、门尼新碱、门尼定,以及轮环藤酚碱等。粉防己的生物碱,曾有种种异名,汉防己碱曾名汉防己甲素,防己醇灵碱即去甲汉防己碱,亦曾名汉防己乙素,酚性生物碱即汉防己丙素。门尼新碱原称木防己素甲,门尼定原称木防己素乙,分别为汉防己碱和去甲汉防己碱的异构物。粉防己根尚含黄酮苷、酚类、有机酸、挥发油等。

(2) 木防己根含木防己碱、异木防己碱、木兰花碱、木防己胺、木防己宾碱、甲门尼萨任碱、去甲门尼萨任碱等多种生物碱。同时,因其含马兜铃酸,具有肾毒性,2004 年以后不再入药用。

2. 防己现代药理作用研究进展

(1) 粉防己:镇痛作用:用小鼠热板法测得汉防己总碱及汉防己甲素、乙素、丙素均有镇痛作用。总碱的作用最强,其有效剂量为 50 mg/kg,半数致死量则为 $241\sim251$ mg/kg。汉防己丙素镇痛作用较甲素、乙素为强,但毒性亦较大,故无实用价值。消炎及抗过敏作用:汉防己甲素、乙素对大鼠甲醛性关节炎均有一定的消炎作用;甲素的作用强于乙素。对循环系统的作用:用于麻醉猫,汉防己甲素有显著的降压作用,$3\sim6$ mg/kg 可使血压下降 50%~65%达 1 小时以上。静脉、肌内注射或口服均有作用。降压时心收缩力仅有短暂的削弱,心率及传导无显著变化。在离体及连神经兔耳标本上,皆可见到血管的扩张,较罂粟碱强而持久。能加强和延长乙酰胆碱的降压作用,抑制或减弱压迫颈总动脉引起的升压反应。阿托品可部分取消甲素的降压作用。对停跳心脏,亦能明显增加冠脉流量。对横纹肌的作用:汉防己甲素及其若干同类物有松弛横纹肌的作用。对平滑肌的作用:有研究表明,汉防己甲素能抑制兔离体小肠秘豚鼠或兔的子宫平滑肌。此外,还有抗菌、抗原虫、抗肿瘤作用。

(2) 木防己:木防己碱对发热家兔有降温作用,能使兔血压下降,血管收缩;麻痹蛙的心肌及骨胳肌。小量增强小肠、子宫的收缩,大量则麻痹之。对家兔氮代谢无明显影响,可增进犬的淋巴形成;能麻痹草履虫。对破伤风、白喉、肉毒杆菌的外毒素以及河豚毒素对小鼠的致死作用有某些保护作用。

【参考文献】

［1］高学敏.中药学［M］.北京:中国中医药出版社,2007.

［2］国家药典委员会.中华人民共和国药典(2020年版)一部［M］.北京:中国医药科技出版社,2020.

［3］中医世家.中药材［OL］.http://www.zysj.com.cn/zhongyaocai/.

五、案例简要分析

以掌握"防己药性功效应用与辨证用药"为教学目标,将中国传统中医文化与中药学知识结合,以防己为载体,将中药学的发展内容凝练归纳、融会贯通,旁征博引、深入浅出,激发学生学习的兴趣,引导学生树立社会主义核心价值观,传承中医药文化经典。结合专业知识教育引导学生自觉弘扬中华优秀传统文化。

责任使命谈附子

一、案例简况

本案例从中药古籍记载出发,发布课前任务,课堂讲述遵循中医药理论讲述附子的来源、炮制、药性、功效与应用、用法用量和使用注意事项等知识,针对附子毒性大的特点讲述其炮制方法及生长环境。本案例的设计旨在引导学生查阅资料,提升学生兴趣,教育引导学生增强责任感和使命感,传承中医药人的精益求精、诚实守信的工匠精神。

二、关键词

附子 毒性 炮制方法 生长环境 工匠精神

三、育人主题

道法自然是附子药性形成的真谛所在,传承创新是发挥附子减毒增效的法宝。

四、案例正文

【课前任务】

如何看待中药有毒之说呢?

很多人以为中草药毒性小,或者无毒,其实大错特错。很多中药,只需要几毫克就能致死。如附子、乌头等这类中药具有较强的心脏毒性,如果过量服用,可能引起心律失常、心脏骤停等表现。

张介宾在《景岳全书》中推誉附子为药中之"四维",指出附子、大黄为药中之良将,人参、熟地为药中之良相。虞抟在其《医学正传》中说:"附子,续命之要药。附子禀雄壮之质,有斩关夺门之气。"病在危急之际,非此不救。或曰:附子乃阴证之要药,为回阳救逆第一品药,用之得法可救命于顷刻。附子是中医临床的一味回阳救逆之要药、峻药和猛药,受到古今众多名医的推崇,但附子却又有大毒,一旦用不好就会发生临床医疗事故。

【课堂导引】

通过课前任务引导学生查阅资料,了解有关附子的来源、炮制、药性、功效与应用、用法用量和使用注意事项等知识,然后进行小组讨论,最后得出结论:炮制制剂技术的充分掌握,是让中药减缓毒性、提高药效的关键所在。

【案例举要】

实例1 据《汉书》记载,汉宣帝时大将军霍光之妻为了让自己女儿当上皇后,暗中收买御医谋害许皇后。御医将捣碎的附子掺在药丸中给分娩后的许氏服用,不久许皇后崩逝。现代研究发现,附子的毒性主要是由乌头碱引起的,中毒时可见心率变慢,传导阻滞,室性期前收缩或心动过速,室性纤颤等。

实例2 历史上附子共有70多种炮制方法,汉代有火炮法,张仲景《伤寒杂病论》中"附子大黄之类皆破解,不畋咀,或炮或生,皆去黑皮,刀刮取里白者",是关于附子炮制的最早记载。陶弘景《本草经集注》云:"凡汤丸散,用天雄、附子、乌头、乌喙、侧子,皆火唐灰火炮炙,令微坼,削去黑皮乃秤之。"晋代《肘后方》载有炒炭法;唐代有蜜炙法、纸裹煨法;宋代有水浸法、醋浸法、姜制法、盐制法;明代有地黄制法、甘草汤炒法;清代炮制方法趋于简单,辅料减少,以加入解毒或反佐药物和水浸煮为主,很大程度上影响了附子的现代炮制方法,其中以甘草、黑豆等为辅料的炮制方法沿用至今。现代炮制方法有盐制、漂制、蒸制、煮制、甘草制、黑豆制等。

实例3 附子生长在寒冷的山谷中,寒冷阴湿的环境造就了其大热大阳的特性,使它具有回阳救逆、补火助阳、去寒除湿的功效。研究表明,如果在阳光充足的肥沃土地上种植附子,其长势和产量能够大为提高,但是药效却会逐代降低乃至完全丧失。

【课堂讨论】

在普遍使用现代中药炮制设备的当下,中药人又将肩负起怎样的新使命?

运用专业知识去改进设备和工艺,创新炮制方法,传承与创新,让药效得到更大的发挥。

【实践育人融入点】

融入点1 "附子炮制"的过程如此麻烦,有必要这般操作吗?

炮制虽繁,但必不敢省人工。附子炮制作为一门传统的技艺,不仅是对优秀传统文化的传承,更是为了保证药材的安全性,达到增效减毒的目的,这体现了中医药人精益求精、诚实守信的工匠精神。

融入点2 通过历史典故和"剧毒药物附子的炮制"吸引学生的注意力,快速提升学习兴趣;将药性与中药生长环境结合,告诫学生学习中药知识,中药的药性和药效与其生长环境和季节有很大关联。道法自然才是大道!

融入点3 附子药效的逐渐丧失,正印证了一个道理:生于忧患,死于安乐。长期的和平环境使许多人忧患意识淡化,艰苦环境可以使我们时刻保持警醒,也可以磨炼我们的意志力,我党在新民主主义革命历史时期,艰苦环境锻造的红船精神、井冈山精神、长征精神、延安精神都是值得我们学习的。

【学习拓展】

现代药物化学知识解释附子炮制过程所发生的药效变化

生附子的主要毒性成分是乌头碱。乌头碱有很强的心脏毒性,能直接损伤心肌,也会导致严重的心律失常,然而乌头碱却具有遇热水解的特性。在沸水中生附子中的三种毒性较强的双酯型生物碱(DAs)会被降解为毒性较低的单酯型生物碱(MAs),不仅极大地降低了附子的毒性,而且增加了很多神奇的疗效。在炮制和煎熬的加持下,有毒的生附子完美地蜕变为治病救人的良药。

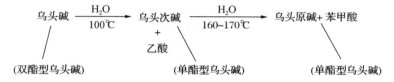

【参考文献】

[1] 曾祥珲,谢庆凤,颜芳,等.附子现代药理研究及临床应用差异探讨[J].新中医,2022,54(04):159 - 163.

[2] 金晓华,王晶晶,黄钰澄,等.附子炮制工艺之比较[J].内蒙古中医药,2022,41(01):134 - 137.

[3] 许欣,李刚敏,孙晨,等.附子水溶性生物碱及其药理作用研究进展[J].中药药理与临床,2021,37(05):213 - 219.

[4] 董思含,孟江,吴孟华,等.附子历史沿革考辨[J].中国中药杂志,2020,45(22):5567 - 5575.

[5] 林华,沈玉巧,邓广海,等.煎煮时间及配伍对不同剂量附子煎煮液中生物碱含量的影响[J].中华中医药杂志,2016,31(01):265 - 268.

五、案例简要分析

该案例以附子的毒性为切入点,将工匠精神的内涵融入其炮制和减毒过程,弘扬中医药传统文化,提升学生的责任感、使命感,培养学生的传承和创新意识以及团结协作的理念。通过对附子生长环境的分析,引导学生深入思考忧患意识,更加珍惜当下和平繁荣生活的来之不易。

和而不同论干姜

一、案例简况

本案例从干姜和生姜的区别出发,发布课前任务,从中医角度讲述干姜药性和祛寒的理论知识,教育引导学生爱惜自己的身体;然后从栽培角度介绍干姜和生姜的区别,通过对比加深学生理解,给学生传递和而不同的辩证思想;从中医角度看新冠疫情,引入中医治疗新冠的原则,并介绍抗疫过程中使用的与干姜相关的药方,引导青年药学工作者守正创新。

二、关键词

干姜 祛寒 和而不同 守正创新

三、育人主题

讲好中药故事,传承文化自信。

四、案例正文

【课前任务】

(1) 体内有寒都有哪些表现?日常生活中如何祛寒?

(2) 干姜被誉为祛寒第一高手,那么干姜和解表药中的生姜有何区别?

【课堂导引】

干姜和生姜的区别

虽然干姜和生姜都是同一个植物的根茎,但是不完全是生姜晒干了就是干姜。干姜和生姜是同一种植物在不同田间管理条件下的栽培品。在中药里面生姜和干姜作为两味不同的药使用,其化学成分有明显差异,因此功效也有明显的差异。

【案例举要】

实例 1　生姜、干姜的用法的历史演变

从整个历史进程来看,《伤寒杂病论》问世后,生姜和干姜主要入汤剂、丸剂、散剂。唐宋金元时期,生姜、干姜外用治疗各种伤科疾病,生姜有去皮用和不去皮用之分。明清时期,意识到干姜的辛热之烈性,对一些热性病禁用,甚至《雷公炮制药性解》言其有毒,因此和生姜相比,干姜的偏性更大,用药应更加注意。另外,唐宋记载了留皮自干的干生姜,性味同生姜相似,不可和干姜代用,此时期认为,干姜是由生姜晒干炮制而来。明清时期记载干生姜较生姜稍守,较干姜稍缓,功效同生姜相似,但是能运用治疗的疾病较生姜少。干姜非干生姜,生姜风干后它的药性就发生一些改变,说明了保持生姜新鲜度的重要性。汉代记载将姜汁作为单味药汁入药。到南北朝时期开始出现生姜汁作为炮制辅料的记载,清《本草分经》记载"姜汁辛温而润,开痰尤良。"生姜绞汁后性味和主治就有了一定的差别。

实例2　干姜历代炮制方法

有关干姜的炮制方法较多,有不加辅料的火炮法,也有加不同辅料的炮制方法。《太平圣惠方》"烧存性",《重修政和经史证类备用本草》中"炒令黑捣为末",《太平惠民和剂局方》中"凡使先须炮令裂,方可入药",《校注妇人良方》中"干姜炮黑为黑姜",《卫生宝鉴》中"水洗,慢火炮裂缓,剉细用",以上干姜不加辅料火炮提出了可以存性。在加辅料的炮制方法中用到了甘草汁、巴豆、姜渣地黄汁、黄泥、灶心土、硇砂、童便、酒等。在干姜净制考证中发现《圣济总录》"刮净",《全生指迷方》中"去皮",《本草纲目》中"水淹三日,去皮,置流水中六日,更刮去皮,然后晒干",多种本草著作中均提及去皮,然而现代干姜净制是否要求去皮没有硬性要求。

【实践育人融入点】

融入点1　从五脏寒证和干姜祛寒理论出发,教育学生要乐观开朗有爱心,做事积极有奉献精神;如果心里有寒,内心阴暗的东西很多,都是负面的情绪,看任何事情都只看到阴暗面。

融入点2　来自同科同属同种植物的同部位的生姜和干姜,由于栽培方法不同,其功效虽相似但不完全相同,主治症也有所偏颇,体现了和而不同的辩证思想。

融入点3　中医药无论在理论上,还是在实践中,千百年来既代代传承,又以包容的胸怀、创新的态度不断发展。在抗击新冠疫情过程中,中医药受政府重视、专家认可、老百姓欢迎、媒体关注,前所未有,彰显了中医药文化自信、学术自信,作为新时代的青年药学人,要担当起守正创新的时代使命。

【学习拓展】

1. 中医角度看"新冠"

新冠肺炎临床表现主要以乏力、咳嗽、心胸憋闷、食少便溏为主症。其疫病主要侵犯的器官是肺和脾。在预防和治法上,一定是针对寒和湿,治疗寒邪,要温散、透邪,用辛温解表之法,治疗湿邪,要芳香避秽化浊,这是基本原则。

新冠肺炎疫情其传染导致重症及死亡者多为老年人和有基础慢性病的人群,其共性是:阳气不足(西医认为免疫功能低下)。新冠肺炎的预防重在提高体内之阳气。而在春生之季,提高阳气之法必需补肝,而补肝之道是辛补、酸泻、甘缓。故甘草干姜加味饮温补脾肺之阳气,同时,可使人体肝之阳气得升,肺金之气能降,气机升降正常,则病毒可防矣。

2. 除湿防疫散

长春中医药大学附属医院研制的除湿防疫散,由苍术、陈皮、厚朴、甘草、干姜、大枣组成,具有除湿运脾、温中和胃、扶正辟疫的功效。于 2020 年 2 月 5 日被批准成为吉林首个应用于防控疫情的院内中药制剂。

3. 甘草干姜加味饮——著名中医专家于福年教授研创

以炙甘草为君药,益气和中,味甘可以解寒,气平可以清热,入肺入脾,所以主五脏六腑寒热邪气也;干姜为臣药,辛温,温复脾胃之阳,与甘草合用,辛甘合化,重在温中焦之阳以暖肺,肺为气之主,脾胃为气血生化之源,中阳振肺可温,乃培土生金之意;更佐五味子,以收敛肺气而止咳,补肾宁心而安神。

【参考文献】

[1] 王欢欢,郭琴,彭高强,等.基于古籍的生姜和干姜来源、功效及用法研究[J].长春中医药大学学报,2022,38(01):17-21.

[2] 赵文.基于中医状态辨识的《伤寒论》诊疗思维与逻辑及智能诊疗模型研究[D].福建中医药大学,2021.

[3] 渠柳,杨淑,马开,等.基于脾胃虚寒模型的生姜、干姜、炮姜姜辣素部位组织分布与归经的相关性研究[J].世界中医药,2020,15(21):3199-3222.

[4] 周逸群,李瑞,吴萍,等.干姜历代炮制方法考证[J].中华中医药杂志,2020,35(06):2762-2767.

[5] 孙凤娇,李振麟,钱士辉,等.干姜化学成分和药理作用研究进展[J].中国野生植物资源,2015,34(03):34-37.

五、案例简要分析

该案例从中医理论的寒证出发引入课程内容,通过干姜和生姜的对比体现和而不同的辩证思想;然后从中医药抗击疫情的贡献,弘扬中医药文化自信、学术自信。从治病方剂中给学生传递中医药千百年来既代代传承,又以包容的胸怀、创新的态度不断发展,作为新时代的青年药学人,要担当守正创新的时代使命。

其貌不扬谈柿蒂

一、案例简况

本案例将现代技术教育融入中药传统教育之中,结合"学习通"软件,采用课前预习、小组讨论、线上推荐精品课程让学生自学＋线下翻转课堂,老师主导、学生主讲的方式,引导学生从现代中药角度讲述柿蒂的化学成分和药理作用,结合古方今用,弘扬中医药文化,增强文化自信。

二、关键词

理气药　柿蒂　中药瑰宝　文化自信

三、育人主题

古方今用,弘扬中医药文化,增强文化自信。

四、案例正文

【课前任务】

你吃过柿子吗? 你知道柿蒂是一味中药吗? 查阅资料,讲一讲"神奇的柿蒂"。

小药方:

柿蒂汤:柿蒂、丁香各 30 g,姜 5 片,加水煎服,治胸满咳逆不止。

在山东、河南等地的乡村,很多人家里都会种几棵柿子树,每到秋冬,红彤彤的柿子就会挂满枝头,非常好看。柿蒂是一味止呃中药。柿子摘下来,收起柿蒂,等有需要的时候加以利用。

【课堂导引】

将学生分组,围绕老师发布的课前任务进行讨论,并对知识点进行归纳总结。而后由一名学生作为小组代表上台阐述观点。师生问答,阐释"神奇的柿蒂"。

【案例举要】

实例 1　翻转课堂,引导学生讲述中药背后的故事,增强文化自信。

通过讲述"柿蒂治疗打嗝"的中药小故事,引导学生探索中药背后的故事。

从前,有祖孙二人,孙子跟着爷爷学习中医。一年冬天,他们去山上采药。山上有很多柿子树,柿子已经掉落了,留下了柿蒂在树上。爷爷便上树,采摘了很多柿蒂。孙子不解地问:"爷爷,人家都是摘柿子,你摘柿蒂干什么呢?"爷爷看着孙子,笑着说:"这柿蒂,可是治病救人的好药呢!"

一听普通的柿蒂竟是治病救人的好药,孙子便帮忙摘了起来。不一会儿,他们就摘了一布袋。

"爷爷,这柿蒂皱皱巴巴的,尝一口涩涩的,能治疗什么病呢?"孙子好奇地问。

爷爷摸摸白胡子笑着说,"柿蒂又名柿钱、柿丁、柿子、柿蒂把、柿萼,味苦、涩,性平,归胃经,是治疗打嗝的良药呢!"

实例 2

柿蒂,中药名。为柿树科植物柿(*Diospyros kaki* Thunb.)的干燥宿萼。冬季果实成熟时采摘,食用时收集,洗净,晒干。

药名:柿蒂。

别名:柿钱、柿丁、柿子、柿蒂把、柿萼。

药性:味苦、涩,性平,归胃经。

功效:降气止呃。

应用:本品味苦降泄,专入胃经,善降胃气而止呃逆,为止呃要药。因其性平和,故凡胃气上逆所致各种呃逆均可以应用。治胃寒呃逆,常配丁香、生姜等同用,如柿蒂汤(《济生方》);治虚寒呃逆,常与人参、丁香同用,如丁香柿蒂汤(《症因脉治》);胃热呃逆,可配伍黄连、竹茹等同用;痰浊内阻之呃逆,配伍半夏、陈皮、厚朴等同用;若命门火衰,元气暴脱,上逆作呃,则须配伍附子、人参、丁香等。

用法用量:煎服。

实例 3 挖掘经方典方,体会古人之智慧。

柿钱散(《洁古家珍》)治呃逆:柿钱、丁香、人参等分。上为细末,水煎,食后服。方中柿蒂降逆止呕,为君药。

柿蒂散(《奇效良方》)治血淋:干柿蒂(烧炭存性)。为末,每服 6 g,空心米饮调服。方中柿蒂清热止血,为君药。

柿蒂汤(《济生方》)治胸满咳逆不止:柿蒂、丁香各 30 g。上细切,每服 12 g,水 1.5 盏,姜 5 片,煎至 7 分,去渣,热服,不拘时。方中柿蒂降逆止呕,为君药。

丁香柿蒂汤(《妇人良方》)治咳逆:丁香 10 粒,柿蒂 15 个。用水 1 盏半,煎至 8 分,去滓热服。

【实践育人融入点】

融入点 中医药作为中华民族原创的医学科学,在几千年的流传中不断发扬光大。古老的中药学不仅深刻反映了中华民族的人生观、健康观和价值观,而且蕴含着做人的道理。如同小小柿蒂,其貌不扬,却是治病救人的良药! 因此我们每个人都要自信,相信平凡的自己,总会在某些自己擅长的领域发光发热!

【学习拓展】

学习本节知识需要对理气药进行归纳总结。

拓展 1:典型的理气药有哪些?

拓展 2:理气药常与哪些中药配伍使用?

拓展 3:理气药在现代药理上的应用有哪些?

拓展 4:如何贯彻"方药贯通"的理念?

【参考文献】

[1] 李烨.柿蒂药材质量评价及配方颗粒的研究[D].石家庄:河北科技大学,2018.

[2] 刘荫贞,刘冲,林伟雄,等.丁香柿蒂颗粒提取工艺的优化[J].中成药,2017,39(3):513-517.

五、案例简要分析

本案例通过讲述中药柿蒂背后的故事,让学生在学习专业知识的同时,愿意聆听、探寻和思考;插入传统故事,增进学生对传统文化精神的了解和传承;通过联系临床病例强调"方药贯通"理念,加强学生对理气药临床应用的认识,领会中医辨证施治的原理,坚信中医药文化的博大精深。

大医精诚使君子

一、案例简况

本案例由中药制剂"肥儿丸"与使君子命名故事导入,通过亦花亦药"话"使君、古往今来"用"使君、现代研究"解"使君,阐明使君子的性能功效、临床应用、药理毒理等基础知识的同时,引导学生查阅资料,提升学习兴趣,感受传统中医药理论的博大精深和中药现代化对中医药的发扬之贡献。

二、关键词

使君子　性能功效　临床应用　药理毒理

三、育人主题

诗情画意"话"使君,古往今来"用"使君,现代研究"解"使君。

四、案例正文

【课前任务】

(1)试述肥儿丸组方、功效。

(2)试述使君子这一中药名字来源。

【课堂导引】

通过课前任务引导学生查阅资料,了解有关使君子的来源、药性功效与炮制等基础知识。

【案例举要】

实例 1　据北宋《开宝本草》记载:北宋初年,称州郡长官为使君,当时福建有位郭使君颇通医术且关心百姓疾苦。一日微服出访之机,得知一农家小儿脾胃不和、心腹膨胀、不进饮食、面黄肌瘦,于是开出处方:留求子仁 30 g,厚朴、陈皮、川芎各 3 g,嘱其父母炼蜜为丸。小儿服后病愈。后来,百姓凡是小儿患病均来求医,郭使君必去不拒,其处方中常用"留求子",人们为表其敬意,改称为"使君子",并一直沿用至今。

实例 2　中药名方制剂——肥儿丸

来源:《太平惠民和剂局方》卷十。

异名:七味肥儿丸(《景岳全书》卷六十二)。

组成与炮制:神曲(炒)、黄连(去须)各 30 g,肉豆蔻(面裹煨,去面)、使君子(去皮,细锉)、麦蘖(炒)各 150 g,槟榔 2 个(不见火)。

用法:上药共为细末,或猪胆汁为丸,如粟米大。每服 30 丸,空腹时用熟水送下。

功用:健脾益胃,消积杀虫。

主治:小儿疳病,日渐羸瘦,腹大发竖,不能步行,面黄口臭,二便不调,机体发热。

【实践育人融入点】

融入点 1　亦花亦药"话使君"。

儿科良药——使君子

使君子之名始载于《开宝本草》,"使君子生交、广等州,形如卮子,棱瓣深而两头尖,似诃黎勒而轻,俗传始因潘州郭使君疗小儿,多是独用此物,后医家因号为使君子也"。《本草纲目》云:"凡杀虫多是苦辛,惟使君子、榧子? 甘而杀虫? 亦一异也。凡大人小儿有虫病,清晨空腹食用使君子数枚或以壳煎汤咽下,次日虫皆死而出也。或云七生七煨食亦良。此物味甘气温,既能杀虫又益脾胃,所以能敛虚热而泻痢,小儿诸病要药。"

南国艳花——使君子

使君子翠绿的叶片对生,两面有黄色柔毛,穗状花序生于枝条顶端略下垂且有香气。花瓣 5 枚,初开为白色逐渐变为粉红、深红色。果实橄榄形,有 5 棱,秋冬成熟,黑色。广州地区花期 5—11 月,分布于印度、缅甸、菲律宾及我国南部和西南部地区。该种植物可做垂直绿化用,搭起棚架可为夏日遮荫的绿色长廊,还可搭成花门,植成绿篱、栅栏或让其攀援大树扶摇直上。层层繁花缭绕、红绿相间,伴有阵阵芳香颇为美观。

性味归经:味甘,性温,入脾、胃经。

功能与主治:杀虫消积。用于蛔虫病、蛲虫病、虫积腹痛、小儿疳积。

用法与用量:使君子 9～12 g,捣碎入煎剂;使君子仁 6～9 g,多入丸散或单用,1～2 次分服。小儿每岁 1～1.5 粒,炒香嚼服,1 日总量不超过 20 粒。

融入点 2　古往今来"用使君"——感受传统中医药理论的博大精深。

《本草纲目》这样评论使君子:"既能杀虫,又益脾胃,所以能敛虚热而止泻痢,为小儿诸病要药";《本草正义》这样说使君子:"能助饮食之运化,而疏导肠中积滞,且富有脂液,所以滑利流通",确是儿科之良药。

使君子主产于四川、广东、广西、福建,此外江西、云南亦产。以个大、颗粒饱满、种仁色黄、味香甜而带油性者为佳。临床上精医常用验方如下:

(1) 治小儿疳蛔:使君子 10 个(瓦上炒、为末),甘草、白芜荑各 1 g,苦楝子 5 个(炮炙、去核)。上药共研末,每次服 3 g,水吞服。

(2) 治小儿痞块腹大,肌瘦面黄,渐成疳疾:使君子仁 9 g,木鳖子仁 15 g。为末,用水发丸至龙眼大,取一个鸭蛋破顶入药在内,放锅中蒸熟,空心服食。

（3）治虫牙疼痛：使君子适量煎汤，频频漱口即有效。

（4）治头面疮：以香油少许，浸使君子仁 3～5 g，临睡前细嚼，香油送下。

（5）治小儿蛔虫咬痛、口吐清沫：使君子（去壳）为极细末，用米饮调，五更早空心服。

融入点 3 现代研究"解使君"，感受中药现代化对中医药的继承与发扬。

药理作用：使君子是一种传统中药，其味甘，能敛虚热而止泻痢，有杀虫、益脾胃之功效。使君子对消化道中蛔虫与线虫都有抑制或杀灭作用，同时也是人畜共用的重要驱虫药，临床应用广泛。现代研究表明，使君子中主要含有氨基酸、有机酸、脂肪酸、蔗糖等，使君子叶中含有单宁、丁二酸等化合物，其中使君子氨酸（QA）是其杀虫的主要药效成分，近年来的研究表明，使君子具有杀灭其他寄生虫与病菌的药理活性。

【学习拓展】

使君子毒性

使君子毒性较小，主要毒性反应为胃肠刺激及过敏性紫癜。

毒理：随着神经药理学的迅速发展，兴奋性氨基酸的研究引起了药理学工作者的极大兴趣，使君子中有毒成分为使君子酸钾，内服可出现胃肠刺激及膈肌痉挛的不良反应，具体表现为：一是变态反应，四肢和臀部有多数散在的紫红色皮疹，无痛痒感，双侧足踝部青肿、关节肿胀、疼痛、便血、鼻出血伴有头昏、心悸、食少、肢体困倦、血尿、蛋白尿等，过敏性紫癜和过敏肾炎。二是中毒反应，出现胃脘不适、呃逆、呕吐、头昏、腹泻、腹痛，如与热茶、热药同服，则发生剧烈的腹痛、腹泻，严重时出冷汗、四肢发冷、头痛、抽搐、惊厥、呼吸困难、血压下降等，甚至呼吸麻痹导致死亡。

【参考文献】

[1] 周肇基.亦花亦药使君子[J].植物杂志,2000,(2):28.

[2] 王慧,谢珍连,黄锁义.使君子的临床应用和毒副作用研究进展[J].世界最新医学信息文摘,2019,19(61):107-108.

[3] 温秀萍,吴晶晶,陈达婷,等.使君子的本草再考证[A]//中国药学会药学史专业委员会.第十九届全国药学史本草学术研讨会暨 2017 年江苏省药学会药学史专业委员会年会论文集[C].中国药学会,2017:115-118.

[4] 冯有劲.中药使君子药理作用[J].中国畜牧兽医文摘,2014,30(4):189.

五、案例简要分析

该案例以使君子药名来源故事引入，在循循善诱的讲解中，让学生自然地收获使君子的药性功效、临床应用、药理与毒性等专业知识，带领学生感知中医药文化的丰富与博大，领悟到做人如用药，不但可以精而尖，还可以博而广。

古今应用谈川芎

一、案例简况

本案例将中国传统历史文化与中药学知识结合,以川芎为载体,从川芎的历史传说切入,讲授活血化瘀止痛药——川芎的理论知识,学习川芎的性味、应用、用法用量、禁忌等内容,体验中药的博大精深,感受古代劳动人民的淳朴与智慧。

二、关键词

川芎 活血 行气 祛风 止痛

三、育人主题

弘扬中华民族爱护、孝敬父母的优良传统美德,体会古代劳动人民的智慧结晶。

四、案例正文

【课前任务】

血液为人体重要物质之一,但必须通行流畅以濡养周身,如有阻滞则往往发生疼痛、肿块等病症;活血祛瘀药功能行血散瘀,解除由于瘀血阻滞所引起的各种病症,故临床应用甚为重要。被称为"血中气药"的川芎,其古今应用如何? 有哪些特点?

【课堂导引】

从川芎的历史传说切入,引出"尊老爱幼"的道理,小鹤对待自己生病的母亲皆能担心、焦虑,四处寻药,作为当代大学生更应当弘扬中华民族爱护、孝敬父母的优良传统美德,体会古代劳动人民的智慧结晶。

【案例举要】

实例 1 唐朝初年,药王孙思邈带着徒弟云游到了青城山,披荆斩棘采集药材。猛然听见几只小鹤惊叫,只见那只大雌鹤头颈低垂,双脚颤抖,不断地哀鸣。药王当即明白,这只雌鹤患了急病。

第二天清晨,药王师徒又到青松林。在离鹤巢不远的地方,巢内病鹤的呻吟声清晰可辨。又隔了一天,药王师徒再次到青松林,但白鹤巢里已听不到病鹤的呻吟了。抬头仰望,几只白鹤在空中翱翔,嘴里掉下一朵小白花,还有几片叶子,很像红萝卜的叶子,药王让徒弟捡起来保存好。

药王本能地联想到，雌鹤的病愈与这种药有关。经过试验，他发现这种植物有活血通经、祛风止痛的作用，便让徒弟携此药下山，用它去为病人对症治病，果然灵验。药王兴奋地随口吟道："青城天下幽，川西第一洞。仙鹤过往处，良药降苍穹。这药就叫川芎吧！""川芎"由此而得名。

实例2 《梦溪笔谈》记有两则案例：一族子日服川芎，医郑叔说川芎不可久服，多令人暴亡。后一族子果然无疾暴亡。又朝士张子通之妻病脑风，服川芎甚久，一旦暴亡。皆目见者。此皆单服既久，则走散真气。若使他药佐使，又不久服，中病便已，则焉能至此哉？这两则暴亡，虽至今尚未阐明，前事不忘后事之师，引以为戒，亦为不可。

实例3 宋代韩琦诗云：

靡芜嘉树列群芳，御湿前推药品良。

时摘嫩苗烹赐茗，更从云脚发清香。

【实践育人融入点】

融入点1 疼痛分为身体疼痛和心理疼痛，川芎虽然可以治愈人体由于血瘀气滞所致的各种疼痛，但是却无法治疗心理的痛苦，当代大学生要有排解痛苦的能力，要做到心胸开阔，思想积极，以不变应万变。

融入点2 川芎是大家熟悉的一种中药材，可以促进健康，但川芎的服用也要多加注意。具体问题要具体分析，不能盲目地一概对待，中药用药如此，做人做事也要如此。

融入点3 中医药知识是一座伟大的宝库，作为传承者，我们肩负责任和使命，要深入挖掘，努力将其发扬光大。在继承中更要创新，与时代接轨，更好地为人类健康服务。

【学习拓展】

（1）通过对中药川芎的化学成分分离与结构鉴定，并对分离得到的化合物进行了抗炎和抗氧化活性筛选，发现部分化合物具有炎症反应和氧化应激双重抑制活性。此研究结果丰富了川芎的化学和生物学多样性，发现苯酞类及有机酚酸类化合物具有抗炎和抗氧化作用，初步揭示了川芎干预炎症反应和氧化应激相关疾病的物质基础。

（2）为了观察莪术、川芎、刘寄奴对肿瘤顺铂化疗后肾损伤的改善作用，共选取160例经顺铂化疗后肾损伤的肿瘤患者，其中对照组60例，治疗组100例。对照组患者肾功能损伤做常规处理，治疗组患者在肾功能损伤常规处理的基础上给予莪术、川芎、刘寄奴水煎液口服治疗30天，随访。结果发现，莪术、川芎、刘寄奴水煎液可减轻化疗所致肾毒性，改善患者临床症状，提高生活质量。可见，莪术、川芎、刘寄奴水煎液能显著减轻肿瘤患者化疗所致的肾毒性，是临床防治化疗所致肾毒性的有效方法之一。

【参考文献】

[1] 张刊. 川芎化学成分及生物活性研究[D]. 济南：山东大学，2021.

［2］琚皇进,杨柱,唐东昕,等.莪术、川芎、刘寄奴干预肿瘤患者化疗后肾损伤的回顾性临床研究[J].中医临床研究,2021,13(18):68-70.

五、案例简要分析

将川芎的历史传说作为切入点,讲授川芎的理论知识,激发学生学习的兴趣,提高学生对活血化瘀药的理解和科学文化素养,传承古代劳动人民的淳朴、智慧。探究川芎的药性和应用,拓宽学生视野,在锻造专业思维模式的同时培养其创新精神,引导学生树立社会主义核心价值观,传承中医药文化经典,弘扬中华民族的优良传统。

善良化身谈半夏

一、案例简况

本案例通过提问"半夏为什么要炮制",讲授化痰止咳平喘药——半夏的理论知识,学习半夏的性味、应用、用法用量、禁忌等内容,并就服用生半夏所引起的中毒现象进行案例分析,以及现代科技手段在中药研究中的应用,体验中药的博大精深,发扬"善良"的传统美德。

二、关键词

半夏　燥湿化痰　降逆止呕

三、育人主题

启发探索兴趣,弘扬创新精神,厚植文化自信,发扬"善良"的传统美德。

四、案例正文

【课前任务】

了解半夏为什么要炮制后才能入药,加深学生对半夏这味中药的认识,激发学生对"善良"的理解,播种善良,才能收藏希望。

【课堂导引】

当我们在野外无意中被毒蛇咬伤时,应该怎样急救呢?选择哪种药物最合适?这种药物它还有什么其他功效呢?

【案例举要】

实例1　相传在很久很久以前,有一位叫白霞的姑娘为了生活的需要,常在田野里割草剜菜。有一次,她在田野里挖了一种植物的地下块茎,就试着在嘴里咀嚼,想拿它充饥。谁知吃下后吐了起来,她赶快嚼块生姜止呕,呕吐止住了,就连久治不愈的咳嗽也好了。

于是,白霞就用这种药和生姜一块煮汤给乡亲们治咳嗽病,竟然屡治屡效。但这种植物块茎含浆液丰富,要清洗好多次才能使用。一天,白霞又在河边清洗这种药,不慎滑入河中丧命。当地人们为了纪念她,就把这种药命名为"白霞"。后来,人们又发现白霞在夏秋季节采收,加上时间的推移,就逐渐把"白霞"写成"半夏"了。

实例 2　毒副作用

现代中药药理研究表明:在一般临床剂量范围内,半夏配伍川乌、草乌或附子不会出现毒性增强或疗效降低,但临床应用时还需慎重,以免发生不良反应。半夏具有神经毒性,其水溶性成分加入乙酸铅后沉淀的物质中,含有引起蛙及小鼠骨骼肌痉挛和使蛙瞳孔散大的物质;滤液中则含有使蛙产生中枢性及箭毒样骨骼肌松弛的物质。误服微量生半夏即可中毒,所以生半夏按毒性中药管理,临床需炮制后使用。此外,半夏还有对局部黏膜强烈刺激性、肾毒性、妊娠胚胎毒性、致畸作用。

实例 3　说生半夏的所谓毒性是棘喉,好吧,少来点试试看看它到底有多厉害。入口嚼碎后,没有马上吐掉,不就是一粒嘛,难道有什么大意思? 直接咽了下去。很快,也就一瞬间,彻底感受到了它的厉害:从口腔到咽喉的棘刺感,虽然立即吃了生姜解毒,咽喉还是痛了整整一上午! 但是,尝完以后,惊奇地发现,嗓子比之前敞亮了,更清晰了! 哦,原来它有开音亮嗓的功效!《治病主要诀》说:痰涎为病须半夏。声音清亮可能是消除了咽部痰浊。

【实践育人融入点】

融入点 1　中国传统文化历来追求一个"善"字:待人处事,强调心存善良、向善之美;与人交往,讲究与人为善、乐善好施;对己要求,主张独善其身、善心常驻。

融入点 2　中药学是中华民族的瑰宝,既是中华民族在千年医疗实践中积累的宝贵医学知识,又是中华优秀传统文化的重要组成部分。任何药物都是一把双刃剑,中药也不例外,中药栽培、炮制、配伍、用法等不合理也会导致不良反应的发生,应引起学生的高度重视,培养学生的责任感和职业担当。

【学习拓展】

(1) 建立整体动物气道炎症模型及细胞水平药效评价方法,研究半夏治疗呼吸道炎症的作用机制,筛选并分离半夏及其炮制品清半夏的药效部位,研究药效部位的成分组成,并基于网络药理学预测其效应成分,并通过细胞实验对半夏水煎液治疗呼吸道炎症部分效应成分进行研究,初步揭示了半夏治疗呼吸道炎症的物质基础。结果发现:① 半夏炮制前后效应没有显著性差异,即半夏矾制仍能保存其治疗呼吸道炎症的作用;② 小分子部位系统溶剂萃取得到的二氯甲烷部位及乙酸乙酯部位均有治疗呼吸道炎症的作用;③ 半夏水煎液治疗呼吸道炎症的作用可能与其所含的肽类成分有关。

(2) 随着半夏功用的增加,半夏的药用价值日益提高,半夏的需求量越来越大,而我国半夏的种植产量不高,野生资源短缺。河北大学申雨肖以三叶半夏为试验材料,探究了油菜素内酯使用浓度、培土及培土和油菜素内酯两者交互作用对半夏产量和品质的影响,为半夏在生产种植中提供理论依据。结果显示,野鸡采食显著提高了半夏地上珠芽和块茎中的生物碱、β-谷甾醇、苯丙氨酸解氨酶的活性、可溶性糖、游离氨基酸和可溶性蛋白含量;野鸡采食后,半夏地下珠芽中次生代谢产物(除生物碱含量外)和营养物质显著降低。

【参考文献】

[1] 薛凡.半夏水煎液治疗呼吸道炎症的效应物质基础研究[D].南京:南京中医药大学,2021.

[2] 申雨肖.油菜素内酯和培土对半夏产量和品质的影响[D].保定:河北大学,2021.

五、案例简要分析

将半夏需炮制后才能入药作为切入点,激发学生学习的兴趣,告诉学生在临床工作中要认真谨慎,鉴别药用品种和非药用品种,选择合适的加工炮制品,正确配伍组方,避免配伍禁忌,严格把握药物的用法和用量。对学生进行爱国教育、心理健康教育,帮助学生建立积极向上的情感,树立正确的人生观、价值观,培养强烈的社会责任感。

亦正亦邪辨朱砂

一、案例简况

通过中国古诗词、中医药古籍和古代应用，带领学生走进朱砂的世界，用不一样的眼光认识朱砂这味传承千年的中药材；通过真实医疗案例，探究朱砂的药性和临床用药安全；通过含汞药物的国际流通瓶颈，让学生探讨中药毒性和药性的关系，将课堂理论知识与实践深入结合，进一步了解中药炮制工艺的重要性。教学过程中逐步探究朱砂的药性和应用，提高学生的科学文化素养，锻造专业思维模式，培养创新精神。

二、关键词

重镇安神药　朱砂　含汞药物　用药安全　中药炮制

三、育人主题

启发探索兴趣，弘扬创新精神，厚植文化自信。

四、案例正文

【课前任务】

我国是世界上产朱砂最多的国家之一。朱砂主要化学成分是硫化汞，另含铅、钡、镁、铁、锌等多种微量及雄黄、磷灰石、沥青质、氧化铁等杂质。《中国药典》规定朱砂含硫化汞不得少于96.0%，饮片不得少于98.0%。

汞与人体蛋白质中巯基有特别的亲和力，高浓度时，可抑制多种酶的活性，使代谢发生障碍，直接损害中枢神经系统。朱砂中毒的主要原因：一是长期大剂量口服引起蓄积中毒；二是朱砂挂衣入煎剂时，因其不溶于水而沉附于煎器底部，经长时间受热发生化学反应，可析出汞及其他有毒物质，增加毒性。

那么，含汞药物，是良药还是毒物呢？

【课堂导引】

学生通过课前查阅资料，了解朱砂的来源、发展、药性、毒性、炮制方法等相关知识，通过中药古籍（如《神农本草经》《五十二方》《本草纲目》）的方剂记载，结合朱砂的现代应用，从药物保留价值的方向提出：药物有毒性并不可怕，否则天下则无药可用。通过自主活动，学生进一步明确了合理用药的重要性。

【案例举要】

实例 1

退之服硫黄,一病讫不痊。(韩愈)

微之炼秋石,未老身溘然。(元稹)

杜子得丹诀,终日断腥膻。(杜牧)

崔君夸药力,经冬不衣棉。(崔元亮)

朱砂在古代文学作品中屡见不鲜,古代皇帝妄想长生不老服用"丹砂"故事也时常出现在影视剧中,所以朱砂在人们的眼中,既美丽也神秘。朱砂,味甘,性微寒,有毒,归心经,清心镇惊,安神解毒。主要应用于心神不宁、心悸、失眠、癫痫、疮疡肿毒、咽喉肿痛、口舌生疮等。朱砂有 2 000 多年使用历史,各版药典均有记载,是《神农本草经》的开篇第一个药,其地位可见一斑。

实例 2 被告人邓某某未取得医生执业资格,在自己家中使用祖传秘方自配的含 30 g 朱砂的"清心镇逆法"中药剂为杨某治疗精神分裂症。治疗期间捏着杨某的鼻子灌药,杨某一直呕吐并陷入昏迷,于当天死亡。法院经审理认为,被害人系服用朱砂所致汞中毒死亡,且邓某某对被害人使用的祖传秘方中药剂含 30 g 朱砂,远超过国家规定用量,被告人邓某某犯非法行医罪,判处有期徒刑十年。

邓某某药方:祖传秘方"清心镇逆法",药方(部分)有:朱砂 30 g、生地、枳实、龙骨、龙齿、生姜、竹绒、地龙,一副药熬两三个钟头,一副药熬三次水,一次水喝三次。看病时不会提及配方的药物组成,有时用芒硝,是为了更好地排泄,有时还会加巴豆,用量是 200 g。

提取杨某尸体胃组织进行重金属检验:检出汞元素,含量为 8.66 ng/g。病理检验肺泡细胞崩解,肾组织凝固性坏死。

实例 3 中药朱砂传统炮制方法是水飞,研磨水飞朱砂是很辛苦的工作,力轻力重都不行,这一炮制方法可以有效降低可溶性汞和游离汞的含量,而朱砂忌水煎剂也是为了减少游离汞的含量。朱砂在水中不溶解,无法煎出有效成分。质重一般都在煎药器皿底部,煎煮过程中锅底温度过高,硫化汞分解析出游离汞,从而增加其毒性,游离汞在汤剂中可进一步氧化成毒性更强的氧化汞使毒性大增。因此朱砂入药不可水煎服,只能入丸散剂,用于汤剂时只能冲服。

【实践育人融入点】

融入点 1 辩证认识朱砂的药性和毒性,学会正确使用药物。

《中国药典》规定朱砂的日用剂量为 0.1～0.5 g。但据不完全统计,目前约有 170 多种朱砂制剂中的朱砂用量超过上述剂量。朱砂的主要成分为硫化汞(HgS),其毒性很小;但大剂量或长期服用可引起急、慢性中毒,这可能与朱砂含有游离汞和可溶性汞盐有关。含朱砂制剂(如复方芦荟胶囊、朱砂安神丸、安宫牛黄丸、天王补心丹等)与溴化物、碘化物、含苯甲酸钠的药物巴氏合剂或以苯甲酸钠作为防腐剂的制剂、具有还原性的西药如硫酸亚铁等同服,可使毒性增加,导致中毒,故忌同服。

融入点 2 结合中药炮制操作,明确炮制工艺对矿物药发展的重要性。

矿物中药发展至今,《中国药典》中收录的矿物药仅 23 种,包括朱砂、雄黄、磁石、炉甘石、白矾、芒硝、大青盐、玄明粉、自然铜、红粉、赤石脂、花蕊石、皂矾(绿矾)、青礞石、金礞石、轻粉、钟乳石、禹余粮、硫黄、紫石英、滑石、滑石粉、赭石。因此,对于矿物中药的传承、研究开发与应用有着广阔的前景。中国古代对有毒矿物的加工炮制具有独特的方法,通过炮制加工可以减少或去除其中有毒物质,再充分地发挥疗效。

【学习拓展】

国外检测含朱砂药物的重金属超标原因:目前国内 80 余种中成药被美国卫生部明令禁止在美国境内销售,多含有朱砂(水银)、砷(砒霜)、铅等有毒或重金属物质。现代生物医学发现朱砂经消化道或创口吸收,生成游离汞,并与血中血红蛋白结合,随血液循环进入体内各组织器官。游离汞与中枢神经系统、酶系统结合,使细胞发生营养不良、变性甚至坏死。急性中毒表现为恶心、呕吐、腹痛、腹泻、脓血、少尿、尿闭、尿毒症。慢性中毒表现为消化系统病变,精神异常,汞毒性震颤、肝肾功能损害,视野缩小,性功能减退。有动物试验报告认为,朱砂能降低小鼠大脑中枢神经的兴奋性,所以有所谓"镇静安眠"作用;然而朱砂在体内有积累效应,长时间给药,动物出现体重下降、少动、反应迟钝、肾缺血、肝脏肿大等症状。中医是把朱砂的某些毒副作用当疗效看了。当前中医界对朱砂有毒这个事实并不否认,但是中医谈朱砂毒性时必说"朱砂水飞工艺,去尽可溶汞盐,剩下的不吸收,98%直接排出体外"。依《中国药典》规定,朱砂纯度不得低于 96%,它的杂质含有可溶汞盐、砷、铅、镉等重金属,这也是有朱砂成分的中成药在国外时会发现铅超标的原因。

【参考文献】

[1] 李超英,杨辛欣,车燚,等.基于《中国矿物药》的矿物药现代研究[J].长春中医药大学学报,2018,34(5):1005-1008.

[2] 杨海光,李莉,王月华,等.中药朱砂毒的历史认识与评价[J].中药药理与临床,2018,34(5):165-167.

五、案例简要分析

将中国传统文化与中药学知识结合,以朱砂为载体,从中医药典籍记载入手,将中药学的发展内容凝练归纳,激发学生学习的兴趣,传承中医药文化经典,厚植文化自信。引入恰当的案例进行分析,引导学生辩证看待中医药的使用和配比,树立社会主义核心价值观。

精益求精珍珠母

一、案例简况

本案例将珍珠母的性状、来源、价值和传统中药珍珠丸等知识与中药典籍、医疗案例、现代应用、合理用药相融合。以欣赏珍珠母有关饰品为切入点，引发学生探索兴趣，用发展的眼光认识珍珠母这味传承千年的中药材；通过对珍珠母食疗和毒理性质的学习，明确珍珠母的药性和临床用药安全，培养学生辨证思维，厚植中药文化自信。

二、关键词

珍珠母　药物来源　临床案例　保健良方

三、育人主题

增强文化自信，弘扬创新精神，热爱中药事业。

四、案例正文

【课前任务】

珍珠母为贝类动物贝壳的珍珠层，其味甘、咸，性寒，归肝、心经，主要成分为碳酸钙（90％以上），另含有机质（3.5％左右），少量镁、铁等微量元素及其他有机成分。市场上有生珍珠母和煅珍珠母两种饮片形式，一般用量是 10～25 g，宜先煎，粉碎度愈大愈好，煎煮以 40 分钟为佳。珍珠母属重镇安神药，现代药理表明珍珠母具有镇静、抗过敏、降血压、抗癌等药理作用。目前除传统用途外，还用于褥疮、顽固性失眠、过敏性皮炎、系统性红斑狼疮、高血压病、偏头痛、神经衰弱、黄褐斑等疾病治疗中，功效甚多。临床上不良反应较少，但长期使用，可能会增加结石的机会。那么请大家分享一下日常生活中你认识的珍珠母。

【课堂导引】

学生通过课前查阅资料，从古籍、珍珠母贝的生长、电视剧《延禧攻略》（第十一集）涉及的贝壳粉、珍珠和珍珠母的区别等多个方向分享自己认识的珍珠母，并在探究过程中，对珍珠母的来源、药性、功效有了一定认识，为课程的进一步学习奠定了基础。

【案例举要】

实例 1　漂亮的珍珠母除了可以做琳琅满目的饰品，还可以作为平肝潜阳、清肝明目、镇惊安神的中药。珍珠母，原名真珠母。《雷公炮炙论》在石决明条下云："即是真珠母也。"

《宝庆本草折衷》在石决明条下云:"天地间物有母,斯有子。真珠生于石决明之中,则石决明为母而真珠为子显矣!故雷公及艾氏皆言石决明是真珠母焉。"《宝庆本草折衷》又在真珠条下云:"出珠之壳名真珠母"。珍珠母作为传统的中药在各类医书上留下了浓墨重彩的一笔。

实例 2 张某,女,60岁。1985 年 7 月 12 日初诊:因事不遂发怒,渐至头晕目眩,耳鸣,手足麻木,头沉时痛,今已年余。手足心热,手指发麻,眠差,口干不渴,性急易怒,尿黄,舌尖红,苔白略黄,脉左沉滑寸浮,右弦数。辨为阴血不足,难于供养头身,肢体失于濡润,使用珍珠母丸。

珍珠母丸药方:珍珠母 50 g,生地 40 g,熟地 40 g,柏子仁 30 g,酸枣仁 30 g,龙骨 50 g,当归 15 g,党参 25 g,沉香 10 g,黄连 5 g,薄荷 5 g,茯苓 30 g。共服用 5 剂。

复诊:晕眩已平,余症亦减,唯上下肢麻木,上方加桂枝 15 g,桑枝 30 g 再服。

三诊:上肢麻木消失,下肢麻木依然,守方再服。

实例 3 中医认为人卧则魂归于肝,肝虚不能藏魂,故以珍珠母入肝为君,龙齿亦有安魂镇静作用。酸枣仁、柏子仁亦皆养肝益血之品。肾为肝之母,故用熟地滋肾以养肝。加少许黄连、薄荷者,因此虽属肝虚之证,但不眠之症,最易引起心火,虽暂不烦躁,亦少加黄连,以防心火内生,也符合珍珠母丸使血充而不热之方义。由于本方用大队补肝之品,为使补而不壅,故又用少许薄荷以疏肝。

【实践育人融入点】

融入点 1 自主配伍药方,强化学以致用。

(1)阴血不足,心神不宁,入夜少寐,时而惊悸。

我来配药方:珍珠母与酸枣仁、柏子仁、熟地黄配伍,以滋阴养血,镇心安神。

(2)心火亢盛,心神不安,烦燥失眠。

我来配药方:珍珠母与黄连、磁石、朱砂同用,以清心镇静安神。

(3)肝阳上亢之头痛眩晕。

我来配药方:珍珠母与钩藤、菊花、天麻、石决明等配伍,以增平肝潜阳之效。

融入点 2 不同药物组成,展现多元药效。

珍珠母乙醚提取液能抑制组织胺对肠管的收缩,防止组织胺引起的休克;用珍珠粉给小鼠灌胃,可明显减少其自主活动,并对戊巴比妥钠的中枢抑制有明显协同作用;珍珠母的硫酸盐水解产物,能增大离体心脏的心跳幅度;珍珠母注射液对四氯化碳引起的肝损伤有保护作用;珍珠贝壳粉对小鼠肉瘤有抑制作用。

【学习拓展】

很多人在听到"珍珠母"的时候通常会把它当做"珍珠"看待,但实际上两者是不同的,"珍珠母"是河蚌类贝壳上的珍珠层,它才具有药用价值,味咸,性凉,主要用于两个方面。

(1)降心火、清肝热:在发热性疾病中,因为痰热内盛,热入心包和热极生风导致的"神昏谵语""惊痫抽搐"等症候,就可以使用本药材配伍郁金、黄连、天竺黄、胆星、菖蒲、远志、广犀角、朱砂、钩藤、全蝎等药材使用。

(2)潜肝阳、安心神:由于心肝阴虚、肝阳亢盛、心神不宁导致的"眩晕""耳鸣""失眠""心悸""虚烦""多梦"等症状,可以使用珍珠母配伍生白芍、生地黄、白蒺藜、远志、黄芩、香附、钩藤、生赭石等药材使用,近代有使用这类药材治疗"神经衰弱"诊断为"阴虚阳盛"证人群,有不错的效果,可以参考。

包括远志、夜交藤、酸枣仁、柏子仁等都具有安神、治失眠的作用,但珍珠母是运用于心肝阴虚、心经有热的失眠;远志是作用于心肾不交、痰阻心窍的失眠;夜交藤则用于肝肾不足、阴阳失调的失眠;酸枣仁则是用于肝胆血虚的失眠;柏子仁偏重于心血不足的失眠。对于潜阳这个作用来说,石决明与珍珠母有相似之处,但更重要的是在于区别,珍珠母作用为降心火,而石决明则是降肝火,简单来说,石决明用于肝经阳亢症,而珍珠母则是心经神志病。对于心经有寒、水饮凌心的人群尽量不要使用珍珠母。

【参考文献】

[1]金艳.珍珠母重镇安神药理作用及临床应用研究进展[J].浙江中医杂志,2017,52(05):388-389.

[2]网络资源:为什么说珍珠母有"安神养心"的功效? https://baijiahao.baidu.com/s? id=1622644466761236818&wfr=spider&for=pc.

五、案例简要分析

本节课注重知识迁移,将专业知识融入学生日常和社会服务中,由经典古方延伸到中药配伍,引导学生在"做中学",从被动的听课人变为主动的探究者,并鼓励学生自主配伍药方,将理论与实践结合,以此培养学生自主拓展知识、团队协作解决问题的能力,同时也深化对中医药文化的认可和传承。

健康养生看枸杞

一、案例简况

本案例通过枸杞生动形象的别名——红耳坠,引出国民中药枸杞子,了解枸杞子"三用一不用"的用药规则,由枸杞子的用量引出药证概念,培养学生的科学精神,引导学生对待事物要具有两面性,不可片面,要有科学的养生习惯、责任感和职业担当。

二、关键词

枸杞子　补肝益肾　明目　润肺

三、育人主题

培养学生的科学精神、社会实践精神和人文精神。

四、案例正文

【课前任务】

查阅枸杞"三用一不用"的临床用药法,明白症见眩晕、视物昏花、腰膝酸软者可用枸杞,大便溏薄者则不用枸杞。

【课堂导引】

通过枸杞形象的别名——红耳坠,拓宽学生的视野和想象力,查阅枸杞的名称来源及药理药效,了解这味国民中药。

【案例举要】

实例1　临证用枸杞子时,有"三用一不用"的基本框架。即症见眩晕、视物昏花、腰膝酸软者可用,大便溏薄者不用。"眩晕"为"眩"与"晕"之合称。"眩"为目眩,即视物昏花;"晕"为头晕,即感觉自身或周围事物旋转。有些眩晕可由阴虚内热引起,治疗上也可以予养阴清热,常可用枸杞子。对于有"眩晕"证的现代病,亦常以"枸杞子"或"枸杞子配某(药)"治之。如治疗阴虚内热之高血压病,常用枸杞子配龟甲,盖枸杞子能养阴润燥,但其清内热(虚热)之力不足,龟甲味甘、咸,性寒,归肝、肾、心经,能清化内热(虚热),龟甲与枸杞子相配,可助枸杞子清化内热(虚热)。

"视物昏花",多系肝肾不足引起,常以枸杞子配菊花治之。枸杞子补肾益精、养肝明目,其滋肝养血之力较强,而菊花平肝祛风,其明目作用明显,故枸杞子得菊花之助,既可补肝肾之不足,又可达到明目之目的。

对于肝肾不足之"腰膝酸软",常以枸杞子配菟丝子治之。盖枸杞子长于滋补肾阴,而菟丝子则补阳益阴,也就是说枸杞子以补肾阴为主,而菟丝子既能补阴,又能补阳,故对于肝肾不足之"腰膝酸软",枸杞子配菟丝子对其较为适用。"一不用",就是"大便溏薄"者不用枸杞子。盖大便溏薄,则表示脾胃有湿,而枸杞子是补阴之药,用枸杞子去治"脾胃有湿"之病证,岂非湿上加湿,故大便溏薄者不用枸杞子。

实例2 盛唐时期,据说有一天,丝绸之路来了一帮西域商贾,傍晚在客栈住宿,见有一女子斥责一老者。商人上前责问:"你何故这般打骂老人?"那女子道:"我训自己的孙子,与你何干?"闻者皆大吃一惊。原来,此女子已200多岁,老汉也已是九旬之人。他受责打是因为不肯遵守族规服用草药,弄得未老先衰、两眼昏花。商人惊诧之余忙向女寿星讨教高寿的秘诀。女寿星见使者一片真诚,便告诉他自己四季服用枸杞。后来枸杞传入中东和西方,被那里的人誉为东方神草。

实例3 枸杞这个名称始见于《诗经》。明代李时珍云:"枸杞,二树名。此物棘如枸之刺,茎如杞之条,故兼名之。"

道书言:千载枸杞,其形如犬,故得枸名,未审然否?颂曰:仙人杖有三种:一是枸杞;一是菜类,叶似苦苣;一是枯死竹竿之色黑者也。

【实践育人融入点】

融入点1 通过对枸杞子的现代研究,了解枸杞子具有降糖、护眼等功能,鼓励学生要有扎实的专业知识,了解中药深厚的人文底蕴,加强创新意识,拓宽视野。

融入点2 了解枸杞"三用一不用"的用药规则引出药证概念(有是证——肝肾亏损,用是药——枸杞子),引导学生要正确地认识事物的发展,尤其是对事物的两面性要有清晰认识,明白任何药物都是双刃剑,中药也不例外,以此培养学生的责任感和职业担当。

融入点3 枸杞的护眼、养肝功能不会因时代的变迁而变化,让学生掌握哲学原理,明白虽然时代不同但真理永存的道理,另外要引导学生以发展的角度看待事物,从而培养学生正确的世界观、人生观。

【学习拓展】

为了研究枸杞多糖对多囊卵巢综合征大鼠胰岛素抵抗的改善作用及对 LKB1/AMPK 通路的调控效果,将 72 只大鼠随机分为空白对照组,模型组,枸杞多糖 25 mg/kg、50 mg/kg、100 mg/kg 组,以及二甲双胍组(12 只/组),采用来曲唑联合高脂饲料喂养方法建立多囊卵巢综合征大鼠模型,枸杞多糖各剂量组分别灌胃给予 25 mg/kg、50 mg/kg、100 mg/kg 的枸杞多糖,二甲双胍组灌胃 200 mg/kg 的二甲双胍,1 次/天,连续 28 天。与模型组比较,枸杞多糖各剂量组及二甲双胍组空腹血糖、空腹胰岛素、胰岛素抵抗指数、血清睾酮及促黄体生成素水平均显著降低($P<0.05$),血清雌二醇及促卵泡生成素水平、卵巢组织 LKB1、AMPK mRNA 及蛋白水平均显著升高($P<0.05$),卵巢组织病理学明显改善。结果发现,枸杞多糖能够显著改善大鼠胰岛素抵抗,调节性激素水平,修复多囊卵巢综合征大鼠病理改变,其机制可能与调节 LKB1/AMPK 通路有关。

【参考文献】

刘军,周玲,盛燕,等. 枸杞多糖对胰岛素抵抗型多囊卵巢综合征大鼠的改善作用及 LKB1/AMPK 通路的调节作用研究[J]. 中国优生与遗传杂志,2022,30(4):587-591.

五、案例简要分析

从枸杞生动形象的别名——红耳坠切入,掌握枸杞子的用药用量及禁忌,懂得科学辨证地看待问题,非专业人员往往对中药的服用有认知误区,认为中药的副作用小,不经辨别而长期服用某些具有保健功能的中药品种。中医药工作者应该有责任感和职业担当,要有科学精神,从社会习惯(养生保健)中看中医养生,要了解中药的正确用法,中药如此,做人亦如此。

孝悌协作论阿胶

一、案例简况

本案例从中药古籍记载出发,发布课前任务,课堂讲述遵循中医药理论讲述阿胶的来源、熬制、药性、功效与应用、用法用量和使用注意事项等知识,以阿胶的熬制工艺的讲解,让同学们充分认识中药制作过程复杂,人员配合协作、精确把控质量的重要性。最后对阿胶功效的讲解,引导学生传承中华孝悌文化。

二、关键词

阿胶　熬制　质量控制　孝悌文化

三、育人主题

构建和合文化和合作精神,探寻中华孝文化的时代印记。

四、案例正文

【课前任务】

了解阿胶应用历史,传承中医药文化

阿胶,为历代医药学家所推崇,被称为"圣药",为马科驴属动物驴($Equus\ asinus\ L.$)的皮,经漂泡去毛后熬制而成的胶块。具有补血、滋阴、润肺、止血的功效。主治血虚诸证,出血证,肺阴虚燥咳,热病伤阴,心烦失眠,阴虚风动,手足瘈疭。千年来一直造福大众。1973年长沙马王堆出土了现知我国最古老的医学方书《五十二病方》(成书于殷商至春秋之间),残缺的帛书中"胶"有五用,对应"白处、大带、癃等三个病症"。据此推测,阿胶的药用历史已有3 000余年。

【课堂导引】

通过课前任务引导学生查阅资料,了解有关阿胶的来源、熬制、药性、功效与应用、用法用量和使用注意事项等知识,然后进行小组讨论,以阿胶的熬制工艺的讲解,让同学们充分认识中药制作过程复杂,人员配合协作、精确把控质量的重要性。最后对阿胶功效的讲解,引导学生传承中华孝悌文化。

【案例举要】

　　实例 1　通过阿胶的制备工艺,构建和合文化。

　　阿胶的制作过程十分复杂,包括整皮、化皮、熬汁、炼胶、凝胶、晾胶等 50 多道工序以及挂珠、砸油、吊猴、醒酒、挂旗、发泡、开片等关键技术。全部由手工完成,每道工序的精细程度和要求都非常高,堪称我国中药传统生产工艺的典范。

　　在制作过程中各种原料,入水煎熬,武火、中火、文火,交替起伏,历经三天三夜,恰似三昧真火淬炼乾坤精气于其中,远看雾气腾腾似天降祥瑞,近观翻江倒海则似蛟龙戏水,阴阳变化其中,五行相生相克于内,其制备工艺和过程体现了中华传统和合文化,概括起来主要有两个方面:一方面承认各个事物存在差异,比如阴阳、天人、男女、父子、上下等,相互不同;另一方面把存在差异的事物有机地合为一体,如阴阳和合、天人合一、五行和合,等等。和合范畴显然比一般性地提和平、和谐或合作、联合内涵更为丰富,外延更为广泛,层次也更深入。对于当代而言,和合文化最为显现的定义就是和谐二字,只有重视和与合的价值,保持完满的和谐,万物才能顺利发展。

　　实例 2　通过阿胶功效的讲解,向学生传递中华孝文化。

　　如今,越来越多的人认识到了阿胶对中老年人"延庚续寿"的滋补价值,并选择用它来孝敬父母。曾国藩是清晚期著名的政治家,湘军的创立者和统帅,对清王朝晚期的政治、军事、文化、经济等方面都产生了深远的影响。我们印象中的他是个重臣、权臣,然而道光二十四年的他,其实还只是个小官,俸禄微薄,日子窘迫,即便如此,他依然会花大价钱为父母购买阿胶来表孝心。道光二十四年正月二十五日,曾国藩专程托人将阿胶等物品带回湖南老家,以略尽人子之孝,并附言:"父母大人金福万安,阿胶两斤,高丽参半斤"。可以说,阿胶正是他孝心的寄托。

【实践育人融入点】

　　从多维度发掘阿胶历史、制造和功效,通过与中医药、传统文化的对接,将价值导向和知识传授相融合,使教学的每一个环节都有学生的主动参与,将思政教育贯穿于教学始终,使学生在学到知识的同时,更要学会做人、做事,最终将学生的知识、能力升华为人文素养。

　　融入点 1　阿胶的应用迄今已有 3 000 多年,从汉唐至明清一直都是皇家贡品。阿胶制作技艺十分复杂,包括整皮、化皮、熬汁、炼胶、凝胶、晾胶等 50 多道工序以及挂珠、砸油、吊猴、醒酒、挂旗、发泡、开片等关键技术,且全由手工完成,每道工序细腻程度和标准都非常高,堪称我国中药传统生产工艺的典型代表。从多维度发掘阿胶历史、熬制工艺和功效,通过与中医药、传统文化的对接,将价值导向和知识传授相融合。

　　融入点 2　阿胶作为传统滋补孝敬佳品,已有千年历史,本身已经固化成了孝文化的元素,成为中华孝文化的"物质遗产"。为父母献上一碗阿胶,同时也传承着中华民族优秀的孝文化。

【学习拓展】

近红外光谱漫反射光谱技术和模式识别技术快速鉴别阿胶真伪

收集不同来源的阿胶,采集其近红外漫反射光谱,使用多重散射校正和小波变换对光谱进行预处理后,分别应用相似度匹配和马氏距离方法建立质量鉴别模型。相似度法使用真品谱图作为标准谱图,用样品谱图与标准谱图的相似度值来鉴别阿胶质量。结果表明近红外光谱和模式识别技术结合可快速、准确、客观地进行阿胶质量鉴别,可推广到其他中成药的质量鉴别,推动中药检测现代化。

【参考文献】

[1] 尤金花,田守生,韩丽.阿胶——中药瑰宝文化瑰宝[J].东方食疗与保健,2009,(02):71.

[2] 张立文.儒家和合文化人文精神与二十一世纪[J].学习与探索,1998,(2):72-77.

[3] 瞿海斌,杨海雷,程翼宇.近红外漫反射光谱法快速无损鉴别阿胶真伪[J].光谱学与光谱分析,2006,01:60-62.

五、案例简要分析

该案例从阿胶的应用历史,充分激发学生对课程的学习兴趣,使学生感受中医药的博大精深,增强民族自信,同时以阿胶的功效为切入点引入中华孝文化,引导学生了解中国传统孝文化,激发学习动力,提升学生的人文素养。

关爱女性看当归

一、案例简况

本案例从中药古籍记载出发,发布课前任务,课堂讲述遵循中医药理论讲述当归的来源、炮制、药性、功效与应用、用法用量和使用注意事项等知识,学生在学习专业知识的过程中聆听、探寻和思考中药秘诀所在。将家国情怀,尊重女性、关爱女孩等德育元素融入专业课程之中,进而实现对学生价值追求的引导与人文精神的培养。

二、关键词

当归　调经止痛　炮制方法　关爱女孩

三、育人主题

走进中药,认识当归,尊重女性。

四、案例正文

【课前任务】

了解当归传说,认识伟大的母亲

三国时期,司马昭派遣大将钟会、邓艾进攻蜀国。蜀国主公刘禅昏庸无能,开门投降。蜀国大将姜维在无可奈何之下只得假意投降。

后来司马昭派人抓去了姜维的母亲。姜维的母亲知道儿子投降以后气得大骂逆子无德,并写了一封信斥责姜维不忠不孝不义,偷偷叫人送给姜维。姜维看到母亲的信以后心中忐忑不安,如果实话对母亲说的话,怕泄露天机坏了大事。于是姜维想出了一个绝妙的方法,他拿了两包中药,一包是远志,另一包是当归,托人送给老母亲。姜维的母亲看了以后,心领神会,完全理解了儿子的用意。

原来是儿子胸怀远志打算重振江山。失去的城池,应当重归蜀汉。为了让姜维毫无牵挂,一心救国,于是自己撞墙而死。

【课堂导引】

当归,中药名。为伞形科植物当归[*Angelica sinensis* (Oliv.) Diels]的干燥根。主产甘肃东南部,以岷县产量多,质量好,其次为云南、四川、陕西、湖北等省,均为栽培。具有补血活血、调经止痛、润肠通便之功效。常用于血虚萎黄,眩晕心悸,月经不调,经闭痛经,虚寒腹痛,风湿痹痛,跌打损伤,痈疽疮疡,肠燥便秘。酒当归活血通经,用于经闭痛经,风湿痹痛,跌扑损伤。通过课前任务引导学生查阅资料,了解有关当归的来源、炮制、药性、功效与应用、用法用量和使用注意事项等知识,然后进行小组讨论,将家国情怀,尊重女性、关爱女性等观念融入学生价值观,进而实现对学生价值追求的引导与人文精神的培养。

【案例举要】

实例1   走进妇科圣药当归,关爱女性。

从中药的性味归经来说,当归性味甘苦辛而温,入心、肝、脾经。主要有补血、活血、调经、润燥、滑肠等功用。在历代中医方剂里,当归的功效无外乎四个方面:补血、行血、润肠、调经。

当归的使用,最常见的就是切段生用,同时还有酒洗、酒炒、土炒、炒炭等多种用法。一般而言,用黄酒为佐料炮制后的当归,更善于活血散瘀,炒炭后的当归,更善于止血止漏。其他养血、补血、润肠等用途,基本使用生当归。在历代医家的组方里,当归常被用于月经不调、血虚或血瘀经闭、经痛崩漏、跌打损伤、痈疽肿痛、风湿痹痛、血虚便闭等证候。

(1) 妇科要药:对痛经有较好的疗效,常和川芎、地黄、白芍、延胡索等配伍。

(2) 用于养血:对心血虚之心悸、健忘、失眠、心神不宁等,以及脾血虚所致的消瘦、萎黄,或者肝血虚所致的头晕、目眩、耳鸣、筋挛等,都可以用到当归,比如当归补血汤、四物汤、一贯煎等方剂。

实例2   当归经典名方——四物汤。

四物汤是一道传统药膳。以当归、川芎、白芍、熟地黄四味药材为主要原料熬制而成,是中医补血、养血的经典药膳。一般来说,它具有补血调经的效果,可减缓女性的痛经。"关爱女孩行动"是为进一步贯彻习近平总书记重要指示精神,倡导全社会行动起来,开展传播健康文明的婚育新风,建立有利于女孩及其家庭的利益导向机制,依法维护女孩的合法权益,促进妇女发展和男女平等,扎扎实实营造一个适宜女孩生存发展的舆论氛围和社会环境。

【实践育人融入点】

融入点1   从当归的传说、炮制、功效与名方的介绍,使学生认识到妇女需要尊重和关爱。

在家庭中,女性是女儿、妻子、母亲,是家庭的组织者和支撑者;在社会中,女性是员工、领导、创业者,是社会的贡献者和推动者。她们肩负着事业和家庭两副重担,工作竞争之激烈,家庭责任之繁重,使女性承受着巨大的压力,因此女性的问题日益突显,调查数据显示,女性心境障碍和焦虑障碍的患病率显著高于男性。所以要关心身边的女性。可以说,但凡需要养血通脉,无论属血证、虚证、表证和痛疡,都可用到当归。

融入点2   四物汤以当归、川芎、白芍、熟地黄四味药材为主要原料熬制而成。近年来,中药复方中各味药之间的药理研究表明,中药之间的配伍组方应用,对于提高疗效、减少毒性,起着重要作用。这正说明团结协作的重要性,借以培养学生的团队精神和合作精神。

【学习拓展】

基于质量源于设计(QbD)理念的经典名方桃红四物汤的提取工艺研究

以出膏率及芍药苷、阿魏酸、羟基红花黄色素 A 的提取率作为桃红四物汤提取工艺的关键质量指标,筛选关键工艺参数。通过设计建立数学模型,考察各因素之间的交互作用。结果方差分析结果显示所建模型的方差均有显著性差异($P<0.05$),表明模型具有统计学意义。基于以上结果,建立提取工艺的设计空间,对空间进行优化,得到最佳提取工艺。实验结果显示提取工艺稳定,所得制剂中间体与基准样品质量属性接近,可为后续颗粒剂的研究开发奠定基础。此研究说明利用现代提取技术可以促进药物发展,提高药物疗效,加快中药现代化。

【参考文献】

[1] 邱振刚,王康锋.桃红四物汤[M].北京:中国中医药出版社,2005.

[2] 黄兴国,张静,杜文慧,等.QbD 理念的经典名方研究:四物汤加减方的提取工艺优化研究[J].中国中药杂志,2019,44(20):4329-4335.

五、案例简要分析

该案例从有关当归的传统故事和功效切入,使学生了解女性所需面对的问题,从而激发学生对女性的关爱之心,将课程思政和知识传授相融合,引导学生在学习专业知识的同时,认识社会问题,关心国家大事。做到从被动的听课人变为主动的探究者,以此培养学生自主拓展知识、独立解决问题的能力,增强责任感。开阔学生的视野,激发学生人文情怀,践行对女性的平等关爱。

工匠精神谈地黄

一、案例简况

　　本案例从中药古籍记载出发,发布课前任务,课堂讲述遵循中医药理论讲述地黄的来源、炮制、药性、功效与应用、用法用量和使用注意事项等知识,结合经典名方六味地黄丸重金属超标案例引出中药质量检测的重要性,并让同学们讨论质量检测不合格的原因,加强对中药炮制质量控制重要性的认识,进而实现对学生价值追求的引导与人文精神的培养。

二、关键词

　　地黄　六味地黄丸　炮制　重金属　人文精神

三、育人主题

　　工匠精神的塑造,人文精神的培养。

四、案例正文

【课前任务】

了解地黄传说,认识生地和熟地

　　相传药王孙思邈 101 岁时,还到处游玩。一天傍晚,他来到一个河边小村,见一老人左手捏着一只蜻蜓,右手捂着屁股大哭。孙思邈见老人年龄比自己还大,就上前安慰:"老人家,为何大哭?"老人说:"爷爷打我。"孙思邈大吃一惊:"那你多大年纪了?"老人说:"我刚过完 365 岁生日,因为贪玩,忘了吃熟地茶,所以挨打。"说完又伤心地哭了起来。孙思邈好奇:"你爷爷在哪里?"老人用手一指:"门口躺在蓑衣上数星星的那人就是。"孙思邈走了过去,见躺在蓑衣上的人正全神贯注地数着星星,比刚才那个老人年轻多了,旁边还坐着一个小姑娘,正用蒲扇为他打蚊子。孙思邈问小姑娘:"你在给谁打蚊子呀?"小姑娘说:"这是我玄孙,脾气太坏了,动辄就打孩子。唉!教育孩子哪有这样的?都是让我那老公公给宠的。"孙思邈更加好奇:"你老公公在哪里?"小姑娘说:"河边捉鱼去了。"孙思邈问:"能否告诉我,什么是熟地茶?"小姑娘说:"就是熟地黄加米熬的粥。我们春天用来和胃降火,夏天用来降温除烦,秋天用来滋阴去燥,冬天用来补血驱寒。每日上午必须吃一碗,今天淘气的孩子忘了喝,挨一顿揍。"孙思邈感慨万千,本来以为自己够高寿了,没想到天外有天,人外有人。于是向小姑娘要了一包熟地黄,并根据地黄的特性和平生所学,研制出了九蒸九晒熟地黄的炮制工艺。据说,因为常吃熟地黄,孙思邈又多活了四十多年,直到一百四十多岁才无病而终。

【课堂导引】

通过课前任务引导学生查阅资料,了解有关地黄的来源、炮制、药性、功效与应用、用法用量和使用注意事项等知识,然后进行小组讨论,比较生地和熟地药性和药效的不同,再以经典案例引入,使学生认识到炮制方法和安全的重要性,传承敬业精神。

【案例举要】

实例 1 走进六味地黄丸,了解炮制的重要性。

六味地黄丸,最早的时候出自北宋名医钱乙创作的《小儿药证直诀》,作为一种补肾方,六味地黄丸具有滋阴补肾,可用于经常性的头晕耳鸣、腰膝酸软等症。因为六味地黄丸是以补肾阴为主的中药,如果吃错了,可能会引起阴虚,所以需要对症服药。殊不知被人们广泛运用的六味地黄丸,最初却是治疗小儿病的!

六味地黄丸剂型:蜜丸。

历史来源:宋代钱乙《小儿药证直诀》卷下。

处方:熟地黄八两、山茱萸(酒蒸)四两、山药四两、泽泻三两、牡丹皮三两、茯苓三两,以上六味,共重二十五两。

制法:

(1)配料:按处方将上药炮制合格,称量配齐。熟地黄、山茱萸单放。

(2)粉碎与混合:将山药等四味轧为粗末,与熟地黄、山茱萸同捣烂,晒干或低温干燥,轧为细粉,和匀过 80~100 目细罗。损耗率 5%~15%。

(3)制丸:取炼蜜[每药粉十两,约用炼蜜(110 ℃)十两,和药时蜜温 100 ℃]与上药粉搅拌均匀,成滋润团块,分坨,搓条,制丸。上药一料,约制三钱重蜜丸 150 丸,公差率±2%。

规格:每丸重三钱(含药量约一钱五分)。

包装:用蜡纸包严,或装蜡纸筒封固,装盒密封。

贮藏:置室内阴凉干燥处。

实例 2 六味地黄丸重金属超标,药品安全重于山。

六味地黄丸可以说是人尽皆知,应该是中医方剂里知名度最高的一个处方。目前在市场上销售的六味地黄丸品牌超过上百个,年销售额达数十亿元。2021 年 11 月,我国香港、日本及东南亚地区有研究称六味地黄丸重金属积聚,存在铅、镉和铜元素不同程度的超标问题,人体服用后可能产生健康风险。

由于重金属元素不能被生物降解,在人体内能和蛋白质及酶等发生强烈的相互作用,使其失去活性,也可能在人体器官中累积,造成慢性中毒。中药作为寻常百姓治疗和保健的常用药材,安全性至关重要。

【实践育人融入点】

融入点 六味地黄丸中重金属超标,关注环境保护问题。

中药中的重金属有两种来源:一是药物本身是重金属,如朱砂和雄黄;另一个来源是土壤、空气、水、化肥和农药的施用,以及工业"三废"对中药的直接或间接污染。对于含有重金属的中药,在长期实践中,通过调整给药剂量和时间已经得到解决。因此环境污染因素都应该是重中之重。土壤、水质和空气污染事件已经很常见,在这种环境中种植的中药受到重金属污染的概率很高。由此可见,环境保护对中药质量至关重要。

【学习拓展】

六味地黄丸制方考辨及抗肿瘤临证应用浅析

六味地黄丸作为经典名方,被列入国家中医药管理局首批《古代经典名方目录》中,临床应用广泛。本方出自《小儿药证直诀》,主治肾怯失音,囟开不合,神不足,目中白睛多,面色白等症,其中蕴含深刻的中医学理论与思辨规律。当前六味地黄丸作为主治"肾阴虚"的一般认知存在内涵泛化、缺失倾向。通过探讨其在精气、阴阳、五行、藏象、经络学说中的方证原义,并以此为基础阐发其在抗肿瘤临床应用中的具体思路,以期为经典名方六味地黄丸的推广及肿瘤临床决策提供新的理论支撑。可见中医药是一个巨大的宝库,应用现代技术和科学方法,深入挖掘,一定会有重大收获,推动中药创新发展。

【参考文献】

[1] 迟玉广,李中阳,黄爱华,等.六味地黄丸四种重金属元素的含量分析及其健康风险评价[J].现代食品科技,2011,27(04):478-481.

[2] 黄琳,吴秋云,皮真,等.六味地黄丸抗肿瘤作用机理探讨[J].中兽医医药杂志,2018,37(6):81-83.

五、案例简要分析

该案例从地黄的来源、功效以及与熟地黄在药性与药效的区别,让学生认识到炮制的重要性,进而借助案例引入药品安全的话题,培养学生对药品安全的重视,加强制药职业道德教育。在专业知识学习中开阔学生的视野,激发学习动力。同时,结合课程内容特点,借助信息技术手段,适时采用多元化教学资源和评价方式,将工匠精神、职业道德、爱国情怀融入课堂教学中。

辩证思考谈藜芦

一、案例简况

本案例以医药典故引入主题,激发学生学习好奇心,加深学生对藜芦的宏观认识。通过藜芦是良药亦反诸参,引导学生辩证看待事物,不可因中药配伍复杂而产生畏难的心理,要循序渐进、勤奋刻苦方能成就事业,同时要具有责任意识,树立中医药自信。通过介绍涌吐药中其他药理作用,鼓励学生要打破思维定势。

二、关键词

藜芦　催吐　十八反

三、育人主题

秉承严谨的科学作风,树立中医药自信。

四、案例正文

【课前任务】

查阅资料,中药相反、相畏、相恶概念怎么理解?

中药配伍中,相畏、相杀可以减轻或消除副作用,为保证安全用药,是使用毒副作用较强药物的方法,可用于有毒药物的炮制及解救。相恶是抵销或削弱其中一种药物的功效;相反则是药物相互作用,能产生毒性或副作用,故相恶、相反则是用药的配伍禁忌。相畏则是配伍后可以减轻或消除毒性;相恶是配伍后可以减损药效。然而古人对药物相反、相畏、相恶的理解和认识颇不一致,如《神农本草经》云:"若有毒宜制,可用相畏、相反者;不尔,勿合用也",是言相畏相反的实质是相制。而《本草经集注》云:"相反者,则彼我交仇,必不宜合",唐代孙思邈《千金方》云:"草石相反,使人迷乱,力甚刀剑",宋代王怀隐认为相反药同用"病既不瘳,遂伤患者",都是说相反药物合用,会产生不良反应甚至是严重的毒性反应。

【课堂导引】

通过课前任务引导学生查阅资料,探究藜芦的来源、药理作用等,然后讲解藜芦的知识点,让学生讨论涌吐药的药理作用特点,拓展学生的思维及具体问题具体分析的能力。

【案例举要】

实例 1　《本草纲目》李时珍笔录史料:"明朝荆和王妃刘氏,七十,中风,不省人事,牙关紧闭,群医束手。先考太医吏目月池翁诊视,药不能人自午至子。不得已,打去一齿,浓煎藜芦汤灌之。少顷,嗳气一声,遂吐痰而苏,调理而安。"藜芦是我国使用最早的催吐药,在《神农本草经》中被列为"下品",因黑色白黎,其芦有黑皮裹之,故名。北方人称为"憨葱",南方人呼为"鹿葱"。由于藜芦之根有强烈辛味,若吸入此粉末,则发嚏甚烈,误服少许,则发呕吐,混于饭中,蝇食之即死,故又名"蝇毒"。藜芦有"吐风痰,疗中风癫,杀诸虫"的作用。

实例2 相传神农遍尝的百草之中便有藜芦,此物被归为大毒之列。往往误食藜芦的状况发生在春末,人们上山挖掘野葱,便把叶型酷似的藜芦挖将回来,炒炒吃掉。其实藜芦也是在册的中药,中医入门级别的口诀"十八反、十九畏"中便有经典的一句:"诸参辛芍叛藜芦。"意思是说,人参、丹参、党参之流,连同细辛、赤芍、白芍,与藜芦药性相悖,不慎混用,藜芦毒性要翻倍的。

实例3 中药中"相畏"关系即为配伍禁忌,有些中药实验研究表明,甘草、甘遂两种药合用毒性的大小取决于甘草的用量;贝母和半夏分别与乌头配伍,未见明显的增强毒性。细辛配伍藜芦可导致动物中毒死亡。对"十九畏"和"十八反"的研究有待进一步做较深入的实验和观察,应慎重对待。一般说来,对于其中一些药物,若无充分根据和应用经验,仍须避免盲目配合应用。

【实践育人融入点】

融入点1 藜芦因外形像"葱",故易混淆。培养学生对中医药事业的热爱;线上学习加线下百草园、药圃、园博园观察实践,动态观察药用植物的时空变化,提高植物分类素养的同时培养学生的责任感和职业使命感。

融入点2 中草药本身的药性机理复杂,是门博大精深的学问,我们需要秉承严谨的科学态度,勇于创新和质疑。

融入点3 中医药知识庞杂,不可因中药配伍复杂而产生畏难的心理,我们只有循序渐进、勤奋刻苦方能成就事业,同时要具有责任意识,树立中医药自信。

【学习拓展】

常见涌吐药其他药理作用

(1)藜芦外用,有杀虫疗疮止痒之功效。用治疥癣,可单用研末,生油调敷;治白秃头疮,则以之研末,猪脂调涂患处。

此外,藜芦研末外掺,有灭虱功效。又近人用以杀灭蚊蝇及其幼虫,亦可作农药杀虫剂。

(2)涌吐药常山具有抗疟作用、抗阿米巴原虫作用、解热作用、心血管作用、催吐作用。

(3)涌吐药胆矾除具有催吐作用外,还具有祛腐、解毒作用,治风痰壅塞、喉痹、癫痫、口疮、烂弦风眼、痔疮、肿毒等功效。

(4)涌吐药瓜蒂具有治痰涎宿食,壅塞上脘,胸中痞梗,风痰癫痫,湿热黄疸,四肢浮肿,鼻塞,喉痹等功效。

【参考文献】

[1] 谢志民.藜芦涌吐作用的本草考证[J].陕西中医,1991,04:180-181.

[2] 唐于平,陈芳,尚尔鑫,等.中药十八反配伍禁忌的历史沿革与用药分析[J].世界科学技术(中医药现代化),2010,12(04):593-599.

五、案例简要分析

该案例以医药典故引入主题,激发学生学习好奇心。通过对同一药物不同配伍方式的介绍,教育学生辩证看待事物,要求学生具有责任意识,充分发挥药物的积极作用。再通过药物其他药理作用的讲述,引导学生具备打破思维定势的能力,将知识传授与思政育人结合,进而实现对学生价值追求的引导与人文精神的培养。

第四篇章　守正创新

总　论

中国古代百科全书中的创新竞进

一、案例简况

《本草纲目》是我国明代著名医药学家李时珍历时 27 年撰写的经典本草著作。该书在继承和发扬历代医药著作成果的基础上,也记载了李时珍大量的创新性成就。本案例从《本草纲目》这一部药物学巨著入手,以掌握《本草纲目》的突出成就为教学目标,采用线上线下教学方式,运用案例教学、情景教学、体验教学等方法,讲述了《本草纲目》的成书背景及对本草学发展的卓越贡献,引导传承中医经典,并培养学生的创新思维。

二、关键词

本草纲目　百科全书　医药巨典

三、育人主题

医药典籍,守正创新,中药文化。

四、案例正文

【课前任务】

（1）《本草纲目》的成书时间是什么时候？ 作者是谁？

（2）《本草纲目》为何被誉为“中国古代的百科全书”？

【课堂导引】

《本草纲目》不仅对明代以前的本草专著进行了系统的总结,也记载了李时珍丰富的临床经验和创新性成果,并对历代本草的错误之处进行了纠正。

（1）完善药物分类方法:基于已有的药物分类方法进行创新,进一步完善了自然属性分类方法。全书按照药物自然属性细分为 16 部 60 类:水、火、土、金石、草、谷、菜、果、木、服器、虫、鳞、介、禽、兽、人。药物正名标为纲,纲下列目,以纲系目,条理清晰。该分类方法是当时世界上最先进的分类法。

（2）在明代以前的本草著作基础上新增药物 374 种，全书共 52 卷，载药 1 892 种，附药图 1 109 幅，附方 11 096 首。

【案例举要】

实例 1　李时珍历时 27 年，参考了历代大量的医药著作，亲历实践，广收博采，终于在 1578 年完成了近 200 万字的本草巨著《本草纲目》，刊行后先后被译成日、朝、拉丁、英、法、德、俄等文字广为流传。该书是我国大型本草专著的范本，不仅收载了历代中医药学家的医疗经验和本草研究精华，为中国药物学的发展作出了重大贡献，而且在天文地理、植物学、动物学、历史、化学等方面也有突出成就，被誉为"东方医药巨典"和"中国古代的百科全书"。该书在 2011 年作为珍贵文献遗产入选《世界记忆名录》，为我国本草学和优秀传统文化走向世界发挥了重要的推动作用。

实例 2　在博览群籍与临床实践中，李时珍发现一些医药著作存在不少错误之处，且药物分类混乱。如"生姜"和"薯蓣"应属于菜部，部分本草书将其列为草部；"兰花"和"兰草"常混淆记载，将观赏用的"兰花"误作药用的"兰草"；"葳蕤、女葳二物而并入一条"，"南星、虎掌一物而分二种"。李时珍通过结合自身的临床经验，修正了前人本草书中的错误，并补充了大量明代以前新增的外来药物，进一步丰富了本草学的内容。

【实践育人融入点】

融入点 1　打破常规，勇于创新。

李时珍在科举考试中屡屡碰壁，遂放弃功名利禄，将治病救人作为毕生的事业，最后成为明代著名的医药学家。明代施行医户制度，要求从医者世代为医，当时医者的地位不高，无法和儒学或科考中举人才相提并论。以李时珍弃儒从医的经历为切入点，引导学生破除墨守成规的思想，树立开拓创新的意识。

融入点 2　扬弃旧学，开创新知。

《本草纲目》提出了以"纲目体"对本草进行分类的知识创新思路，与当时出现的大量本草书籍分类宗旨一致，体现了格物致知、循理实用的方法论。李时珍在扬弃旧学的基础上，进而开创新知，新增药物 374 种，除了对前人本草学观点的继承和发展，同时还吸纳了西方的医药学知识，全书近 200 万字，内容广博，涉及医学、植物学、动物学、天文地理、语言文字等诸多领域，其影响远远超出了本草学范围。通过介绍《本草纲目》对本草分类方法的改革，培养学生求异和创新的思维习惯。

融入点 3　守正创新，去芜存菁。

李时珍通过临床实践和博览本草古籍，发现"第其中舛谬差讹遗漏，不可枚数……"，乃"敢奋编摩之志，僭篡述之权。……复者芟之，阙者缉之，讹者绳之"，充分展示了李时珍精益求精、严谨求实的治学精神。《本草纲目》书中对许多药物的功效进行了新的概括，如土茯苓治疗梅毒、延胡索止痛、曼陀罗麻醉、银花疗痈等，并在收集历代本草精华的同时，对其错误之处进行了纠正。通过介绍《本草纲目》的成就,引导学生守正创新、活学活用本草典籍,同时帮助学生理解传承中医药精华不是简单生搬硬套,而应结合中医药发展规律,去芜存菁。

【学习拓展】

《本草纲目》中红色染料茜草的探析

茜草是我国染色史上一种重要的红色染料,其历史可以追溯至春秋时期,常用来染绛色和绯色。茜草染色需要通过明矾媒染才能将丝绸染成红色,且染色工序要重复多次。《尔雅·释器》提到茜草染色"一染谓之縓(橘红),再染谓之赪(红色),三染谓之纁(绛色)",说明用茜草染色,只有通过多次浸染,才能染出深红色。《本草纲目》记载其别名有"蒨""茅蒐""茹藘""染绯草"等,主要用其根部进行染色。同时描述了茜草的形态特征:"叶似枣叶,头尖下阔,茎叶俱涩,四五叶对生节间,蔓延草木上……根紫赤色"。《中国植物志》中描述茜草主要分布在西北地区,其叶子的侧脉每边3~4条,纤细呈羽状排列。2020年版《中国药典》将大叶茜草素和羟基茜草素列为茜草药材质量评价的指标性成分。羟基茜草素为茜草的蒽醌类成分,该类成分具有抗炎、抗风湿、解热镇痛、抗肿瘤等作用。

【参考文献】

[1] 鄢梁裕,惠宏.《天工开物》与《本草纲目》中几种染色药材的对比研究[J].中医药文化,2019,14(5):92-100.

[2] 郭丹华,姚燊豪,梅祎芸,等.《本草纲目》中动植物染料名实考释[J].自然博物,2021,6:17-24.

五、案例简要分析

该案例以《本草纲目》的成就为切入点,将守正创新的指导思想融入中药学的学习中,引导传承中医经典,弘扬中医药传统文化,提升学生的责任感和使命感,培养学生主动探究、团结合作、勇于创新的精神和实践能力。

中药传统炮制技术的传承与创新

一、案例简况

中药炮制技术是我国传统的中药制药技术,是中医药传承的重要环节。本案例通过情景教学、体验教学等方法介绍中药炮制的目的和方法,启发学生将课堂中学习的知识与实际应用联系起来,更好地传承、发掘与利用中药炮制技术,提升学生学习的主动性和应用知识解决问题的能力。

二、关键词

中药炮制　切片技艺　中国医药遗产

三、育人主题

炮制技术改良,中药文化传承保护,工匠精神,推陈出新。

四、案例正文

【课前任务】

（1）为什么中药材要进行炮制处理?

（2）生活中常见的有哪些炮制方法?

【课堂导引】

2006 年中药炮制技术被列入第一批国家级非物质文化遗产名录,具有鲜明的专业特色。通过发布微课、动画、课前任务等形式,融入传承保护和守正创新的理念,帮助学生了解中药炮制在中医药学中的地位,树立中医药文化自信,培养学生崇尚"工匠精神",坚守为人民健康服务的初心和使命。

【案例举要】

实例 1　在讲授饮片的切制内容时,通过视频直观展示中药切片技艺世界吉尼斯记录保持者丁社如传授"白芍飞上天"等樟帮传统炮制技艺。江西樟树市有 1800 多年药业历史,自古有"药不过樟树不灵,药不到樟树不齐"之说,被誉为"南国药都"。樟帮的药工在中药炮制加工上极具特色,践行"制虽繁、不惜工"的樟帮组训,其炮制技法工序虽简易,但功法却极为讲究,并有一套自己独特的传统炮制加工工具和方法。通过视频播放和教师讲解,让学生认识到我国中医药精湛的炮制工艺,传承老药工们励精图治、弘扬国粹、精益求精的精神,提高学生对中医药文化的兴趣,提升高尚的职业素养。

实例2 通过观看红曲制作过程的微课,让学生见证普通米饭蜕变成中药的神奇变化,帮助学生了解中药炮制的重要性,感受中药炮制千年来的繁荣和不易,深化学生对传统文化和技艺的认可。补充红曲在酿酒、发酵食品、饮料、食品防腐等方面的研究和应用以及红曲生产工艺的改革,并介绍红曲霉的麦角固醇和降脂活性物质的相关研究,引导学生形成在继承中发展,在借鉴中创新的理念。

【实践育人融入点】

融入点1 古今对比,推陈出新。

人参在其数千年的应用历史中,根据临床需要产生了不同的炮制方法,如切制、炒制、酒浸制、蒸制等,形成了生晒参、红参、糖参等不同的炮制加工品。《本草蒙荃》"制造资水火"中载有火制、水制、水火共制等不同的炮制工艺,并提出"凡药制造,贵在适中,不及则功效难求,太过则气味反失"。随着低温冷冻、膨化及发酵等技术的应用,还出现了冻干参、膨化参、黑参等加工品。冻干参采用真空冷冻干燥技术加工而成,较好地保持了人参原有的结构形态和活性成分,且质地松脆,方便患者接受和使用。膨化参是利用双螺杆挤压技术加工人参,使其表面积和孔隙率增加,可提高人参有效成分的溶解度。借助人参古今炮制方法的演变,培养学生古为今用、推陈出新的创新思维能力。

融入点2 传承特色,创新发展。

京帮特色炮制技术体系是全国主流炮制流派之一。京帮重视道地药材、炮制古法和临床用药安全性,在洗、浸、切、炒、炙、煅等传统工艺上追求饮片的美观实用和安全有效,其形成源自北京的用药习惯和用药需求。京帮炮制技术作为传统工艺是一种经验型的技术,其延续主要依靠口传身授,部分特色技术、品种和品规等面临流失。通过创新研究思路,建立京帮特色炮制技术及品种数据库系统,拓展传承途径及建立特色品种生产工艺操作规程等方法,可帮助中药炮制技术在传承特色的基础上实现产业化跨越式发展。引导学生遵循古法,博采众长,学会用发展的眼光看待问题,不畏艰难,直面挑战。

【学习拓展】

葶苈子的古今炮制方法探析

葶苈子始载于《神农本草经》,为十字花科植物独行菜或播娘蒿的干燥成熟种子。葶苈子以制品入药为主,尤以炒法多用。《雷公炮炙论》记载其与糯米拌炒,米熟为度,去米捣碎用。自唐代开始长期沿用"纸上熬""隔纸炒"等控温方法,与其体积细小且不耐高温有关。隔纸炒虽有助于通过控制温度而把握炮制程度,但操作困难、成本高、产量小,难以在现代推广使用。

葶苈子的现代炮制工艺主要有清炒法、微波法、炙法、蒸法、制霜法,其中清炒法是《中国药典》(2020年版)所收录的葶苈子炮制方法,其炮制品性状为"微鼓起,表面棕黄色。有油香气,不带黏性"。研究发现葶苈子在炮制后芥子苷的含量增加,而刺激性的芥子油含量明显减少,说明葶苈子炒用能增强止咳效果,且炒后杀酶保苷,可使有效成分煎出率提高。

【参考文献】

［1］洪巧瑜,樊长征.京帮流派中药炮制方法的特色分析［J］.中华中医药杂志,2022,37(3):1772-1775.

［2］林源,董志颖,黄宝康,等.人参历代炮制工艺与传承研究［J］.亚太传统医药,2022,18(7):221-226.

五、案例简要分析

本案例以中药炮制方法为切入点,将传承特色、创新发展的指导思想融入中药学的学习中,帮助学生树立中医药文化自信,培养学生崇尚"工匠精神",坚守为人民健康服务的初心和使命,并提升学生学习的主动性和应用知识解决问题的能力。

中药药性理论的守正与创新

一、案例简况

药性理论是我国历代医家在长期医疗实践中,以阴阳、脏腑、经络学说为依据,根据药物的性质及所表现出来的治疗作用总结出来的用药规律。本案例通过拓展介绍中药药性的主要内容及现代研究进展,启发学生在学习传统药性理论的同时,要勇于批判,去芜存菁,培养学生敢于质疑的创造性思维,引导学生积极主动地去发现探索问题。

二、关键词

中药药性　临床应用　升降浮沉

三、育人主题

继承创新,勇于批判,现代研究。

四、案例正文

【课前任务】

(1) 药物的偏性是指什么?

(2) 药性理论是如何形成的?

【课堂导引】

药性理论是中药基本理论的核心部分,也是指导中药临床运用的理论依据。由于历史条件的限制,对部分传统药性理论需去粗取精、去伪存真,并结合现代科学技术进一步丰富和发展药性理论的内涵。通过创设问题情境,把学生引入与药性问题相关的情境中,使学生明确探索目标,引导学生发现问题,培养学生敢于质疑的创造性思维,树立中医药文化自信和责任意识。

【案例举要】

实例 1　辛味是五味之一,其药性理论也遵循五味理论的认知思维和发展模式。借助辛味"能行、能散"的药性理论,对一些具有辛味口感的药物功效进行验证和补充。如王好古描述厚朴"治腹胀者,因其味辛以提滞气,滞行则宜去",认为厚朴的辛味既是真实滋味,也与其行气之效密切相关。又如《本草蒙荃》言:"菖蒲,……味甚辛烈,堪收入药,通窍开心",指出石菖蒲之味"辛"与开通心窍有关。研究发现,辛味药的主要活性成分是挥发油、苷类、生物碱、萜类等化学成分,多具有舒张血管作用、抗血小板作用等药理活性。启发学生借助现代科学技术,从药性理论中探索规律,汲取精华,对药性理论进行继承和发扬。

实例 2 中药升降浮沉是一种表达中药作用于人体后药物作用趋向的理论。药物具有升降浮沉的特性,可调整脏腑气机的紊乱,使之恢复正常的生理功能,或作用于机体的不同部位,因势利导,祛邪外出,从而达到治愈疾病的目的。药物升降浮沉受四气五味及药物质地的影响,并与炮制方法和配伍有着密切的联系。正如李时珍所说:"升降在物亦在人也"。部分升浮药经过炮制后向上作用趋势增强,如黄芩主要作用于上焦肺经,再经酒炮制,可清头目之热;而黄柏清下焦热,泻相火,经盐制之后,滋阴降火的作用增强,启发学生应坚持用发展的眼光全面分析中药的药性。

【实践育人融入点】

融入点 1 勇于批判,去芜存菁。

毒性是中药性能的重要内容之一,广义的中药毒性指药物的偏性;狭义的中药毒性指对机体产生的危害性。历代本草对药物毒性多有记载,《素问》把药物毒性分为"大毒""常毒""小毒""无毒"四类,《神农本草经》分为"有毒""无毒"两类。但由于受历史条件的限制,也出现了不少错误,如《神农本草经》记载朱砂无毒,《本草纲目》记载马钱子无毒……说明对中药毒性的认识,需持科学态度,勇于批判,不断修改和完善。正确对待中药的毒性,是安全用药的保证,培养学生敢于质疑的创造性思维,增强责任意识,把患者的生命安全和利益放在第一位。

融入点 2 继承发扬,创新提升。

归经是指药物对于机体某部分的选择性作用,即药物对某些脏腑经络有特殊的亲和作用。中药归经理论的形成是在中医基本理论指导下,以脏腑经络学说为基础,依据药物所治疗的具体病证,经过长期临床实践归纳总结出来的用药理论。但一直以来归经理论还存在认识不一致、无统一规范的客观判断标准等问题,亟需开拓新思路、应用新方法进一步完善和拓展中药归经体系。近年来,归经信息属性的量化研究逐渐兴起,如基于"归经系数"经典数学模型以及基于"归经强度"层次分析法模型的建立,可帮助评估不同中药在临床应用或一个方剂中不同药物的归经权重。

【学习拓展】

中药性味理论的现代研究方法

分子中药学理论:应用现代生物医学工程技术,从分子水平层面对中药药效物质基础进行研究,使性味理论由抽象到具体,从宏观概念向微观形态的化合物逐步接近。该理论认为中药的物效基础是一些具有特定骨架的化合物或分子群,其与中药的性味呈规律性。

药性热力学理论:该理论认为药性与生物热力学相关,通过建立与中药相对应的生物热谱图和热力学模型,定性或定量地研究不同药性中药与生物体相互作用的能量转移和热力学变化,从而建立相应的中药药性识别模式系统。

【参考文献】

[1] 文艺,李海文,刘凤斌,等.中药药性量化研究的方法学进展[J].中华中医药杂志,
2017,32(3):1181-1183.

[2] 王蒙,孙延平,王知斌,等.中药性味理论研究评析与展望[J].中华中医药杂志,
2021,36(2):625-628.

五、案例简要分析

中药药性理论是中药的核心基础理论。该案例以中药的药性理论为切入点,启发学生在继承学习传统药性理论的同时,要勇于批判,去芜存菁,培养学生敢于质疑的创造性思维,增强中医药文化自信和责任意识。

相须配伍增疗效

一、案例简况

本案例从丹红注射液为引入点,发布课前任务,学生重点了解涉及丹参-红花药对配伍的方剂在临床上经常治疗的疾病。课堂讲授相须配伍的组成特点及疗效特点等。药对结合新剂型培养学生守正创新的思路。

二、关键词

配伍 相须 药对 剂型

三、育人主题

中药制剂改良,中医与时俱进,相须配伍优化。

四、案例正文

【课前任务】

(1) 中药配伍与七情的关系是怎样的?

(2) 传统方剂中涉及丹参-红花药对的有多少? 它们之间的配伍属于何种配伍关系?

【课堂导引】

丹红注射液由丹参、红花、注射用水组成,具有活血化瘀、通脉舒络的功能,用于瘀血闭阻所致的胸痹及中风疗效显著。

【案例举要】

实例 1 一项基于《中医方剂大辞典》数据库的文献研究提示:应用软件将含丹参、红花药对的方剂关联,分析得出 39 首方剂中丹参、红花药对用药规律,而且此种配伍常常与活血、行气之药联用,多以妇科病、瘀血证、中风等为治疗病证。

实例 2 妇科闭经常"虚则补,实则泻",肝肾亏虚,精血不足常用配伍为熟地黄-山茱萸、女贞子-续断;气血不足,脾胃虚弱的常用配伍为人参-熟地黄、黄芪-白术;阴虚血燥型的常用配伍生地黄-地骨皮、玄参-麦冬;寒凝血瘀病因常选吴茱萸-桂枝、当归-附子。不同证型病因选用不同功效的配伍,使用药对起到协同增效的作用。

【实践育人融入点】

融入点 1 讲述中药配伍,以丹红(香丹)注射液为例,阐述中药从方剂精简为药对,并开发为新的中成药时,依然要遵循中药配伍的原则,保证相须这样的配伍形式其疗效提升,临床适应证明确。引导学生在中药创新过程中依然要遵循相须配伍的特点,同时能利用现代制剂技术优化中药的剂型,以便更好地被民众接纳,提升使用中药的依从性。

融入点 2 讲述配伍案例:妇科闭经常"虚则补,实则泻",肝肾亏虚、精血不足常用配伍为熟地黄-山茱萸、女贞子-续断;气血不足,脾胃虚弱的常用配伍为人参-熟地黄、黄芪-白术,诸如此类配伍时,引导学生中药配伍还需结合病因病症,同时区分相须相使配伍关系的特点。从不同角度培养学生的创新思维,为中医药现代化发展奠定基础。

【学习拓展】

以丹红注射液为例,了解相须配伍的现代机理、机制。

【参考文献】

[1] 崔一然,刘欣,申丹,等.《中医方剂大辞典》含丹参、红花药对组方规律数据挖掘分析[J].中国中药杂志,2016,41(3):528-531.

[2] 王媛,张明明,姜昊轩,等.中药药对在闭经中的应用[J].河南中医,2021,41(11):1639-1642.

五、案例简要分析

该案例以丹红注射液为例,学习中药配伍中相须的配伍关系以及剂型改变对相须配伍的优化与改良,理解相须配伍以及其余配伍关系在中医药治疗疾病中的意义;思考在中医药现代化进程中配伍关系如何创新,启发学生创新思维。

个　论

自力更生看柴胡

一、案例简况

该案例通过介绍中药柴胡的基本理论,引入第一支中药注射剂"柴胡注射液"的诞生过程,激发学生"自力更生、艰苦奋斗"的爱国主义精神;通过清肺排毒汤的诞生及其在新型冠状病毒肺炎疫情中的显著疗效,鼓励学生做自信自强的中医药人,担当守正勇挑时代使命。

二、关键词

柴胡　柴胡注射剂　清肺排毒汤　小柴胡汤

三、育人主题

做自信自强的中医药人,担当守正勇挑时代使命。

四、案例正文

【课前任务】

查阅张仲景的《伤寒论》中麻杏石甘汤、小柴胡汤、五苓散和《金匮要略》中射干麻黄汤的组方,明确其主治的疾病。

【课堂导引】

介绍第一支中药注射剂"柴胡注射液"的诞生过程,播放 2020 年 2 月 7 日,国家卫生健康委和国家中医药管理局联合发布通知,根据近期中西医临床治疗及疗效观察情况,将"清肺排毒汤"推荐各地使用的新闻。引出柴胡这一味中药的相关理论知识。

【案例举要】

实例1　1939 年,太行山抗日根据地正处于形势严峻时期。很多英勇杀敌的八路军将士患上了流感、疟疾,浑身疼痛、高烧不退。由于日军的严密封锁,治疗这些疾病的药品异常缺乏,严重影响了部队指战员的战斗力。当时,任八路军一二九师卫生部长的钱信忠(新中国成立后曾任卫生部部长)很是着急,他根据当地中草药资源的分布情况,号召并带领广大医务人员上山采集传统中草药柴胡,采回清洗后将其熬成汤药给病号服用,收到了很好疗效。据此,一二九师卫生部长钱信忠建议,利华制药厂研究室主任韩刚提出用柴胡做原料加工针剂的主张,第一支中药注射液"柴胡注射液"就这样诞生在八路军简陋的制药厂里。

要制造针剂,首先要提取挥发油。由于当时没有专用的蒸馏设备,负责试制的大学生李昕经多次试验,先用白铁皮焊成水蒸气装置,把蒸汽通到放有柴胡的罐中,再连接焊接的冷却器装置收集蒸馏液。开始蒸出的柴胡液是浑浊的,上面漂浮着一层油,之后经第二次蒸馏,终于蒸出了透明的柴胡提取液。要制作针剂,还有一个重要的问题就是需要密封包装。此时,卫生材料厂下属的玻璃厂正在试制安瓿。得到这个消息后,制药厂马上派人去联系,恰巧安瓿也试制成功了。

经过多次试验,成品终于试制出来了。但是,不知道它的可靠性和疗效如何。韩刚用自己的身体做了试验,证明柴胡注射液没有毒性反应。随后,又在职工和医院内扩大临床观察,反复做了退热试验,证明该药治疗疟疾及一般热病,其镇痛退热效果显著,且没有明显的毒副作用。至此,中医药史上具有划时代意义的供肌内注射的第一支中药注射液终于研制出来。由于疗效较好,使用广泛,药厂每月要生产10万盒左右才能满足部队的需求。1941年5月1日,该药受到晋冀鲁豫边区大会的奖励,发明人韩刚被授予"创造发明家"的称号。他发明的这种针剂被正式命名为"柴胡注射液"。

柴胡注射液的诞生,给前方将士和根据地军民带来了福音,在太行山区引起了强烈反响。1943年5月,《新华日报》(太行版)发表题为:《医学界的新贡献——利华制药厂发明注射液》的报道,盛赞这一重大创举。柴胡注射液的创制成功,打破了中药无注射针剂的历史。在战火纷飞的年代里,为抗日军民的战地救治和身体健康作出了重要贡献。

实例2 截至2020年2月5日0时,4个试点省份运用清肺排毒汤救治确诊病例214例,3天为一个疗程,总有效率达90%以上,其中60%以上患者症状和影像学表现改善明显,30%患者症状平稳且无加重。

【实践育人融入点】

融入点1 通过讲述第一支中药注射剂"柴胡注射液"的诞生过程,激发学生的爱国主义情怀,传承中华民族自力更生、艰苦奋斗的精神。

融入点2 清肺排毒汤为张仲景《伤寒论》中麻杏石甘汤、小柴胡汤、五苓散和《金匮要略》中射干麻黄汤的合方,鼓励学生学好《伤寒论》,强调中医药在此次抗疫中的重要性,增强学生的"中医自信"。清肺排毒汤的诞生不仅体现了对当代中医人传承守正的历史使命,更体现了与时俱进、创新发展的中医梦。

【学习拓展】

指导学生查阅相关文献研究,了解"柴胡劫肝阴"的现代药理机制。

"柴胡劫肝阴"之说首见于张司农《治暑全书》序文。柴胡的主要毒性成分为柴胡皂苷与挥发油,挥发油成分可通过肿瘤坏死因子-α、IL-6、IL-10等细胞因子介导肝细胞的损伤,柴胡皂苷α通过氧化损伤机制,破坏细胞膜,使细胞发生损伤而引起肝细胞毒性,柴胡皂苷α可诱导细胞膜通透性改变,导致肝细胞损伤。

【参考文献】

刘青松,李微,张怡,等.基于数据挖掘探讨"柴胡劫肝阴"的相杀配伍内涵[J].中草药,2022(14):4428-4436.

五、案例简要分析

该案例以第一支中药注射液"柴胡注射液"与清肺排毒汤在抗击疫情中的应用为切入点,将自力更生、艰苦奋斗的爱国主义精神融入课堂教学中,激励学生做自信自强中医药人,担当守正勇挑时代使命。

创新发展议白芷

一、案例简况

白芷始载于《神农本草经》,是一味药食两用的中药,在食品、保健品、香料、护肤美容等方面有广泛的用途。本案例从王守义"十三香"中其中一"香"入手,以"掌握白芷药性功效应用、熟悉现代研究概况"为教学目标,融入白芷相关经典名方、本草考证、药理与临床应用以及开发利用现状等实践育人知识要点。

二、关键词

白芷 药性功效 药理与临床应用 开发利用

三、育人主题

中药博大精深,需要药学人继往开来。掌握白芷的过去(本草考证、经典名方)与现在(现代研究与应用),坚定文化自信开创美好未来(开发利用)。

四、案例正文

【课前任务】

(1) 王守义"十三香"中包括哪些中药?其中具有发汗解表的中药是哪一味?

(2) 屈原在《离骚》中有"扈江离与辟芷兮,纫秋兰以为佩",诗句中的"芷"是哪一味中药?

【课堂导引】

通过课前任务引导学生查阅王守义"十三香"中有关白芷的资料,了解白芷的来源、药性、功效与应用、用法用量和使用注意事项等知识。

白芷就是王守义"十三香"中其中一"香"。白芷始载于《神农本草经》被被列为中品,味辛性温,具有祛风散寒,通窍止痛,消肿排脓,燥湿止带的功效。白芷既能辛温解表,可以治疗感冒头痛,也是药食同源之品,又名"香白芷"。同时又因为有美白的功效,在化妆品领域也作为重要原料而被广泛应用。

【案例举要】

实例 1 白芷开发利用概况

(1) 中药制剂:2015 年版《中国药典》收录含白芷的中药制剂有 76 种,包括膏剂、散剂、酒剂、胶囊剂、丸剂、片剂等多种剂型,如九味羌活丸、小儿感冒宁糖浆、藿香正气口服液、千柏鼻炎片、鼻渊舒胶囊、鼻窦炎口服液、五虎散、活血止痛膏、妇良片等,可用于风热感冒、鼻炎、风湿痹症、热毒疮痈等领域。

（2）美容方面:《本草纲目》谓白芷:长肌肤,润泽颜色,可做面霜,是历代医家喜用的美容药,也是美容古方应用最多的药。现代研究证明,白芷能改善人体微循环,促进皮肤新陈代谢,延缓皮肤衰老,消除色素在组织中过度堆积,治疗黄褐斑、白癜风、痤疮等多种皮肤病。但白芷应用多是打粉或水煎煮,外敷或外洗,属于较低层次的使用。

实例2 巧用白芷自制香囊

称取白芷、苍术、白术、艾叶、紫苏叶、桂枝、石菖蒲各 10 g;将各种药材洗净、晾干、打粉;各药材粉混合均匀后放入布质透气香囊;将香囊挂于屋内或随身携带。功效:辛散解表,防流感。

实例3 巧用白芷做药膳

白芷川芎炖鱼头:白芷 15 g、川芎 15 g、鲢鱼头 1 个,生姜、葱、盐、料酒适量;将川芎、白芷切薄片,与洗净的鲢鱼头一起放入锅内,加姜、葱、盐、料酒、水适量。先用武火煎煮沸腾后,改用文火炖熟。该药膳具有祛风散寒、活血通络之功,适合眩晕、偏头痛、颈椎病患者辨证服用。

【实践育人融入点】

融入点1 白芷药用本草考证——中药用药历史悠久、记载丰富。

《神农本草经》首次提出白芷具有止血、行气活血及美容的功效,记载"白芷,味辛,温。主妇人赤白,血闭,阴肿,寒热,长肌肤,润泽";魏晋南北朝时期《神农本草经集注》首次记载白芷有止痛功效,可以"疗风邪,风痛";金元时期李杲提出白芷具通窍功效,"其气芳香,能通九窍,表汗不可缺";《汤液本草》记载白芷能治疗阳明头痛及风寒头痛;明代《本草纲目》记载白芷汤浴可治疗小儿生热;清代《本草从新》首次提出白芷性燥存在弊端,会损伤气血,"燥能耗血、散能损气,有燥火者勿用。疽已溃,宜渐减去。"清代《医宗金鉴》和《中华人民共和国药典》对白芷的药用记载更加详细,其具有治疗风寒感冒、头痛痹痛、鼻渊、带下、疮痈肿毒等功效均被临床证实。

融入点2 在经典名方中探秘白芷。

2018 年国家制定并公布的《古代经典名方目录(第一批)》中,包含白芷的经典名方有 5 首,其中宋代药方 1 首,"辛夷散"出自严用和的《严氏济生方》;金代"大秦艽汤"出自刘完素的《素问病机气宜保命集》,以"吴白芷"表述;明代药方 2 首,"托里消毒散"出自陈实功的《外科正宗》,"清上蠲痛汤"出自龚廷贤的《寿世保元》;清代药方 1 首,"散偏汤"出自陈士铎的《辨证录》。

白芷主要以根入药,叶亦可作汤浴,春季结子前或秋季苗枯后采根。方书中白芷的炮制包含炒制(清炒或加醋、盐等辅料)、净制、切制,其中采用的石灰制法可以防虫蛀、调色泽。现代有采用石灰埋藏白芷而达到快速干燥的目的,但此法已被淘汰。宋、金、明、清5首名方中的白芷建议用杭白芷,道地产区宜选择浙江一带,炮制规格则建议均用生品。

融入点3 白芷药理作用与临床应用。

白芷性温,气芳香,味辛,微苦,具有通窍止痛、消肿排脓、燥湿止带、祛风除湿、解表散寒、行气止痛、止血、消痈散结、托毒排脓、生肌止痛、解热抗炎、抗病原微生物等作用,临床广泛应用于风寒感冒、头痛、鼻塞、鼻渊、湿盛久泻、赤白带下、痈疽疮疡、眉棱骨痛、牙痛等病症,并有较好的疗效,特别是用于风寒侵犯阳阴引起的头痛。除此之外,还能治疗鼻炎、急慢性肠炎、阑尾炎、盆腔炎、消化性溃疡、月经不调、痛经、关节囊积水等疾病。

【学习拓展】

白芷为何能药能食,亦能制成香囊佩戴使用?

白芷中含有挥发油类、香豆素类、多糖类、黄酮类、生物碱类、氨基酸类及其他化学成分,且有效物质主要存在于其根部,因此是其能发挥散寒止痛、通鼻窍、燥湿止带、消肿排脓、祛风止痒功效的主要物质基础。早在2000多年前,古人就将白芷作为香料,制成香囊来佩戴使用。

【参考文献】

[1] 王艺涵,赵佳琛,翁倩倩,等.经典名方中白芷的本草考证[J].中国现代中药,2020,22(8):1320-1330.

[2] 蒋桂华,雷雨恬.认识身边的中药——白芷[J].中医健康养生,2020,6(7):28-29.

[3] 杨兰,李欠,冯彦梅,等.白芷的研究与应用现状[J].中兽医医药杂志,2020,39(1):24-28.

[4] 郭小红,冷静,刘霞,等.白芷研究进展及地上部分资源开发展望[J].中医药导报,2018,24(18):54-57.

五、案例简要分析

本案例以王守义"十三香"和屈原《离骚》诗句导引出中药白芷,通过对白芷相关经典名方、本草考证、药理与临床应用以及开发利用现状等知识点的讲解和拓展,自然而然地阐明中药人应坚定文化自信、继往开来,才能改变"白芷利用目前处于较低层次"的现状。

老药新用话连翘

一、案例简况

连翘始载于《神农本草经》,是一味药食两用的中药,有"疮家圣药"之称。在新冠疫情早期确诊病例的治疗中,含有连翘的中药方剂发挥了卓越的效用。掌握连翘的前世(本草考证)和今生(药理功效、制剂应用),为进一步开发利用连翘奠定基础。

二、关键词

连翘　本草考证　药理功效　新冠制剂应用

三、育人主题

含有连翘的中药方剂被运用在新冠疫情早期确诊病例上,治愈效果显著,极大展现了中医药的魅力,增强了中医药在世界的影响。

四、案例正文

【课前任务】

(1)《新型冠状病毒感染的肺炎诊疗方案》中推荐的有关中医治疗方案处方有哪些? 处方中出现频率较高的中药是哪一类?

(2)新冠肺炎临床表现有哪些? 治疗新冠肺炎肺炎的中药制剂有哪些?

【课堂导引】

新冠病毒肺炎属于中医"疫"病范畴,其证候特点是湿、热、毒、瘀、虚。各地区《新型冠状病毒感染的肺炎诊疗方案》的证候分型及治法治则中,描述最多的是毒邪和温热之邪,热毒的重要表现之一是感染或其他各种致病因素引起机体产生过度的炎性反应,因此炎性反应在一定程度上反映了"热毒"的病理变化机制。第1至8版《新型冠状病毒感染的肺炎诊疗方案》针对疾病不同时期推荐的中医治疗方案中,清热解毒药是重要的应用类型之一。

连翘始载于《神农本草经》,列为中品,性味苦、微寒,归肺、心、小肠经,具清热解毒、消肿散结、疏散风热的功效,被喻为"疮家圣药"。

【案例举要】

实例1 "千步连翘不染尘,降香懒画蛾眉春。"这是电视连续剧《关雎》中年轻妻子写给中医丈夫的抒情诗句。连翘属于双子叶植物,早春先长叶后开花,花开时金黄满枝,具有非常高的观赏价值。它的叶子可制成茶饮,根、茎、叶、果实都可以入药。连翘喜光耐阴、喜欢温暖湿润的气候,又耐旱耐寒耐贫瘠。连翘的形状像人心,是由两瓣组成的;主入心经,因其擅长于清心热,更是泻心火的灵药,心清则诸经之风火热毒随之而清。连翘善升浮,凡是结聚之症皆可消散,疮毒亦可缓解,故被誉为"疮家圣药"。《本草经疏》上认为,连翘善疏足少阳胆经之郁气,又善于清足少阳胆经之热毒。

实例 2　在抗击新冠病毒的战役中,以连翘为君药的连花清瘟胶囊对治疗新冠无症状和轻型患者的效果最为突出。由多位院士和 23 家新冠肺炎收治医院共同参与,于 2020 年 5 月发表在欧洲权威杂志《植物医学》的《中药连花清瘟胶囊治疗新型冠状病毒肺炎前瞻性、随机、对照、多中心临床研究》结果显示,在常规治疗基础上联合应用连花清瘟胶囊口服 14 天可显著提高新冠肺炎发热、乏力、咳嗽等临床症状的改善率,明显改善肺部影像学病变,缩短症状持续时间,提高临床治愈率,遏制新冠肺炎病情恶化。这是全球范围内针对中医药治疗新冠肺炎的首个随机对照临床研究,被认为是该研究领域的里程碑。

【实践育人融入点】

融入点 1　考证连翘的本草沿革,培养学生的辩证思维。

在宋以前,连翘药材来源主要确认为藤黄科湖南连翘 *Hypericum ascyron* 及其同属多种植物,多部位入药。连翘在唐代以前比较杂乱,没有统一的品名。自宋代至明、清以后本草文献以"连翘"名收载,使用比较规范。经考证,我国最早使用的中药材连翘是金丝桃贯叶连翘,宋代以前以此种作为连翘的主流品种。自宋代到现代,木犀科的连翘则被公认作为正品入药。关于产地,无论各科属连翘,历代均以野生为主,少有栽培。而到了如今,栽培品种选木犀科连翘为多,产地与古籍记载大致相符。关于连翘的性味功效,依据古籍记载唐、宋以前使用的贯叶连翘味苦、性平,消肿散结,偏重于祛六经实热,治疗各种痈疽、恶肿、疮疖等病症。明、清至今的木犀科连翘则多记载味苦,微寒,侧重于清心火、散风热,多用于治疗各种温病初起,与现代药典记载相符。根据连翘本草考证结果,建议在古代经典名方开发过程中对连翘运用时参考以下意见:一方面明清以来的经典名方均是选择木犀科连翘作为连翘的基原,且宜选用老翘入药;另一方面,青翘采收时间建议定于阳历 7 月下旬至 8 月上旬,老翘则在 9 月期间采收果实后去子用壳为宜。

融入点 2　连翘制剂助力防治新冠,推动中医药国际化进程。

2019 年 12 月,新型冠状病毒肺炎成为 21 世纪的一大隐形杀手,为了抵御新型冠状病毒带来的生命威胁,国家及各省市卫生管理部门推荐采用连翘配伍的藿香正气胶囊、连花清瘟胶囊、双黄连口服液、银翘解毒丸、维 C 银翘解毒片用于预防新型冠状病毒的感染,增加机体的免疫力。第 1 至 8 版《新型冠状病毒感染的肺炎诊疗方案》中医治疗方案中推荐的处方成分均含有连翘,中成药均包括连花清瘟胶囊。同时含有连翘方剂被运用在早期确诊病例的治疗中,治愈效果显著,极大地展现了中医药的显著疗效,增强了中医药在世界的威望,推动了中医药的国际化进程。

目前全世界进入了新冠后疫情时代,国内外市场对于连翘的需求前景十分广阔,在中药材产业扶贫政策的拉动下,连翘产业迎来最佳历史机遇期。通过实施优良品种的选育,制定种植管理规程,统筹安排采摘时间,规范产地初加工,融合一、二、三产业等具体措施,确保连翘产业抓住历史机遇,发挥自身优势,持续、稳定、健康发展。

融入点3 探究连翘的药理功效,鼓励学生用现代科技研究开发中药资源。

连翘作为中国传统中药,具有清热解毒、消肿散结、疏散风热等功效,临床上主要用于痈疽、乳痈、瘰疬、风热感冒、丹毒、温热入营、温病初起、高热烦渴、热淋尿闭、神昏发斑等症的治疗。连翘化学成分众多,目前分离鉴定的成分主要包括苯乙醇苷类、木脂素类、酚酸类、黄酮类、萜类及挥发油、C6~C2天然醇及其苷类等。现代药理研究表明,连翘具有抑菌、抗炎、抗病毒、保肝、抗肿瘤、免疫调节和抗氧化的作用。如今更多的研究者将焦点集中在连翘活性成分更多的潜在药理作用,以期进一步开发连翘的新用途,连翘化学成分与药理活性如图1所示。

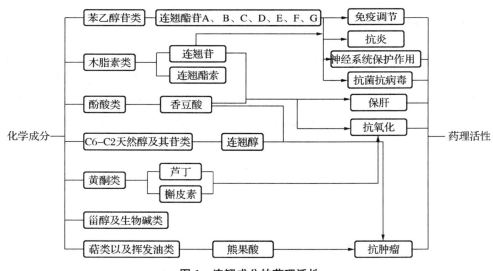

图1 连翘成分的药理活性

【学习拓展】

金银花-连翘药对相须配伍组合的阐释

金银花具有清热解毒、疏风散热的功效,临床上用于治疗痈肿疔疮、喉痹、丹毒、热毒血痢、风热感冒、温病发热等病症,是消肿散毒治疮要药。金银花-连翘相须配成药对,外能透风温邪热,内可解血中之毒,共奏清热解毒之功,是温病治疗中常用药对之一,其代表性方剂是《温病条辨》所记载的银翘散。

经研究发现,金银花与连翘药对的化学成分丰富,除了单味药材含有的特征性有效成分之外,存在部分共有的有效成分,例如 α-松香醇、雪松醇、月桂酸、棕榈酸等挥发性物质。现今在售中成药中如小儿退热颗粒、小儿热速清口服液、利咽解毒颗粒、金嗓开音丸等,包含金银花-连翘药对的中成药制剂有 400 余种。

【参考文献】

[1] 柳金英,任莹璐,任卫全,等.从炎性反应角度探讨清热解毒法治疗心力衰竭的意义[J].中华中医药杂志(原中国医药学报),2017,32(11):4901-4905.

[2] 郑文科,张俊华,杨丰文,等.中医药防治新型冠状病毒肺炎各地诊疗方案综合分析[J].中医杂志,2020,61:277-280.

[3] 汤韵秋,李芸霞.中药连翘的本草考证[J].中药与临床,2022,13(2):70-73.

[4] 齐丽娜,陈炫好,金华,等.中药连翘化学成分及药理活性研究进展[J].天津中医药大学学报,2021,40(2):168-175.

[5] 杨兰,钟晓红,张志旭,等.清热解毒经典药对金银花-连翘干预新型冠状病毒肺炎分子机制及相须配伍实质[J].辽宁中医药大学学报,2022,24(6):109-117.

五、案例简要分析

本案例以掌握"连翘药性功效应用与现代研究"为教学目标,从含连翘方剂/制剂防治新冠效果显著入手,将"考证连翘的本草沿革,培养学生的辨证思维""探究连翘的药理功效,鼓励学生用现代科技研究开发中药资源""连翘制剂防治新冠,推动中医药国际化进程"这些育人要点融入教学实践中,启发引导学习者弘扬中医药传统文化和成果、加强中药现代化研究,发掘其更大应用价值。

清肝明目决明子

一、案例简况

本案例从古代文学作品出发,发布课前任务,课堂通过农村常见的决明子枕头功效视频,引入决明子的药效作用、保健价值和养生应用等知识。通过案例讲解启发引导学生自主创新,使学生在熟谙药物独特功效的同时体会到深刻的人文精神。融入决明子优秀传统文化传承的同时,体现出科技进步对传统中药的贡献,鼓励学生中医药创新和弘扬中医药自信。

二、关键词

决明子 明目助眠 创新意识 中医药自信

三、育人主题

文化自信与守正创新。

四、案例正文

【课前任务】

查阅资料,古诗词中涉及"决明子"的有哪些? 有哪些产品/药品含有决明子?

宋代文学家黄庭坚作诗"枕囊代曲肱,甘寝听芬苾,老眼愿力余,读书真成癖",指的就是决明子枕。"案上漫铺龙树论,盒中虚捻决明丸",这是唐代大诗人白居易的诗句,诗中所指治疗眼疾的决明丸的主要原料也是决明子。决明子枕有清热安神、明目助眠的作用。

【课堂导引】

通过课前发布任务,引导学生自主探索有关决明子的药性、功效与应用,然后讲解决明子常见食用方法等知识点,让学生自主讨论不同的作用特点,拓展学生思维的同时提高归纳总结的能力。

【案例举要】

实例1 决明子,又叫草决明、还瞳子等,它是豆科草本植物决明或小决明的成熟种子,味苦、甘而性凉,清肝明目、润肠通便。现代药理研究认为,决明子富含大黄酚、大黄素、决明素等成分,具有降压、抗菌和降低胆固醇的作用。决明子清肝明目的功效适用于眼科如青光眼、白内障、结膜炎等病患者;润肠通便的功效适用于慢性便秘患者;降血脂降血压的作用适用于高脂血症、高血压病、冠心病、动脉粥样硬化等心脑血管疾病患者。

实例2 决明子保健功效的简便食用方法。

（1）决明子绿茶饮：决明子、绿茶各5 g。将决明子用小火炒至香气溢出时取出，晾凉，再与绿茶一同冲入沸水即可饮服。功效：清热平肝、降脂降压、润肠通便、明目益睛。现代"电视族""电脑族""手机族"等易引起眼睛疲劳的人群不妨常喝，但夜晚最好少饮。提醒：炒时有香气溢出即可，不可炒煳，脾胃虚寒、气血不足者不宜服用。

（2）杞菊决明子茶：枸杞子10 g，菊花3 g，决明子20 g。将枸杞子、菊花、决明子同时用沸水冲泡，焖15分钟后即可饮用。功效：清肝泻火、养阴明目、降压降脂。

（3）决明子蜂蜜饮：炒决明子10～15 g，蜂蜜20～30 g。将决明子捣碎，加水300～400 mL煎煮10分钟，冲入蜂蜜搅匀服用，早晚两次。具有润肠通便的功效，可治疗前列腺增生兼习惯性便秘者。

（4）决明子茶：将单味炒决明子或已打碎的决明子15 g，直接泡茶饮用，直至茶水无色。老年人饮用决明子茶不仅有助于大便通畅，还能起到明目、降压、调脂等保健功能。对于老年人阴虚血少者，可加入枸杞子9 g，杭白菊、生地各5 g一同泡服；若老年人有气虚之症，宜加生晒参3 g同泡服。提醒：气虚严重及大便溏泻者不宜用，孕妇忌服决明子茶。

（5）菊花决明子粥：菊花10 g，决明子10～15 g，粳米50 g，冰糖适量。先把决明子炒至微有香气，取出，待冷后与菊花煎汁，去渣取汁，放入粳米煮粥，粥将熟时，加入冰糖，再煮沸即可食用。每日1次，连续服5～7日。适用于高血压、高血脂症，以及习惯性便秘等。

【实践育人融入点】

融入点1 拓展学生的知识维度，引导学生对类似药物的辩证对比，帮助学生理解马克思主义哲学的唯物主义思想。

融入点2 现代科技进步对传统中药的贡献，激励学生创新和弘扬中医药自信，引导学生正确树立和践行社会主义核心价值观，坚定理想信念，厚植家国情怀；提高道德修养，培养创新精神。

融入点3 在普遍使用现代中药炮制设备的当下，中药人又将肩负起怎样的新使命？答案即运用专业知识去改进设备和工艺，创新炮制方法，让药效得到更大的发挥。

【学习拓展】

决明子的现代药理作用

决明子又称"还瞳子"，含有多种维生素和丰富的氨基酸、脂肪、碳水化合物等，近年来其保健功能日益受到人们的重视。决明子具有清肝火、祛风湿、益肾明目等功能，常饮决明子茶，可使血压正常，大便通畅，老眼不花。临床实验证明，喝决明子茶可以清肝明目、防止视力模糊、降血压、降血脂、减少胆固醇等，对于防治冠心病、高血压都有不错的疗效；而且决明子富含维生素A及锌，可防治夜盲症以及避免小儿缺锌。此外，决明子茶润肠通便的功能也能解决现代人肠胃及便秘的问题,可以治疗大便燥结,帮助顺利排便。决明子茶的泡法十分简单,只要用 15～20 g 决明子用热开水冲泡即可,也可依个人喜好放入适量的糖,当茶饮用,每日数次,若能配上枸杞子及菊花,效果更佳。

【参考文献】

于凡,孙东,许利嘉,等. 决明子现代应用的研究进展[J]. 中国现代中药,2018,20(5):626-630.

五、案例简要分析

该案例以古诗词切入,弘扬中医药传统文化,提升学生的责任感、使命感,决明子现代开发与应用等知识点体现出科技进步对传统中药的贡献,激励学生创新和增强中医药自信。

以味为治述苦参

一、案例简况

苦参作为常用的清热燥湿中药，最早记载于《神农本草经》，同时在《伤寒论》及《金匮要略》等典籍中有典型应用。本案例通过讲述苦参的来源、性味、功用和使用注意事项等知识，结合现代药理作用的研究资料，揭示苦参之苦燥之药性在临床中的应用特色，以及利用苦燥之性的不良反应——耗气，开发镇静助眠类新药，教育引导学生守正（苦寒清热燥湿）创新（镇静安神）。

二、关键词

苦参　药性　临床应用　苦燥药性

三、育人主题

突破传统制剂，逆向创新思维，研发中药产品。

四、案例正文

【课前任务】

（1）查阅《神农本草经》《本草纲目》《中华本草》等，阅读典籍中对中药苦味的记载与应用。

（2）调研市场中含苦参的制剂，在给药方面有何特点？

【课堂引导】

通过课前任务驱动，学生查阅资料了解有关苦参的来源、药性、功效与应用、用法用量和使用注意事项等知识，进行小组讨论，最后在学生参与下得出结论：苦参苦味临床常治疗疾病多以妇科或大肠经湿热病证为主；由于口感太苦，常常以丸剂或外用剂型给药。使用注意事项也与其苦味密切相关。因此学生要有守正创新的用药理念，发挥苦参苦味的长处，使传统中医药的生命得以延续。

【案例举要】

实例1　苦参作为清热燥湿常用的药物已经广为医者认识，但国医大师朱良春先生，临床遇到更年期或者老年人群常常出现失眠状况时，朱良春先生常用苦参60 g，酸枣仁40 g，磨粉，吞服；或苦参15～30 g，黄连5 g，茯苓15 g，甘草6 g，组方治疗；更有，但用苦参15～30 g，制大蜜丸服用，收效甚好。分析案例中应用苦参治病以及创新思维。

【实践育人融入点】

融入点 1 以味为治。

苦参性寒、味苦,长于清大肠湿热,能利尿,使湿热之邪外出。《神农本草经》列其为中品,记载味苦寒,为中药三大苦寒药之一。现代药理学研究证实,所含有效成分苦参碱和氧化苦参碱是其主要苦味成分,用苦燥湿,而苦也耗气。临床有很多苦参新制剂,如苦参胶囊,不仅具有清热燥湿、止泻止痛作用,用于急性肠炎、外阴瘙痒症、细菌性痢疾、湿疹和湿疮等多种类型疾病的治疗;还有安神静心的作用。苦参,以苦味为治疗特色和用药注意事项,但也可把苦味带来的耗气乏力的缺点转变为治疗兴奋失眠的良药,这就为安神助眠提供了一种新的药物来源,对比古今应用,培养创新思维。

融入点 2 剂型赋予新活力。

由于苦参煎煮汤剂后,口感极苦,易导致服药者反射性地呕吐。因此,在临床应用时,往往煎汤熏洗,如《金贵要略》苦参汤治狐惑蚀于下部者,苦参一斤,煎汤熏洗。这也大大地限制了苦参的应用范畴。而如今,多以苦参胶囊、黄苦洗剂、苦参凝胶、苦参软膏等,依然用于霉菌性阴道炎和滴虫性阴道炎湿热下注证所致的带下、阴痒,以及频急涩痛、小便黄赤等。应用方便、疗效显著,患者依从性高。这就要强调给予苦参剂型改良和优化,依然以其本身药性功用为主,优化改良创新。

【学习拓展】

清代张志聪《本草崇原》有云:苦以味名,参以功名,有补益上中下之功,故名曰参。怎么从临床角度理解苦参的"参"?

【参考文献】

[1] 朱良春.国医大师朱良春全集·临证治验卷[M].长沙:中南大学出版社,2016.

[2] 郭舜,张松,石磊,等.苦参碱促进胰高血糖素样肽-1分泌与肠苦味受体途径的相关性研究[J].中国药师,2018,21(7):1137-1141.

五、案例简要分析

中药当中,带有苦味的中草药较多,有妇孺皆知的"哑巴吃黄连,有苦说不出"中的黄连,也有比黄连还苦的苦参。该案例以苦参"苦"为口感入手,结合苦味药性,苦能清热、苦能燥湿、苦能耗气为切入点,从苦味的作用和不良反应正反两个角度,结合归经,学习苦参的功效与临床应用,并且利用苦能耗气乏力,可起到镇静助眠的效果,在原有临床基础上,开发新剂型,如苦参凝胶、苦参洗剂、苦参胶囊等,感受并学习苦参及其方药临床应用的变迁,引导学生深入思考传统中药的现代拓展,启发创新思维。

与时俱进夏枯草

一、案例简况

本案例从夏枯草命名及相关产品出发,发布课前任务,课堂插入凉茶制作视频,引入夏枯草的药性、功效与应用、现代制剂与开发及应用等知识。探究日常生活中常见中医药(夏枯草)商品,感受中医药草本文化魅力,激发学生对中医药和祖国传统文化的热爱。体会现代科技进步对传统中药贡献的同时激励学生创新和增强中医药自信。

二、关键词

夏枯草　凉茶　药食两用　创新精神

三、育人主题

传承与创新,增强责任感和使命感。

四、案例正文

【课前任务】

查阅资料,明确王老吉、和其正、夏桑菊颗粒等常见食品、药品中含有哪些中草药。

王老吉凉茶中含"三花三草",主要有:菊花、金银花、鸡蛋花、甘草、仙草、夏枯草。和其正中含甘草、鸡蛋花、布渣叶、菊花、金银花、夏枯草。夏桑菊颗粒的成分是:桑叶、夏枯草、野菊花这三味具有疏风散热和清肝明目功效的中药。

【课堂导引】

通过课前任务引导学生查阅资料,了解日常生活中常见食品药品中所含夏枯草的商品。然后介绍夏枯草的来源、药理等知识点,让学生讨论现代制剂在食品领域中的应用,培养学生自主学习及具体问题具体分析的能力。

【案例举要】

实例1　从前有位书生名茂松,为人厚道,自幼攻读四书五经,然屡试不第。茂松因此终日郁闷,天长日久,积郁成疾,颈部长出许多瘰疬(即淋巴结核),蚕豆般大小,形似链珠,有的溃破流脓,众医皆施疏肝解郁之法,无效,病情越来越重。茂松父亲不远千里寻神农。一日,他来到一座山下,只见遍地绿草茵茵,白花艳丽,似入仙境。他刚想歇息,不料昏倒在地。茂松爹怎么也没有料到,这百草如茵的仙境,竟是神农的药圃。此时,神农正在给药草浇水施肥,见有人晕倒急忙赶来救治。茂松爹醒来,谢恩并诉说了自己的苦衷。神农听罢,从草苑摘来药草,说:"用此草上端球状部分,煎汤服用。"又说:"此草名'夏枯草',夏天枯黄时采集入药,有清热散结之功效。"茂生按方服之,不久病愈。后来,父子二人广种夏枯草,为民治病,深得人心。

实例2 金元四大家之一的朱震亨曰:此草夏至后即枯。盖禀纯阳之气,得阴气则枯,故有是名。朱震亨:《本草》言夏枯草大治瘰,散结气。有补养厥阴血脉之功,而不言及。观其退寒热,虚者可使,若实者以行散之药佐之,外以艾灸,亦渐取效。李时珍曰:黎居士《易简方》:夏枯草治目疼,用沙糖水浸一夜用,取其能解内热、缓肝火也。楼全善云:夏枯草治目珠疼,至夜则甚者,神效。或用苦寒药点之反甚者,亦神效。盖目珠连目本,即系也,属厥阴之经。夜甚及点苦寒药反甚者,夜与寒亦阴故也。夏枯禀纯阳之气,补厥阴血脉,故治此如神,以阳治阴也。一男子至夜目珠疼,连眉棱骨,及头半边肿痛。用黄连膏点之反甚,诸药不效。灸厥阴、少阳,疼遂止,半日又作,月余。以夏枯草二两,香附二两,甘草四钱,为末。每服一钱半,清茶调服。下咽则疼减半,至四、五服良愈矣。

【实践育人融入点】

融入点1 从夏枯草故事,感受中医药草本文化魅力,激发学生对中医药和祖国传统文化的热爱。

融入点2 结合历代名医临床应用,揭示夏枯草(中医药)治疗疾病是有理可循、有据可依的。向学生强调树立严谨治学精神的重要性,从而培养学生严谨求实的科学态度,向学生传递崇尚真理、敬畏生命的科学精神。

融入点3 通过从现代凉茶配方出发,引导学生查阅资料,提升学生兴趣,通过观看视频"凉茶制作"融入优秀传统文化的传承,夏枯草现代开发与应用体现出科技进步对传统中药的贡献,激励学生创新和增强中医药自信。

【学习拓展】

夏枯草现代制剂与应用及其在食品领域中的应用

目前除传统方剂配伍使用外,已开发多种剂型供临床使用,主要包括夏枯草煎膏剂、口服液、颗粒剂、片剂、胶囊、注射剂、搽剂等。主要发挥具有降血压、降血糖、抗菌消炎、免疫调节、抗病毒、抗肿瘤等药理活性。

夏枯草食用记载始见于宋代《本草衍义》,"夏枯草,初生嫩叶时可作菜食之,须浸洗、淘苦水"。明代《食物本草》中载有"夏枯草,寒,味辛、苦,无毒,嫩苗渝过,浸去苦味,油盐拌之,以作菹茹,味极佳美"。在我国岭南地区,因其气候湿热,在当地群众的膳食中,夏枯草、鸡蛋花、仙草等常作为菜肴中的传统食材食用,还可熬制凉茶,日常饮用,具有生津止渴、清热去火等功效。夏桑菊复方已作为中药成方制剂收载于《卫生部药品标准》第十五册,配方中夏枯草为君药,桑叶、野菊花为臣药。夏桑菊药性平和,既可清热明目又可润肺养阴,不伤及脾胃,且配方中甘菊、桑叶均已被列入药食两用中药材目录名单中,其安全性也有很大保障。

【参考文献】

[1] 殷寻嫣,叶卫东,方向明.中药夏枯草文献考证[J].亚太传统医药,2021,17(08):184-186.

[2] 韦翠莎,张锐锐,刘亚男,等.罗汉果夏枯草复合饮料的研制[J].食品与发酵科技,2020,56(02):57-63.

[3] 张金华,邱俊娜,王路,等.夏枯草化学成分及药理作用研究进展[J].中草药,2018,49(14):3432-3440.

[4] 金志斌,何杰,胡洋,等.夏枯草制剂的临床应用进展[J].中国药房,2016,27(35):5034-5037.

[5] 李超.药食同源夏枯草多糖的分离纯化、结构鉴定及生物活性研究[D].华南理工大学,2015.

五、案例简要分析

该案例以凉茶制作切入,激发学生对专业知识学以致用的强烈兴趣,同时弘扬中医药传统文化,提升学生的责任感、使命感。夏枯草现代开发与应用等知识点体现出科技进步对传统中药的贡献,激励学生创新和增强中医药自信。

相得益彰藿香与佩兰

一、案例简况

本案例通过讲述两味中药——藿香与佩兰背后的故事启发学习兴趣,介绍其药性功效及应用,通过讲述藿香佩兰的古今应用以及在新冠防疫中发挥的重要作用,同时引入因大量服用藿香正气水而被判危险驾驶的案例,使学生学以致用,提升学生的专业认同感和自豪感。

二、关键词

藿香　佩兰　学以致用　传承创新

三、育人主题

尊古通今,传承精华,守正创新。

四、案例正文

【课前任务】

讲述中药小故事:藿香与佩兰,相依为命化湿毒。

在中药传说里,"藿香"是小姑,"佩兰"是嫂嫂。一次,佩兰生病,藿香就上山采药,结果被蛇咬伤。回家后,佩兰用嘴在藿香伤口上吸毒,最后双双不治而愈。后来,人们就把藿香从山里采回的,能祛暑湿,治疗头痛发热、腹胀胸闷,还能止呕、止泻的药叫"藿香",另一种主治暑湿内阻、头昏的药叫"佩兰"。

【课堂导引】

通过课前任务中药小故事引发学生学习兴趣,通过查阅资料,了解藿香、佩兰作为药对使用的理论基础,在课堂内容的讲述过程中,通过案例,了解藿香、佩兰在新冠防疫中的应用,进一步提升学生的专业认同感和自豪感。

【案例举要】

实例1　藿香、佩兰的前世今生。

(1)藿香

藿香,又名广藿香、鲜藿香,是唇形科一年生或多年生草本植物,茎直立,高30～60 cm,四棱形,分枝,被绒毛。老茎外表木栓化。叶圆形或宽卵圆形,单叶对生,揉之有特异香气。

穗状轮伞花序顶生及腋生,花冠紫色。原产于东南亚各地,现中国南方地区有大量栽培,以广东石牌的广藿香质量最佳。广藿香全草含挥发油,它的气味和藿香正气水的味道一样。广藿香正是藿香正气水的主要组成。广藿香味辛,性微温,归脾、胃、肺经,具有芳香化浊,和中止呕,发表解暑的功效。可用于湿浊中阻,脘痞呕吐,暑湿表证,湿温初起,发热倦怠,胸闷不舒,寒湿闭暑,腹痛吐泻,鼻渊头痛等的治疗。

现代研究表明广藿香挥发油的主要成分是广藿香醇、广藿香酮、百秋李醇等,对革兰阳性菌、革兰阴性菌、白色念珠菌等均有明显的抑制作用,对柯萨奇病毒、腺病毒和甲型流感病毒等也有抑制作用。所以,中药防疫香囊中常有藿香的身影。

广藿香不仅药用,还常用于化妆品行业。因为广藿香是植物香料中味道最为浓烈的一种,通常用于香水中,现在有 1/3 的高级香水都会用到它。广藿香挥发油的香味浓而持久,是很好的定香剂,其独特的辛香味会随时间的推移而变得更加明显。

(2)佩兰

佩兰,又称鸡骨香、水香,是菊科多年生草本植物。植物高 40～100 cm,茎是绿色或者紫红色的。叶对生,下部的叶常枯萎;中部的叶片较大;上部的叶较小。头状花序多数在茎顶及枝端排成复伞房花序,总苞钟状,全部苞片紫红色,每个头状花序具花 4～6 朵,花白色或带微红色,全部为两性管状花。到夏天,温度较高时,长势最旺盛。佩兰整株植物都有香气,与广藿香一样都是芳香化湿药,在临床上也经常与广藿香形成药对,一起使用。佩兰味辛,性平,归脾、胃、肺经。具有芳香化湿、醒脾开胃、发表解暑功效,可用于湿浊中阻,脘痞呕恶,口中甜腻,口臭,多涎,暑湿表证,湿温初起,发热倦怠,胸闷不舒等症的治疗。

佩兰古时单称"兰",因为是草本植物,后来又称为"兰草",又因为佩兰有香气,古时的妇女常把它的叶子和花作为装饰,或为辟邪,佩戴在胸前,故而,又有了佩兰之名。

古人常将佩兰放入香囊内佩戴,因为其香味既可提神醒脑,还可芳香辟秽,可以预防多种呼吸道疾病。马王堆汉墓出土的文物中就有内装佩兰的香囊。佩兰也多出现在古诗词中,如苏轼《踏青游·火初晴》:腰支佩兰轻妙;欧阳修《送朱生》:植桂比芳操,佩兰思洁身;李贺《公无出门》:嗾犬狺狺相索索,舐掌偏宜佩兰客。

夏天被蚊虫叮咬之后,用新鲜的佩兰叶子擦拭,可止痒。如果用佩兰泡水洗澡,古称"浴兰汤",也可杀菌止痒,舒筋活络,治疗皮肤病。

佩兰也富含挥发油,挥发油的主要成分是石竹烯、冰片烯、荜澄茄油烯醇、十六酸、α-律草烯等,对细菌、真菌等均有一定的抑制作用。

实例 2 藿香、佩兰在防疫中的应用。

现代医学也认同藿香,佩兰对流行性感冒病毒有抑制作用,藿香与佩兰治暑湿感冒的药茶、预防新型冠状病毒肺炎的烟熏条、湖北省试行的预防新型冠状病毒肺炎的七味汤以及大连市卫生健康委推荐的香囊预防方中均有藿香和佩兰。

预防流感和治暑湿感冒药茶配方:藿香、佩兰各 9 g,薄荷 6 g 泡水代茶饮。

预防冠状病毒的室内烟熏条配方:苍术,艾叶,藿香,佩兰,白芷各 10 g。

湖北省预防冠状病毒的七味汤:黄芪 15 g、炒白术 9 g、防风 9 g、贯众 6 g、银花 9 g、陈皮 6 g、佩兰 9 g。

大连市卫生健康委推荐的香囊预防方:藿香 6 g、佩兰 6 g、白芷 6 g、丁香 6 g、艾叶 10 g。

【实践育人融入点】

融入点 1 藿香、佩兰的前世今生——尊古通今,传承精华,守正创新。

藿香与佩兰,相依为命化湿毒,通过讲述中药背后的故事,弘扬优秀的传统文化;分别阐述藿香、佩兰的前世今生,使学生尊古通今,同时树立传承精华,守正创新的理念。

融入点 2 藿香、佩兰在防疫中的应用——增强专业认同感和自豪感。

在案例中,如预防新型冠状病毒肺炎的烟熏条、湖北省试行的预防新型冠状病毒肺炎的七味汤以及大连市卫生健康委推荐的香囊预防方中均有藿香和佩兰,通过对藿香、佩兰主要的功效及现代药理学研究进展等内容进行补充,使学生真切感受到学以致用的妙处,同时增强学生的专业认同感和自豪感。

【学习拓展】

大量服用藿香正气水,恩施一男子被判危险驾驶

2021 年 3 月 5 日,恩施市法院对被告人黄某服用藿香正气水后驾驶机动车案开庭审理并当庭宣判,以危险驾驶罪判处被告人黄某拘役 2 个月,缓刑 3 个月,并处罚金人民币 1 000 元。

被告人黄某特别爱喝酒,2019 年以来,为了缓解对酒精的依赖,黄某在明知药品藿香正气水中含有酒精的情况下,长期大剂量饮用。2020 年 10 月 21 日,黄某连续喝了十余支藿香正气水,随后驾驶小型汽车从其家中出发前往华硒批发市场、凤凰山隧道、体育馆路等地,在行至凤凰大桥路段时被民警查获。经检验,黄某血液中乙醇含量 169.8 mg/100 mL,已经为醉酒驾驶状态。

问题:

1. 藿香正气水的处方组成是什么?藿香主要的作用是什么?

2. 该男子服用藿香正气水,被判危险驾驶的原因是什么?

3. 为了确保自身以及公共安全,驾车前应注意哪些?

【参考文献】

[1] 任琦琦,刘洋洋,冯剑,等.经典名方中藿香类药材的本草考证[J/OL].中国实验方剂学杂志:1-12.DOI:10.13422/j.cnki.syfjx.20220650.

[2] 欧晓华,罗可可,邓文静,等.广藿香化学型分型及形成时期研究[J].中成药,2022,44(4):1209-1213.

［3］吕文纲,王鹏程.佩兰化学成分、药理作用及临床应用研究进展[J].中国中医药科技,2015,22(3):349－350.

［4］孙绍美,宋玉梅,刘俭,等.佩兰挥发油药理作用的研究[J].西北药学杂志,1995(1):24－26.

［5］陈怀远,张丽,张珊珊,等.广藿香、佩兰药对与其单味药的挥发油成分 GC-MS 分析[J].中药新药与临床药理,2017,28(6):781－785.

［6］林之洋.藿香佩兰芳香化浊发表解暑[J].长寿,2017(10):42.

［7］穆兰,小徐.夏令必备解暑药——藿香和佩兰[J].中老年保健,2009(7):42－43.

［8］张群,张学华,王蓓.藿香、佩兰如何区别应用[J].中医杂志,2010,51(2):138.

五、案例简要分析

通过案例,讲述藿香、佩兰的古今应用以及在新冠疫情防疫中发挥的重要作用,同时引入因大量服用藿香正气水而被判危险驾驶的拓展案例,使学生学以致用,提升学生的专业认同感和自豪感,进一步增强学生的责任感与使命感,培养学生的传承和创新意识,坚定从事中医行业的信念。

传承创新车前子

一、案例简况

本案例从车前子名字起源出发，先通过中药背后的故事引出车前子的功效和性能特点等理论知识，激发学生兴趣；其次从药物配伍对其功效的影响及现代应用感受传统中医理论；最后通过课堂拓展中药网络药理学介绍现代生物技术在中药研究中的应用，与学生一起讨论现代科技进步对于中药创新的贡献。

二、关键词

车前子　利尿通淋　中药配伍　网络药理学

三、育人主题

传承文化精华，守正创新。

四、案例正文

【课前任务】

查阅资料，日常生活中常见的中药草本植物有哪些？

植物类中药材入药部分分为根与根茎、茎木类、皮类、叶类、花类、果实与种子类、全草类及树脂类、菌藻类。常见的有：车前草，为车前草科植物车前及平车前的全株，味甘，性寒，具有利尿、清热、明目、祛痰的功效；鱼腥草，味辛，性寒凉，归肺经，具有抗菌、抗病毒、提高机体免疫力、利尿等作用；薄荷，是唇形科植物，属于辛凉性发汗解热药，治流行性感冒、头痛、目赤、身热、咽喉及牙床肿痛等症；艾草，为菊科属植物艾的干燥叶，具有温经止血、散寒止痛、温经脉、逐寒湿、止冷痛，为妇科要药。此外，还有穿心莲、金钱草和蒲公英等。

【课堂导引】

通过课前任务引导学生查阅资料，讨论车前子背后的故事及名称的由来，了解其来源、炮制、药性、功效与应用等知识，然后进行小组讨论，让学生自主思考探究，培养学生自主学习及具体问题具体分析的能力。

【案例举要】

实例1 《本草纲目》："此草好生道边及牛马迹中"，故曰"车前"；药用其种子谓"车前子"，药用其全草谓"车前草"。种子细小，黄棕色，表面皱纹，脐白。

实例 2　车前子味甘,性寒,入肝肾、肺、小肠经。入肺能清肺热,化痰浊。入肝能泄肝热疗目疾。清热利尿通淋,渗湿止泻,明目,祛痰。用于治疗热毒痈肿、目赤、内障、视物昏暗。车前子伤阴,凡内伤劳倦,阳气下陷,肾虚滑精,无湿热者慎服。此外,肾虚寒者最好忌服。

实例 3　车前草适应性强,在我国的山间田野河边、路旁,随处可见。车前草长在道路两边,生命力极强。耐寒、耐旱,对土壤要求不严,在温暖、潮湿、向阳、沙质沃土上能生长良好,20～24 ℃范围内茎叶能正常生长,气温超过 32 ℃则会出现生长缓慢,逐渐枯萎直至整株死亡,土壤以微酸性的沙质冲积壤土较好,一般通过种子繁殖。

【实践育人融入点】

融入点 1　通过讲述中药背后的故事,激发学生兴趣;从学生感兴趣的例子出发,自然渗透,让学生融入课堂,既紧跟时代发展,同时也回应了学生关注的问题。

融入点 2　通过中药网络药理学融入中药传承发展,与学生一起讨论现代科技进步对于中药创新的贡献,传承中医药创新,为建设健康中国贡献力量。

【学习拓展】

1. 从药物配伍对其功效的影响感受传统中医理论

(1) 车前子配车前草:车前子通利三焦,偏于行有形之水湿;车前草长于利无形之湿热,兼能凉血止血。二药配用,清热利湿,利尿通淋作用增强。适用于湿热蕴结膀胱之小便短少或赤涩热痛、癃闭、尿血、水肿等暑热泻痢、石淋。

(2) 车前子配白茅根:车前子甘寒滑利,性善降泄,既能利水道、消水肿,又能别清浊、导湿热;白茅根甘寒,性善清热凉血,为凉血止血、清热利尿之品。二药配用,具有较好的利水通淋、凉血止血之功。适用于水湿内停所致的小便不利、下肢水肿及湿热内停或水热互结所致的尿少、尿痛或尿血等。

(3) 车前子配木通:车前子甘寒滑利,性专降泄,能利水通淋、渗湿止泻、清泄湿热;木通苦寒,能上清心经之热,下则清利小肠、利尿通淋。二药相须为用,其清热渗湿、利水通淋之功大增。适用于湿热蕴结膀胱之小便短赤、淋漓涩痛、水肿等。

(4) 车前子配苍术:车前子长于清利湿热;苍术长于苦温燥湿。两药配用,有健脾燥湿的功效。适用于妇女带下或泄泻因湿邪导致者。

(5) 车前子配熟地黄:车前子长于泻肝热而明目;熟地黄长于补益肝肾。二药合用,泻肝热明目,补益肝肾。适用于肝肾阴虚引起的目暗翳障、视物不清、视力下降、小便短少等。

(6) 车前子配海金沙:车前子甘寒,功善清利湿热通淋;海金沙长于通淋排石。两药配用,可增强清利湿热通淋之功效。适用于湿热蕴结膀胱所引起的小便淋涩疼痛或湿热所引起的结石。

2. 网络药理学筛选车前子的关键有效成分及靶标基因

目前通过多个数据库对药物进行系统分析,并预测药物活性成分靶点与通路的新兴学科,可针对多成分、多靶点和多途径协同作用的中药复杂体系进行主要活性组分与作用机制的研究。

已有文献报道通过网络药理学筛选车前子的关键有效成分及靶标基因,确定了槲皮素、高车前素、毛蕊花糖苷、京尼平苷酸、桃叶珊瑚苷、异毛蕊花糖苷、木犀草素等成分通过影响TP53、MAPK1、TNF、JUN、IL6、PTGS2等关键靶点发挥抗炎、护肝、降压、利尿、抗病毒等作用,同时预测车前子在治疗肝癌、肺癌、前列腺癌、大肠癌、膀胱癌等癌症疾病的潜在用途,阐述了车前子多成分、多靶点、多通路的相互作用。

在药效成分方面,网络药理学是基于系统中药学的理论,从化学成分的亲缘性、有效性、可测性三个角度出发,对车前子的质量标志物进行了预测,认为环烯醚萜类成分京尼平苷酸、苯乙醇苷类成分毛蕊花糖苷、异毛蕊花糖苷可作为车前子的质量标志物。

【参考文献】

[1] 王元雪.基于数据挖掘分析含车前子的成药配伍规律[J].中国实用医药,2021,16(28):159-163.

[2] 申晓慧,卢其能,刘显军,等.江西省道地药材车前子种植现状及高产高效配套栽培技术[J].黑龙江农业科学,2020(12):164-166.

[3] 高武,汪道顺,詹志来,等.经典名方中车前子基原的本草考证[J].中国现代中药,2020,22(11):1896-1902.

[4] 谢明,杨爽爽,王亮亮,等.中药车前子的研究进展[J].黑龙江医药,2015,28(03):474-476.

[5] 张丹,何颖,周洁,等.车前子不同炮制品的止泻作用及星点设计-效应面优化法优选车前子炒制工艺的研究[J].中草药,2014,45(03):355-361.

[6] 王芳,王敏.车前子的新药理作用及机制的研究进展[J].医学综述,2013,19(19):3562-3564.

五、案例简要分析

从车前子名字起源和生长环境入手,激发学生兴趣;通过讲述药物配伍、现代剂型感受中药传承创新;最后通过中药网络药理学介绍现代科技进步对传统中药的贡献,培养学生与时俱进、守正创新的时代精神。

传承发展述茵陈

一、案例简况

本案例从茵陈的传说故事和关于黄疸的病例入手，激发学生兴趣，导入利湿退黄之首选药茵陈。讲述茵陈的性味归经、药效、配伍与禁忌、治病良方、现代中成药制剂，培养学生和合思想、辩证思想、整体思维及中医药思维，树立中医药自信。

二、关键词

茵陈　利湿退黄　黄疸　茵陈蒿汤　系统药理学

三、育人主题

聆听中药背后的故事，探寻中医药的神奇。

四、案例正文

【课前任务】

查阅资料，了解中药配伍原则及用药禁忌。

中药的配伍即两味以上的药物合用，叫做配伍。中药多配伍成方剂，应用于临床。配伍之目的，是使药物更好地发挥其疗效、减小其不良作用，而对较复杂的证候，可以全面照顾。中药的配伍禁忌主要有"十八反"，就是指两种药物同时使用，有可能产生剧烈的毒副作用。"十八反"：乌头反半夏、瓜蒌、贝母、白蔹、白及。甘草反海藻、大戟、芫花、甘遂。藜芦反人参、沙参、丹参、玄参、苦参。但是这些配伍也不是绝对禁忌，比如海藻玉壶汤里海藻与甘草同用，《证治准绳》所记载的活血丹，川乌、草乌与白蔹、白及同用，《普济本事方》所载的星附散，附子、白附子、川乌、半夏同用。

【课堂导引】

通过课前任务引导学生查阅资料，了解茵陈名称的来源及药理等知识，然后进行小组讨论茵陈的配伍及用药禁忌，培养学生中医药思维，了解茵陈的功效，培养自主学习和团队合作能力。

【案例举要】

实例 1　华佗给一黄痨病人治病，苦无良药，无法治愈。过了一段时间，华佗发现病人突然好了，急忙问他吃了什么药。他说吃了一种绿茵茵的野草。华佗一看是青蒿，便到地里采集了一些,给其他黄痨病人试服,但试了几次,均无效果。华佗又去问已痊愈的病人吃的是几月的蒿子。他说三月里的。华佗醒悟到,春三月阳气上升,百草发芽,也许三月蒿子有药力。第二年春天,华佗又采集了许多三月间的青蒿给黄痨病人服用,果然吃一个好一个,但过了三月,青蒿却又没有功效了。为摸清青蒿的药性,第三年,华佗又把青蒿根、茎、叶进行分类试验。临床实践证明,只有幼嫩的茎叶可以入药治病,并取名"茵陈"。这就是"华佗三试青蒿草"的传说。正所谓:"三月茵陈四月蒿,传于后人切记牢。三月茵陈治黄痨,四月青蒿当柴烧。"

实例 2 《本草经疏》:茵陈,其主风湿寒热,邪气热结,黄疸,通身发黄,小便不利及头热,皆湿热在阳明、太阴所生病也。苦寒能燥湿除热,湿热去,则诸症自退矣。除湿散热结之要药也。《本草钩述元》:发陈致新,与他味之逐湿热者殊,而渗利为功者,尤难相匹。《本草图解》:发黄有阴阳两种,茵陈同栀子、黄柏以治阳黄,同附子、干姜以治阴黄。总之,茵陈为君,随佐使之寒热而理黄证之阴阳也。《别录》:茵陈生太山及丘陵坡岸上,五月及立秋采,阴干。治通身发黄,小便不利,除头热,去伏瘕。

茵陈蒿:圆柱形,多分枝,表面淡紫色或紫色,有纵条纹,被短柔毛;体轻,质脆,断面类白色。叶密集,或多脱落。下部叶 2～3 回羽状深裂,裂片条形或细条形,两面密被白色柔毛;茎生叶 1～2 回羽状全裂,基部抱茎,裂片细丝状。头状花序,卵形,多数集成圆锥状,有短梗;瘦果长圆形,黄棕色。气芳香,味微苦。性微寒,味苦、辛。归脾经、胃经、膀胱经。属利水渗湿药下属的利湿退黄药。具有利胆、解热、保肝、降脂、降血压、平喘、抑菌、抗病毒、利尿、抗癌、镇痛、防龋、消炎等作用,对肝炎病毒有抑制作用。含叶酸、挥发油;花及果中含有6,7-二甲氧基香豆精、氯化钾和绿原酸。另含绿原酸、桉叶素、茵陈色原酮、4-甲基茵陈色原酮、滨蒿内酯、茵陈蒿酸等成分。

实例 3 茵陈经方典方——千科理相通,万物皆可鉴

(1)经典药对

① 茵陈配附子:茵陈苦泄下降,功专清利湿热以退黄;附子大辛大热,为寒证所必需,功善温肾暖脾。二药配用,变疗湿热为治寒湿之用,利湿退黄作用仍明显,而免苦寒伤阳之弊,共奏温阳祛寒、利湿退黄之功。适用于阴黄,症见黄色晦暗、胸痞脘胀、神疲畏寒、大便不实等。

② 茵陈配大黄:大黄苦寒,善泻火通下;茵陈味苦而性凉,功专清热利湿、利胆退黄,为临床退黄之要药。二药配用,使湿热之邪同时从大小便而出,且清热之力加强。适用于黄疸初起,热重于湿者。

③ 茵陈配泽泻:茵陈长于清热利湿、利胆退黄;泽泻利水渗湿。二药合用,有利湿退黄之功,且利水之力增加。适用于湿热黄疸、湿重于热而小便不利者。

（2）经典方

① 茵陈蒿汤：茵陈蒿作为君药，配伍栀子和大黄，治疗多种湿热黄疸，包括黄疸性的肝炎，有明显的利胆退黄的效果。

治黄疸，遍身悉黄，小便如浓栀子汁：茵陈蒿 120 g，黄芩 90 g，枳实（炙）60 g，大黄 90 g。四味捣筛蜜丸如梧桐子大。空腹，以米饮服二十丸，日一服，渐加至二十五丸，微利为度。忌热面、蒜、荞麦、黏食，陈臭物。　　　　　　　　　　　　　　　（《外台》引自《广济方》茵陈丸）

黄疸多为湿热，但有的热象不明显，湿浊偏盛，舌苔比较厚腻，但是不发黄，口也不渴，舌质也不红，则药物配伍为：茵陈蒿配利水渗湿药，如茵陈四苓散、茵陈五苓散；用猪苓、茯苓、泽泻来利水渗湿，用茵陈蒿来利胆退黄。

黄疸还有虚寒性的，不但湿浊偏盛，而且阳气亏虚，因此黄色一般不鲜明，则可用茵陈配温补阳气的药，如茵陈四逆汤，配伍附子、干姜。此时，茵陈蒿主要利胆退黄，其清热作用已经被附子、干姜完全制约了。

② 治阳明病，但头汗出，身无汗，小便不利，瘀热在里，身发黄者：茵陈蒿 180 g，栀子（擘）十四枚，大黄（去皮）60 g。以水一斗二升，先煮茵陈，减六升，内二味，煮取三升，去滓分三服。小便当利，尿如皂角汁状。　　　　　　　　　　　　　　　（《伤寒论》茵陈蒿汤）

③ 治大便自利而灰：茵陈蒿 9 g，栀子、黄连各 6 g。水二盏，煎至八分。去滓服。

（《伤寒活人指掌图》茵陈栀子黄连汤）

④ 治发黄，脉沉细迟，肢体逆冷，腰以上自汗：茵陈蒿 60 g，附子一个，干姜（炮）45 g，甘草（炙）30 g。上为粗末。分作四帖，水煎服。　　　　　　　（《玉机微义》茵陈四逆汤）

⑤ 治疮疡：茵陈蒿两握，以水一斗五升，煮取七升，先以皂荚汤洗疮上令伤，然后以汤洗之，汤冷更温洗。可作三四度洗，隔日作佳，不然恐痛难忍。　　　（《外台》引《崔氏方》）

⑥ 治风瘙瘾疹，偏身皆痒，搔之成疮：茵陈蒿 150 g（生用），苦参 150 g。上细锉。用水一斗，煮取二升，温热得所，蘸绵拭之，日五七度。　　　　　　　　　　（《圣惠方》）

【实践育人融入点】

融入点 1　中医治疗湿热黄疸，感受中药之神奇，培养中医药思维，了解茵陈之功效，树立中医药自信。

融入点 2　"千科理相通，万物皆可鉴"，中医药随症加减启示我们应对事物要具有应变之性。茵陈的配伍与禁忌体现了和合思想、辩证思想、整体思维。

融入点 3　作为传承者，我们要运用现代科技手段深入探索中药物质基础，努力将其发扬光大；在继承中更要创新，与时代接轨，更好地为人类的健康服务。

【学习拓展】

基于系统药理学的茵陈作用机制研究

中药药效的物质基础不是某一特定的有效化学成分，其起效机制也并非作用于某一特异性靶标,而是多成分、多靶标、多环节整体调节、共同作用的结果。系统药理学结合系统生物学、网络拓扑学等多学科技术和内容,借助软件分析及预测中药基于信号通路的作用机制,为中药研究提供了新的思路。

目前,关于茵陈有效化学成分及其作用的现代药理学研究较多,但有关其多成分、多靶标、多途径、多效应的药效作用机制研究则相对较少。作为新兴学科,系统药理学打破传统的"一个药物、一个靶标、一种疾病"的框架,融合系统生物学、多向药理学、计算生物学、网络拓扑学等多学科的技术和内容,进行"疾病—表型—基因—药物"多层次网络的构建,从整体角度去探索药物与疾病的关联性,具有整体性和系统性的特点,与中医学整体观和辨证论治的原则相对应。

研究报道,通过系统药理学的方法对茵陈多成分、多靶标、多途径的复杂作用机制进行分析,结果表明茵陈有效化合物槲皮素、β-谷甾醇、异鼠李素等可能通过 TNF-α 信号通路、HIF-1 信号通路、PI3K/Akt 信号通路等作用于 PTGS2、HSP90、二肽基肽酶Ⅳ、JUN 等靶标蛋白进而发挥其抗炎、抗肿瘤等药理作用,为茵陈的进一步开发利用提供参考。

【参考文献】

[1] 吴翠. 中药材"陈久者良"的本草考证和品质评价研究[D]. 北京:中国中医科学院,2022.

[2] 王俊蕾. 茵陈蒿汤古今医案方证对比研究[D]. 济南:山东中医药大学,2021.

[3] 黄丽平,许远航,邓敏贞,等. 茵陈的化学成分、药理作用机制与临床应用研究进展[J]. 天然产物研究与开发,2021,33(04):676-690.

[4] 李高辉,吕文良. 简述茵陈蒿汤古今临床研究[J]. 辽宁中医药大学学报,2020,22(07):90-95.

[5] 陈国铭,汤顺莉,邝梓君,等. 基于系统药理学的茵陈作用机制研究[J]. 中国药房,2018,29(10):1312-1319.

[6] 王瑾,黄勤挽,张玉莉,等. 中药陈药研究现状及思路探讨[J]. 中国药房,2012,23(15):1433-1435.

五、案例简要分析

该案例从中医治疗湿热黄疸入手,培养学生具备典型中医思维,通过茵陈的配伍与禁忌融入和合思维、辩证思维、整体思维;最后引申系统药理学,介绍现代科技进步对传统中药的贡献,激励学生创新和树立中医药自信。在课外作业的练习中增长学生的动手能力及信息获取能力。

陈久者良看陈皮

一、案例简况

本案例通过问题链引出陈皮的性味功效和功能主治,请学生查阅资料补充陈皮相关知识,激发学生学习兴趣,教师结合传统药学专著介绍陈皮相关的经典名方,围绕专业理论内容进行阐述,介绍陈皮的药效、性味归经等基本知识。引导学生查阅资料,讨论陈皮古方今用,并布置相应课后实践活动,利用所学理论知识进行应用实践。

二、关键词

理气药　陈皮　药食茶饮俱佳　经典名方　古方今用

三、育人主题

聆听中药背后的故事,探寻中医药之神奇。

四、案例正文

【课前任务】

课前发布问题:同学们有没有吃过橘子? 橘子皮能吃吗? 橘子皮是陈皮吗? 什么是陈皮? 其性味功效和功能主治有哪些? 通过问题链的指引作用,达到课前预习的目的。

【课堂导引】

通过课前任务引导学生查阅资料,了解有关陈皮的来源、炮制、药性、功效与应用、用法用量和使用注意事项等知识,并以"翻转课堂"的方式,分享陈皮背后的故事,引入教学主题。

【案例举要】

实例1　中药陈皮,越"陈"越"香"。

陈皮和一般的中药材不同,一般的中药材多数只能储存2年左右,而陈皮却是越陈越香,随着陈化的时间越长,其内皮所含的挥发油、多糖类和黄酮等活性物质不断发生变化,香味也会从青涩逐渐变得醇厚馥郁,其理气调中、燥湿化痰的功效也会递增。

实例2　古代"四时神药",了解陈皮之功效。

理气药是"中药学"课程的一个重要内容。陈皮又称橘皮,气味芳香,善于走窜,可化湿、醒脾、避秽、开窍。李时珍《本草纲目》中对陈皮的描述是:"苦能泄能燥,辛能散,温能和。其治百病,总是取其理气燥湿之功。"同泻药则泻,同升药则升,同降药则降。脾乃元气之母,肺乃摄气之要,故橘皮为二经气分之要,但随所配而补泻升降也。

实例 3 挖掘经典名方,体会古人之智慧。

健脾养胃、行气祛湿好药材,经典名方都用它——陈皮。2020 年 2 月 14 日,中华人民共和国工业和信息化部发布通知:陈皮等 34 种中药材被列入重点保障物资的中医治疗药品,具体包括苍术、陈皮、厚朴、藿香、草果、生麻黄、羌活、生姜、槟郎、杏仁、生石膏、瓜蒌、生大黄、葶苈子、桃仁、人参、黑顺片、山茱萸、法半夏、党参、炙黄芪、茯苓、砂仁等。

温胆汤　组成:半夏、竹茹、枳实各 100 g,陈皮 150 g,甘草 50 g,白茯苓 75 g。挫为散,每服 20 g,加生姜 5 片、大枣一枚煎七分去渣,食前服。功效:治疗大病后虚烦不得眠(此胆寒故也),此药主治惊悸。

【实践育人融入点】

融入点 1　中药古方的传承和发扬。

以掌握陈皮为代表的理气药为目标,将中药专业知识与古方今用结合起来,从中医理论的角度讲授陈皮的功效和经典名方,从现代化学角度介绍了其主要活性成分和药理作用。

融入点 2　理气药陈皮在抗击新冠肺炎疫情方面,能够发挥作用吗?

2020 年 1 月,国家中医医疗救治专家组组长、中科院院士仝小林教授曾在接受《健康报》的采访中表示:新冠肺炎在病性上属于阴病,是以伤阳为主线。从病位即邪气攻击的脏腑来看,主要是肺和脾,所以在治法上,一定是针对寒和湿,治疗寒邪和湿邪,这是一个大的原则。可服用补中益气汤。

补中益气汤　组成:黄芪 15 g、白术 10 g、党参 15 g、当归 6 g、陈皮 6 g、柴胡 5 g、升麻 5 g、炙甘草 5 g。功效:调补脾胃、益气升阳。用法:水煎服。主治:脾胃气虚及气陷。

【学习拓展】

现代化学手段探究陈皮中发挥作用的重要成分

化学成分含有川陈皮素、橙皮苷、新橙皮苷、橙皮素、对羟福林、黄酮化合物等成分。陈皮含挥发油 1.5%(压榨法)至 2%(蒸馏法),油中主要为 D-柠檬烯、β-月桂烯以及黄酮类成分等。

【参考文献】

[1] 钟叶,吴春兴,王博龙.《清宫膏方精华》中脾胃病治疗膏方的用药规律分析[J].云南民族大学学报(自然科学版).2023,(06):1-10.

[2] 杨连梅,刘伟.中药成方制剂含陈皮用药规律研究[J].海峡药学,2022,34(2):29-34.

五、案例简要分析

该案例通过老师引导、学生讲述、翻转课堂、小组讨论等方式,激发学生的学习兴趣和学习积极性,让其在掌握专业知识时,愿意了解、探寻和思考中药背后的故事;通过课后拓展,培养学生动手实践的能力、主动思考的能力和创新精神,树立中医药文化自信。

生津止渴话乌梅

一、案例简况

本案例从日常生活消暑饮品酸梅汤和成语故事出发,发布课前任务,课堂遵循中医药理论讲述乌梅的来源、炮制、药性、功效与应用、用法用量和使用注意事项等知识。本案例的设计旨在引导学生查阅资料,激发学生兴趣,通过成语故事讲解传统文化,培养学生行业自豪感;通过乌梅丸方剂的临床病证的变迁,展现传统中医药的现代社会疾病谱变迁,调整并应用于合适的疾病,教育引导学生增强责任感和创新精神。

二、关键词

乌梅　药性　临床应用　生津止渴

三、育人主题

国民健康,传承精华,古方今用。

四、案例正文

【课前任务】

(1)“望梅止渴”的成语故事你们知道吗? 日常消暑饮品“酸梅汤”大家了解吗? 在这里都体现出了乌梅的什么功效?

(2)乌梅的“安蛔”功效是其复方乌梅丸的应用,乌梅丸组成和主治病证是什么?

【课堂导引】

通过课前任务引导学生查阅资料,了解有关乌梅的来源、炮制、药性、功效与应用、用法用量和使用注意事项等知识,然后进行小组讨论,最后在学生参与下得出结论:乌梅适时采收才能保证药性,乌梅生津止渴的功效在日常生活中广泛应用。乌梅的复方乌梅丸的临床应用随疾病谱变迁发生变化,因此学生要有守正创新的思想,使传统中医药永葆青春。

【案例举要】

实例1　相传三国时期,一个夏天,曹操率领大军出征,因天气酷热,士兵们四处都寻找不到水源,渴得十分难受,严重地影响了士气。这时曹操灵机一动,用手一指,说前边即是梅林,将士们顿时想到了梅的酸味,于是人人口水长流。曹操的这一举动起到了“望梅止渴”的效果。故事里的“梅”正是乌梅的原形——青梅。我们日常生活中解暑佳品酸梅汤也是乌梅加工的饮品。我国很早就有酸梅汤,古籍中所载"土贡梅煎",就是一种最古老的酸梅汤。

实例2 乌梅丸由乌梅、黄连、黄柏、细辛、桂枝、人参、当归、蜀椒、干姜、附子组成。乌梅丸最开始被用于治疗蛔厥。《伤寒论》第338条:"伤寒,脉微而厥……蛔厥者,乌梅丸主之",说明乌梅丸可用于治疗蛔厥。随着中医理论的不断发展,临床疾病谱也发生变化,乌梅丸应用范围逐渐扩大,近年来,本方在治疗溃疡性结肠炎、肠易激综合征、慢性萎缩性胃炎及妇科、皮肤科疑难疾病等各种慢性难治性疾病方面的研究越来越多,特别在治疗肿瘤及其相关病证方面的应用及研究报道也越来越多。使一首被局限于"驱虫剂"的冷方成了目前临床上应用广泛且屡试不爽的验方、良方、奇方,彰显了中医学异病同治的思想,体现了中医与时俱进的发展。

【课堂讨论】

"望梅止渴"的成语反映出什么生理现象?酸梅汤长远流传有什么理论基础?

将中医药知识代代相传,必须继承中医药精华,还必须与时俱进,不断拓宽临床应用病证,守正创新。

【实践育人融入点】

融入点1 传统优秀文化融入中医药。

"望梅止渴"是我国流传已久的成语故事。梅树的果实,无论未成熟的青梅,还是已成熟的黄梅,酸味明显,入口刺激唾液腺,引起唾液大量分泌;即使未入口,因酸味形成的条件反射,也会引起唾液分泌,从而缓解口渴,因此有良好的生津止渴功效。乌梅复方自古用于治疗"消渴症",即现代的"糖尿病"。其中一种通过乌梅与天花粉、麦冬、葛根配伍,生津止渴,就像冰清玉洁的泉水一样,所以命名为"玉泉丸"。"青梅煮酒论英雄""郎骑竹马来,绕床弄青梅",都是有关乌梅的典故。通过这个案例的学习,了解我国悠久历史文化中处处渗透着中医药知识,培养学生的中医药自信心和自豪感。

融入点2 经典方剂的现代拓展。

中药学习中,拓展经典的代表性方药,有利于理解中药的功效和配伍,也为后面"方剂学"的学习奠定基础。乌梅丸作为传统经方疗效确定,原方用于治疗蛔厥。近年来在治疗溃疡性结肠炎、肠易激综合征、慢性萎缩性胃炎等慢性难治性疾病方面也有良好疗效。近年来肿瘤发病率逐年增高,乌梅丸在治疗肿瘤及其相关病证方面的应用及研究愈加广泛。可见随着中医理论的发展,临床疾病谱的变化,传统经方在临床上应用广泛且效果良好,体现了中医学异病同治的思想,启发学生守正创新的思维。

【学习拓展】

乌梅临床应用使用注意事项

作为一味收涩药,乌梅味酸,性收敛,在临床应用中有哪些使用注意事项呢?乌梅本身酸涩收敛,临床应用中要注意正邪对比,表邪未解及实热积滞的患者不宜使用,用之则易敛邪在体内,导致"闭门留寇"。同样,其他收涩药也有类似的使用注意事项。

【参考文献】

[1]朱月,袁静,孙文波,等.乌梅药理作用及临床应用研究进展[J].辽宁中医药大学学报,2022,24(7):155-159.

[2]吴挺超,岳仁宋,何茗芪,等.刘鸿恩应用乌梅的规律挖掘及学术思想探微[J].时珍国医国药,2022,33(1):174-176.

五、案例简要分析

该案例以"望梅止渴"的成语故事和乌梅复方乌梅丸临床应用为切入点,感受中药中蕴含的丰富的优秀传统文化知识,感受中医药之美,起到美育作用,同时通过乌梅丸临床应用的变迁,引导学生深入思考传统经方的现代拓展,启发创新思维。

多元应用述白及

一、案例简况

本案例以中医药理论为指导,由"七子白""七白膏"导入,通过本草历史故事的讲述,阐明白及的性能功效特点;从白及的临床应用与现代研究切入,引导学习者感受中医药博大精深的同时激励其主动融入中药现代化对中医药的继承与创新的实践之中。

二、关键词

白及　药性功效　临床应用　现代研究

三、育人主题

推进中药现代化的守正创新,拓展多角度的科学思维。

四、案例正文

【课前任务】

(1) 何为"七子白""七白膏"面膜? 成分有哪些? 如何制作?

(2) 有关白及的民间歌诀是什么?

【课堂导引】

白及为兰科植物白及的干燥块茎,味苦、甘、涩,性微寒,归肺、胃、肝经,具有收敛止血、消肿生肌的功效,用于肺、胃出血及体内外诸出血证。白及作为一种珍稀的传统中药材,具有很高的药用价值及经济价值。白及含有丰富的淀粉、葡萄糖、挥发油及黏液质,自古以来就有"美白仙子"的美誉,能够医治瘢痕、痤疮、体癣等皮肤病。

【案例举要】

实例1　相传在元代,元帝宠爱的张贵妃亲手制作美颜膏保持美貌。她以七味能美白肌肤且名中带"白"的珍奇中草药捣碎为末,配制成丸,置于瓷器中磨汁后涂抹面部,达到美白滋养、嫩面防皱之效。元帝命后宫嫔妃遵照此方养颜白肤。这副验方则被收入《御药院方》流传后世,定名"七白膏",其中主药含白及。《药性论》云白及"治面上疮,令人肌滑"。《本草纲目》也记载白及"洗面黑,祛斑"。"白及味苦,攻专收敛,肿毒疮伤,外科最善"。

实例2　宋代洪迈《夷坚志》记载,今浙江台州市有一囚犯,七次犯死罪,多次遭严刑拷打,肺皆受损,导致呕血。他坚持用米汤服白及末,竟得痊愈。该犯在处决之前,特将此秘方告知平时关照过他的狱友。后来被处死之后,行刑者"剖其胸,见肺间窍穴数十处,皆白及填补,色犹不变也。"可见用白及治肺病吐血确有良效。

【实践育人融入点】

融入点 1　白及多糖的药用价值——感受中药现代化的守正创新。

白及多糖是中药白及中的有效成分,现代药理研究证明,具有补肺止血、消肿敛疮、祛瘀生肌、润肺止咳及抗肿瘤的功效。白及多糖作为药物载体材料具有功能缓释、局部滞留、自身降解、无毒无刺激、资源丰富、价廉易得和降低所载药物毒性等优势,且有抗炎、抗肿瘤等活性。由于其在靶向给药系统制备和缓释系统方面有较好的开发利用价值而备受研究者的青睐。白及多糖可作为包合材料、生物黏附材料、水凝胶材料、软膏基质、缓释材料、胃黏附材料和结肠靶向材料基因递送载体、血管栓塞材料和聚合物胶束材料等应用于制剂领域。

白及药材传统应用方法多采用水煎煮口服,而现代提取分离技术、药理实验技术、靶向制剂技术的综合应用,使得白及的药效作用得以广泛深入地开发利用,最终能为人类的健康发挥更大的实效。

融入点 2　白及多糖在食品领域的应用——拓展多角度的科学思维与实践。

白及作为一种天然成分应用于食品领域具有较高的安全性。白及多糖具有较高的黏度,有作为食品配料或添加剂使用的潜力。近年来,研究者以白及为原料制备的复合保鲜液涂于芒果表面,能有效延长芒果的贮藏寿命。有研究人员利用丹皮酚和白及多糖制备成包合物用于葡萄的保鲜,可在其表面形成保护性薄膜,从而有效保持贮果的新鲜度。研究者发现,白及多糖涂膜能抑制番茄体内营养物质的消耗,降低失重率和呼吸强度,延缓果实的衰老过程。白及多糖为多羟基天然大分子,具有一定的极性,可以作为稳定剂添加到油脂当中使用。

基于对白及多糖的深入研究,探索性地对其应用于食品领域的潜力进行了多角度实验研究,并成功拓展了应用领域。

【学习拓展】

七子白面膜制作

材料:白术粉、白芷粉、白及粉、白茯苓粉、白芍粉、白附子粉、白蔹、白僵虫、蜂蜜(或蛋清)、牛奶。

做法:粉碎白术、白芷、白及、白蔹、白茯苓、白芍、白僵虫等药材为极细粉,各取 1 茶匙混合均匀,之后加适量的蜂蜜、蛋清、纯净水拌匀,敷于脸上,约 20 分钟,等面膜干后,用蘸湿的手指轻揉搓掉,最后用温水洗净即可。

功效:淡化斑点,美白肌肤,消除痘印。

【参考文献】

[1] 陈正坤,王嘉兴,林平,等.白及多糖在药剂领域的应用[J].中南药学,2019,17(1):74-77.

[2] 商晋.白及多糖提取工艺的研究进展及其在食品中的应用[J].现代食品,2018(1):124-127.

五、案例简要分析

该案例以探寻"七白膏"传说为切入点,从白及的民间歌诀以及白及在民间使用案例出发,通过探究白及药用价值及其在食品领域的应用,使学生掌握基本知识的同时,拓展多角度的科学思维,感受中药现代化的守正创新。

产药新用益母草

一、案例简况

本案例以"益母草"药名引入,发布课前任务,学生重点了解益母草的药名来源、采收以及药名更迭等。课堂根据中医药理论讲述益母草的来源、采收、药性、功效与应用、用法用量和使用注意事项,以及了解益母草防治疾病的用药范畴,提升学习兴趣,引导培养学生守正创新使用益母草的思路。

二、关键词

益母草　功效　益母　益明　降脂

三、育人主题

产药新用,守正创新的思路与理念。

四、案例正文

【课前任务】

（1）查阅资料,了解益母草的用药部位、采收时间与历史沿革。

（2）益母草为什么称为"经产要药"？

【课堂导引】

以《诗经》中的"中谷有蓷"为引入：中谷有蓷,暵其乾矣……诗中"蓷"即为益母草,用益母草比喻女性应坚忍不拔的特点,同时结合现在市场益母草制剂对比学习益母草的功用以及现代中药制剂的创新之处。

【案例举要】

实例　益母草有改善血液循环、活血祛瘀的功效,是传统的妇科用药。国家杰出青年科学基金获得者、教育部长江学者朱依谆教授科研团队基于活血祛瘀功用拟在前期工作的基础上,按照Ⅰ类新药的要求,使其成为一个经规范临床研究评价的一类新药,并最终获得新药证书。益母草碱将为源于中国的少数几个原创药奠定基础。

【实践育人融入点】

融入点1　药名来源。

传说,程咬金和母亲相依为命,母亲在生程咬金时,留下瘀血疼痛病一直未愈。为了给母亲治病,程咬金日以继夜编了许多竹耙子换钱到邻村买了两剂中药。程母吃了草药,病情明显好转。程咬金高兴极了,但手里钱财有限难以继续买药治病。有一天,郎中又到地里去采药,程咬金跟着,偷看郎中采的是什么药,自己也采那种药,然后煎汤给母亲治病,终于把母亲的病治好了。从此,程咬金就给这药草起了个名字,叫"益母草"。而今,益母草除了民间采收煮水治疗瘀滞月经不调或产后恶露不绝,在医院同样的功用大多转变为益母草合剂、益母草颗粒、益母草注射剂等,提升疗效、方便患者使用。

融入点 2 功用沿革及创新开发。

益母草具活血祛瘀的功效,是传统的经产要药,朱依谆教授从益母草具有改善血液循环这一独特功效得到启发,从益母草中成功提取到有效单体化合物——益母草碱,并已将其命名为"SCM-198"。益母草碱 SCM-198 通过降低脑细胞耗氧量,抑制线粒体氧化应激反应造成的细胞死亡,并激发三磷酸腺苷的活性,阻止细胞的进一步坏死、凋亡,以达到减少脑组织坏死的目的,这可能使益母草中的有效单体化合物成为未来临床上治疗脑中风的新型药物。

【学习拓展】

李时珍《本草纲目》记载"此草及子,皆充盛密蔚,故名茺蔚,其功宜于妇人及明目益精,故有益母、益明之称。"如何理解益母草"益明"功用,并且如何开发应用?

【参考文献】

[1]贺春晖,赵懿清,李霞,等.益母草碱药理作用的分子机制研究进展[J].中国临床药理学与治疗学,2013,18(12):1419-1423.

[2]刘春华,古险峰,朱依谆.新化合物 Leo-452 的合成及其对缺氧心肌细胞的保护作用[C].全国心血管药理学术会议暨.2010.

五、案例简要分析

该案例以益母草药名为引入点阐明其活血调经功效,擅长治疗产后恶露不绝以及妇女月经不调等疾病。基于益母草活血调经、利水消肿的特点,中国科学家从中药益母草中提取并化学合成的单体——益母草碱(SCM-198)除对血管保护和脑中风治疗有显效外,通过进一步降脂试验研究发现,其对高血脂有明显的"降脂"作用。益母草碱(SCM-198)有望成为源于中国的少数几个原创药之一。这对学生中医药的文化自信和启发学生创新思维提供了优秀实践案例,激发学生自强进取。

安神定心酸枣仁

一、案例简况

通过酸枣仁的历史、康养、真假辨别等热点问题,讲授酸枣仁的理论知识,提高学生对安神药的理解和科学文化素养。利用翻转课堂,探究酸枣仁经典名方和中成药的分析,让学生从科学角度深入认识中药现代化,培养创新精神。

二、关键词

养心安神药　　酸枣仁　　经典名方　　枣仁安神制剂

三、育人主题

启发探索兴趣,弘扬创新精神,厚植文化自信。

四、案例正文

【课前任务】

我国酸枣种植历史悠久,在不断的发展驯化过程中形成了多个品种,其发展为我国枣树的品种改良及优化积累了宝贵的经验。酸枣的养生价值以及酸枣仁的药用价值也越来越被人们接受。请同学们分析经典名方酸枣仁汤的配方组成,并列举其他含酸枣仁的中成药。

【课堂导引】

据中国睡眠研究会公布的最新睡眠调查结果,中国成年人失眠发生率为38.2%,高于国外发达国家的失眠发生率。而且失眠已经不是老年人的"专属",随着工作节奏的加快,压力的增大,导致越来越多不同年龄、不同职业的人深陷"睡眠危机"。目前西医治疗失眠应用最多的是镇静催眠药和抗焦虑药,但大多只是延长浅睡期,并未真正改善睡眠质量,且易产生类似宿醉感症状等副作用,长期使用易产生耐受性和依耐性等不良反应。而中医药防治失眠具有整体调节、治法多样、疗效肯定及副作用小的特点。本节的学习对于进一步提高中医药治疗失眠临床疗效及开发中药新药具有重要意义。

【案例举要】

实例 1　酸枣仁的药用价值在我国古代医学典籍中亦有大量记载。《中华人民共和国药典》记载:"酸枣仁为鼠李科植物,酸枣的干燥成熟种子。用于虚烦不眠,惊悸多梦,体虚多汗,津伤口渴。"《唐本草》(卷第十二)中记载:"今方皆用仁,中益肝,坚筋骨,助阴气,皆酸枣仁之功也。"描述了酸枣种仁治疗失眠、强劲筋骨、补气等药用价值。唐代以后,人们对生熟酸枣仁的不同功效进行详细的记载,《本草纲目》(第十一卷)载:"仁,熟用疗胆虚不得眠,烦渴虚汁之症;生用疗胆热好眠。"由记载得知,生、熟酸枣仁的药用价值存在很大的不同,且针对不同的症状会产生不同的效果。

实例 2 酸枣仁汤出自《金匮要略·血痹虚劳病》,主治肝血不足、虚热内扰证。与肝、心、脾密切相关,清代罗美《古今名医方论》认为本方"治虚劳肝极之神方也",认为"枣仁酸平,应少阳木化,而治肝极者,宜收宜补,故以知母崇水,茯苓通阴,将水壮金清而魂自宁。斯神凝、魂藏而魄且静矣"。本方以酸枣仁为君药,茯苓、知母为臣药,川芎为佐药,甘草为使药。诸药配伍,共奏养心安神、解郁除烦之功。通过对经典名方的介绍,让学生领略中医药的悠久历史和博大精深,提升民族自豪感和专业认同感。

实例 3 "纸上得来终觉浅,绝知此事须躬行"。中医药知识博大精深,中药品种五花八门。酸枣仁是一种假货泛滥最多的中药材之一。只有学生亲眼、亲手、亲口接触,用心揣摩,课堂知识才能变为实用技能。通过课上进行真假酸枣仁辨认,小组辩论,仔细对比真假酸枣仁。由此悟出真假酸枣仁的辨别技巧,总结为"看、掐、碾、尝、比"五字诀窍,并在实践中深化课堂知识。

【实践育人融入点】

融入点 拓展制剂研发,提升创新能力

学生通过课下小组合作调研,课堂展示环节介绍 7 种含酸枣仁的中成药——枣仁安神颗粒、天王补心丸、参芪五味子片、安神胶囊、柏子养心丸、百乐眠胶囊、酸枣仁胶囊。安神中药制剂的研制本身需要不断发展,其发展思路为:在中医药基本理论的指导下,从中医药安神的临床优势和特点出发,应用循证医学、临床流行病学及相关交叉学科的方法和技术,注重研究过程中质量标准、药效评价、诊疗有效性及指标体系的建立和关键技术的规范性,建立一整套具有科学性、权威性的安神中药制剂研制的操作规范。这对提高安神中药制剂中医临床研究质量和水平以及促进整个中医药学的发展都具有深远的意义。

【学习拓展】

枣仁安神制剂主要包括胶囊、颗粒和口服液 3 种剂型。胶囊剂为药材经 75%乙醇、60%乙醇、水依次回流提取,浓缩后加淀粉制成颗粒装入胶囊所得;颗粒剂为药材经水煎煮,浓缩后加糊精制成颗粒;口服液为药材经水提取,浓缩后加辅料和水煮沸,过滤而得。国家药品监督管理局的数据显示,目前枣仁安神制剂共有 15 个批准文号,其中胶囊剂 1 个、颗粒剂 9 个、口服液 5 个。

枣仁安神制剂在我国不同标准中的收载项目及规定有所不同,以《药典》(2020 年版)收载各项指标最为全面,涵盖了性状、薄层色谱(TLC)鉴别、HPLC 特征图谱和 HPLC 含量测定的检测内容。但是该质量标准仍有待完善,尤其特征图谱中共有峰和色谱峰的指认较少,

而其他标准或是其他制剂的质量标准则难以全面反映其整体质量。总之,枣仁安神制剂目前的质量标准还不够完善,尤其是颗粒剂和口服液未能实现全药味主成分控制,难以全面地反映其整体质量。

研制安神中药制剂始终要以中医药基本理论为指导原则,从中医药安神的辨证论治及整体调节的临床优势和特点出发,有效应用循证医学、临床流行病学及相关多学科交叉的方法和技术,规范并建立研究过程中的制剂质量标准、药效评价方法、临床诊疗有效性及指标评价体系等。通过现代科学技术和中医药理论巧妙结合,将安神中药复方制成剂型新颖、口感舒适、服用携带方便及安全性佳的现代复方制剂。

【参考文献】

[1] 解满江,屠鹏飞,张庆英.枣仁安神成方制剂的研究进展[J].中国中药杂志,2021,46(6):1301-1326.

[2] 游秋云,王平.中药安神制剂研发的探析[J].世界科学技术——中医药现代化,2014,16(2):234-238.

五、案例简要分析

引导学生在"做中学",从被动的听课人变为主动的探究者,以此培养学生自主拓展知识、独立解决问题的能力。开阔学生的视野,激发学习动力。同时,结合课程内容特点,介绍我国安神药发展中的案例,培养学生严谨认真、敬业奉献的责任心和使命感,不断提高创新意识。

五毒之首数蜈蚣

一、案例简况

　　本案例从动物药蜈蚣的毒性和人工养殖故事出发,发布课前任务,遵循中医药理论讲述蜈蚣的来源、炮制、药性、功效与应用、用法用量和使用注意事项等知识。本案例的设计旨在引导学生查阅资料,提升学生兴趣,通过讲述蜈蚣的毒性和使用注意事项,阐释中医药传统用量用法;通过对蜈蚣药材资源的产业化发展,了解中医药行业发展的现状,明确中药资源的开发,创新中药产业化方法,教育引导学生要具备守正创新精神。

二、关键词

　　蜈蚣　毒性　使用注意　野生动物保护

三、育人主题

　　保证用药安全,严谨职业精神,中药资源开发。

四、案例正文

【课前任务】

　　(1) 有毒的蜈蚣你们了解吗? 蜈蚣的毒性属于什么毒?

　　(2) 现代临床中,蜈蚣的药性、功效和应用是什么?

【课堂导引】

　　我国中原地区民间传说的"五毒"是蜈蚣、毒蛇、蝎子、壁虎和蟾蜍五种动物,认为五月是五毒出没之时,因此民间端午节有在衣饰上绣制五毒,在饼上缀五毒图案的习俗,都含驱除之意。通过课前任务引导学生查阅资料,了解有关蜈蚣的来源、炮制、药性、功效与应用、用法用量和使用注意事项等知识,特别是蜈蚣的毒性和用法用量进行小组讨论,最后在学生参与下得出结论:蜈蚣的毒性成分也是蜈蚣药效的物质基础之一,因此要注重合理用药,保证用药安全。

【案例举要】

　　实例1 《名医别录》中记载"蜈蚣生大吴川谷及江南",可见蜈蚣是因产于大吴川谷得名。《埤雅广要》载"今俗谓之百足",因此蜈蚣又名百足虫、千足虫,常有"百足"的别名。蜈蚣味辛,性温,归肝经,功效为息风镇痉,通络止痛,攻毒散结。主要用于肝风内动,痉挛抽搐,小儿惊风,中风口㖞,半身不遂,破伤风,风湿顽痹,偏正头痛,疮疡,瘰疬,蛇虫咬伤等病证。蜈蚣一直被认为是有毒之物,在《神农本草经》中蜈蚣为下品。如何最大限度地发挥其临床功效,同时避免不良反应,是蜈蚣在临床应用中值得关注的问题。蜈蚣的毒性成分主要是两种类似蜂毒的物质:组织胺样物质和溶血蛋白质,毒性成分可引起过敏性休克、心肌麻痹及呼吸中枢的抑制。蜈蚣咬伤的局部中毒症状包括疼痛、烧灼感、痒、红斑、充血、皮下出血、水肿、表皮坏死及脱皮。严重的可能有头晕、恶心、呕吐,甚至可因剧痛引起心律和呼吸失常。蜈蚣药材在药典规定剂量下使用是相对安全的,但蜈蚣药材虫体上仍一定程度存在组胺和溶血性蛋白质等成分,可能引起溶血作用及过敏反应,在临床中可见过敏反应及肝肾功能损伤。目前蜈蚣在临床上仍有以"条"为单位入药的,但每条蜈蚣重量从 0.66～1.6 g 不等,不规范的用量可能导致蜈蚣使用中具有潜在蓄积中毒的危险,所以蜈蚣以"条"为计量单位入药是不科学的。因此,处方时应以"g"为计量单位,在临床中遵循《中华人民共和国药典》用量 3～5 g,中药调剂时可提前去掉蜈蚣中的竹片,剪小段用于配方,或将蜈蚣研末称量,以避免用药剂量不准确的问题,保证临床用药安全。

实例2 我国动物药的使用已有 2 000 多年历史,是在治疗某些危急重症或疑难杂症方的有效药物。限用或禁用动物药将影响中医治病救人的作用,阻碍中医药事业的健康发展。而将严格保护野生动物与合理利用人工养殖动物相结合,是符合我国国情的,既有利于野生动物保护,又有利于我国中医药事业的发展。一直以来我国蜈蚣的供应主要依赖野生资源,近年来,蜈蚣产区农药化肥大量使用导致野生蜈蚣种群数量减少,而传统的人工捕捉的成本则不断上升,蜈蚣药材市场供应出现缺口,蜈蚣价格不断上涨。我国蜈蚣养殖业在这种背景下应运而生并不断发展,但是产业的整体水平较低且不规范,存在着许多问题。目前我国蜈蚣产业经营规模小,经营粗放,养殖技术科技含量低。市场中存在虚假宣传,夸大经济效益的行为,养殖中还有蜈蚣生长缓慢、幼体存活率低、易发疾病等很多技术难点没有攻克,且相关科技人才缺乏。因此一定要加强科技攻关,突破技术难题,并要加强市场规范管理,促进蜈蚣产业可持续发展。

【实践育人融入点】

融入点1 用法用量是保证毒性中药安全性基础之一。

中药的用法用量是具有区别于化学药独特之处的,每味药的用量是给予了一个用药范围,而不是一个确切的数值,体现出中药个体化用药的特点,同时也要注意,有毒中药一定要了解药物的毒性,更加严谨地确定药物用量,才能确保用药安全和疗效。

融入点2 野生动物资源保护与动物药资源开发的平衡协调。

中药资源需求逐年加大,野生资源逐年减少,人工栽培或养殖逐渐成为动物药材的重要来源。蜈蚣药材的产业化发展,仍有很多难题未能攻克,因此了解中药行业发展的需求,启发学生创新创业思维,培养高素质的专业人员,可以为中医药现代化发展奠定基础。

【学习拓展】

蜈蚣在治疗恶疮肿毒时,有"以毒攻毒"的说法,请大家思考其中的道理。

【参考文献】

[1] 邱赛红,邱敏,丁雯雯.蜈蚣毒性的研究概况[J].湖南中医药大学学报,2012,32(7):79-81.

[2] 田莎,田雪飞,黄晓蒂,等.蜈蚣药理作用、临床用量及毒性研究概况[J].湖南中医杂志,2018,34(5):212-214.

[3] 李连达.《野生动物保护法》与中药动物药的关系[J].中国中药杂志,2016,41(10):1763-1765.

[4] 陈金印,李伟平,蒋福升,等.我国蜈蚣产业发展的现状与思考[J].江西中医学院学报,2013,25(1):82-85.

五、案例简要分析

该案例以有毒中药蜈蚣的用法用量及蜈蚣资源产业化发展为切入点,理解毒性中药安全性和有效性与药物的用法用量密切相关的概念,培养学生职业责任心。通过介绍蜈蚣资源产业化发展,引导学生深入思考中医药现代化发展的重要问题,启发学生创新思维。

辩证统一说麝香

一、案例简况

以国外大名鼎鼎的马应龙痔疮膏为例子,研究其配方和标注,引导学生以科学辩证思维方法看待麝香,并小组探究科学研究麝香的方法,不断强化个人科学思维。通过中药鉴定手段实现理论和实践的结合,研究现代麝香用途,培养科学素养,注重学以致用。

二、关键词

开窍药 麝香 麝香酮 马应龙痔疮膏 研究趋势

三、育人主题

关注中药发展,知识融会贯通,培养科学素养。

四、案例正文

【课前任务】

麝香用于多种原因引起的闭证神昏,开窍的力量最强,所以称开窍心神或醒神回苏的第一要药。麝香配伍硫黄或其他更多的清心热的栀子、郁金、黄连,在古方中也常配伍朱砂这样的清心药。对于寒闭,配其他温性药,如苏合香,更主要的是温里药,这是温开;而安宫牛黄丸、至宝丹则是凉开。

在古装剧中常看到后宫嫔妃激烈的勾心斗角,而她们争斗常备武器就是麝香。那么麝香确实会导致流产或不育不孕吗?

【课堂导引】

游戏:大家来找茬——什么说法才是正确的?

(1) 只有天然麝香具有生物(所谓致不孕、堕胎)活性,人工合成的麝香不具有此作用。

(2) 含麝香的香水没有副作用,只有口服麝香才会对人体有害。

【案例举要】

实例 1 前一段时间,马应龙痔疮膏在亚马逊商城好评如潮,大家对"东方神药"又掀起了一轮热议。其实,马应龙里的"麝香"除了提供香味根本没有任何作用,也就是说,把里面的"麝香"去掉,根本不会影响一点疗效。首先,从常理推断,这款痔疮膏里的麝香肯定是合成麝香,马应龙痔疮膏的说明书里也明确写了是人工麝香。所用的麝香酮是硝基麝香的一种,跟天然麝香没有关系,也没有天然麝香的作用,马应龙为什么要在说明书上标注"孕妇慎用"呢?学生讨论,得出标注不是给酮麝香的,而是给冰片。

实例2 (文献截取)麝香酮也有兴奋子宫的作用,每天给予实验小鼠皮下注射 20 mg麝香酮有抗着床、抗早孕作用。麝香酮通过阴道给药较其他给药方式在子宫和卵巢分布显著增加,且在孕鼠子宫和卵巢中药物浓度增加更显著。小部分注射麝香酮无效的孕鼠,当第十天剖腹检查时,其胚胎发育正常,这一现象进一步说明,麝香酮的抗孕作用并非动物中毒所致。说明麝香酮对在位子宫与妊娠子宫具有一定的吸收专一性,同时,阴道给药为抗早孕的适宜给药途径。

实例3 麝香又称元寸、寸香,是鹿科动物林麝、马麝或原麝的成熟雄体香囊中的干燥分泌物,在《神农本草经》中被列为上品,是珍贵的中药材。一般品质的麝香价格为 700～900元,品质较好的麝香均在万元以上。不法商贩通过掺入淀粉、奶粉等以假乱真,所以辨别麝香真假尤为重要。

【实践育人融入点】

融入点1 举例详解药物毒性和服用剂量息息相关。

天然麝香(麝香酮)的效力跟浓度和含量有关。虽然麝香酮低毒性,超大剂量服用、注射不仅可以导致流产,甚至会造成死亡。那中美两国专家把麝香酮作为食用香料,到底对不对呢?按照食用香精的添加量,最终消费者买到的饮料或者食品,每千克含有的麝香酮顶多为几毫克到十几毫克,即一个几十千克的人喝了一千克此饮料,仍然比上面提到的注射到小白鼠体内 20 mg 的麝香酮要少,所以不必担心。

融入点2 文献导读,建立研究麝香的科学思维和视角。

案例2的文献被归纳为麝香酮抗早孕,并不是流产。也有诸多文献记载,麝香酮对小鼠子宫具有兴奋作用。基于小鼠实验得到抗早孕结论的还有金银花和黑木耳,并且缺乏临床试验和数据,所以用小鼠做实验也并不能说明麝香对人类就一定具有抗早孕性质,同样也不能说明麝香酮在临床上对人类子宫有害。课堂上,学生针对麝香是否会导致流产这一问题进行了激烈讨论,并列举了诸多观点,提出了一些方案,锻炼了科学思维,形成了科学视角。

【学习拓展】

麝香作为芳香开窍类的代表药物,由于功效广泛且临床疗效确切,自古以来就备受医家青睐。目前,国内外学者对麝香的研究多集中于活性成分的提取、纯化及含量测定,同时已经证实麝香具有抗炎、强心、抗肿瘤、修复组织损伤等作用,但更深层次、全面系统的研究还有待于进一步探索,因而,今后麝香的研究可尝试从以下几个方面进行:

(1)深入系统研究麝香的化学成分。中药的化学成分十分复杂,因此需借助现代科学实验技术手段,研究可从单一成分和整体性入手,同时应注意各成分之间的构成比例、相互作用以及与药理活性的关系,这对推动中药现代化及中药产业化发展具有重要作用。

（2）建立高效的麝香质量评价方法和控制体系。一直以来中药的质量评价方法和标准是国内外研究的热点和难点，准确客观地反映药品内在质量和有效成分，建立一套符合中医药理论体系的质量评价方法和控制体系已迫在眉睫，同时还应当注意结合国际通行标准，制定符合自身特点和国际认可的质量评价方法和控制标准。

（3）全面、系统、深入地研究其治疗优势病种的作用机制，而不是仅仅停留在临床症状等简单的疗效判定，相信随着研究的不断深入，其药用价值和临床应用前景也将变得十分广阔。

【参考文献】

[1] 周文杰,李宁,谢兴文,等.天然麝香的化学成分及药理研究进展[J].时珍国医国药,2022,33(1):185-188.

[2] 齐娜,段文娟,李雅婧,等.麝香酮药理作用的研究进展[J].世界科学技术——中医药现代化,2020,22(8):3042-3047.

五、案例简要分析

将学生感兴趣的内容与中药学知识结合,引领学生用不一样的眼光看中药。从功效、配伍和老药新用等方面入手,对麝香这味药有新的认识。将课堂内容凝练归纳,广泛开展多项课堂活动,提升学生参与度的同时锻炼学生思维表达能力,培养创新能力。

仙家圣品话黄精

一、案例简况

黄精是常用补益类中药,《神农本草经》把黄精列为上品。《本草纲目》中写道:"补中益气,除风湿,安五脏。久服轻身,延年不饥。"历代医家都认为它是抗衰老要药。本案例通过讲授黄精的性味功效、炮制历史沿革、现代保健产品开发等知识,介绍黄精产业化发展的现状,启发学生守正创新的思维。

二、关键词

黄精　药性功效　临床应用　养生保健　产品开发

三、育人主题

弘扬养生文化、创研中药产品。

四、案例正文

【课前任务】

(1) 你了解哪些药食两用的中药?

(2) 中药是否有养生抗衰老的作用?

【课堂导引】

通过课前发布的教学任务,引导学生讨论中药养生保健方面的作用,了解中药养生保健传统历史悠久,中药品种丰富,引出其中代表性药物黄精。通过引入民间传说故事了解黄精的滋补功效,激发学生学习兴趣;介绍黄精现代产业化发展情况,了解多种黄精保健产品,培养学生进一步推广中药的创新思想。

【案例举要】

实例1　黄精自古是"仙家"服食的重要补药,还被称为"黄芝""太阳草"等,被认为是一种延年益寿之药。许多典籍上都有关于黄精的故事。相传古时候天台山上有个云雾仙洞,每3 000年王母放出瑶池仙水灌溉洞口的黄精供仙人们食用。有一年,天台山下大旱,百姓缺吃少喝,很多人还得了一种怪病。村里刚新婚的秀姑,也染上了病。她的丈夫黄经遇到一个老道葛尧,请他给自己妻子诊治。老道说,要治好此病,需服用天台山云雾仙洞黄精3个月。黄经历经千辛万苦,找到了云雾仙洞,发现了黄精。这时,碰到天兵天将要来收黄精。

葛仙翁助黄经打败天兵天将,秀姑和乡亲们服用了黄精,病就好了。黄经为了阻止西王母关闭云雾仙洞,一直守在洞口,以仙水和黄精为生,久而久之,也成了仙人,从此人们就把云雾仙洞叫做"黄经洞"。

实例 2 在全民强身健体、注重养生保健的背景下,药食同源的特性赋予了黄精得天独厚的经济价值。黄精入口味甘甜无异味,质地滋润不粗糙,有较好的风味和适口性。近年来,黄精加工的养生保健产品种类越来越多。主要包括药物、食品、保健品,还有将黄精用于化妆品开发及作为观赏园林植物栽培。黄精制成的药物有黄精丸、黄精养阴糖浆、益元黄精糖浆等。黄精保健食品有三奇堂牌健康金太阳冲剂、润邦牌玖玖胶囊、台乌牌乌药精茶、昌宁牌长健片、党参黄精茶、黄精酒、黄精酥、黄精糖等产品。但是,黄精的开发利用程度仍然很低,资源远未得到充分合理利用,将会有更广阔的应用前景。目前,黄精药材年需求量在3 500~4 000吨,约80%用于食品加工,20%用于药品和提取物生产。因此,进一步对黄精进行开发推广,对国民养生保健、中药行业经济发展都大有裨益。

【实践育人融入点】

融入点 1 补气养阴护佑健康。

黄精具有悠久的采食、入药历史,味甘,性平,归脾、肺、肾经,有补脾益肺、益精填髓的功效,对治疗阴虚咳嗽、肺燥咳嗽、脾虚食少、肾虚乏力、肾虚阳痿遗精等有很好的效果。黄精平和的药性、甘甜口味是食补的重要基础,黄精可补脾、肺、肾三脏的气阴,可用于脾胃虚弱、体倦乏力、口干食少、肺虚燥咳、精血不足、内热消渴。黄精主含甾体皂苷、苯乙基肉桂酸酯、三萜皂苷、类黄酮、高异黄酮、生物碱、多糖和凝集素等成分,还含有多种营养成分,包括糖分、脂肪、蛋白质、淀粉、胡萝卜素、维生素等成分。药理研究表明黄精具有抗疲劳、抗衰老、抗肿瘤、抗菌抗炎、降血糖、调节免疫力、保护神经等作用。让学生了解黄精抗衰老的现代物质基础和作用机理。传说进一步说明,黄精养生保健的补益作用在日常生活中有积极作用,激发学生对中医药的自豪感和自信心。

融入点 2 产业化发展促经济。

通过黄精相关保健品开发的现状介绍,了解中药产业化发展既能提供人民医疗保健的保障,也是日常养生保健的重要来源,同时会促进中药行业经济发展。基于此,培养学生对中药产业化了解,树立守正创新的学习目标,培养适应现代化社会需求的专业人才。

【学习拓展】

孟诜在《食疗本草》中强调,食用黄精一定要"九蒸九曝",也就是现在所说的九蒸九晒,是一种传统的中药炮制方法,一般用来炮制比较珍贵的滋补药物。清代《医林纂要·药性》中记载:"生黄精,实有辛蕁之味,戟人喉吻,惟蒸晒久,庶几补养滋肾耳",就是说生黄精具有"刺人咽喉"的不良作用,必须通过多次蒸晒的炮制消除或降低黄精的不良反应,减轻对咽喉的刺激,并提高滋补的疗效。通过查阅资料,了解黄精炮制九蒸九晒的作用。

【参考文献】

[1] 何沛煜,张军银,赵永艳,等.黄精药用价值及保健食品应用研究进展[J].海峡药学,2021,33(12):31-35.

[2] 杨紫玉,杨科,朱晓新,等.黄精保健食品的开发现状及产业发展分析[J].湖南中医药大学学报,2020,40(7):853-859.

[3] 郭涛,王荣靖,宋艺君,等.黄精九蒸九晒炮制过程中药效化学成分动态变化[J].药学研究,2022,41(4):220-224,229.

五、案例简要分析

该案例以黄精的传说故事和黄精食疗保健产品开发为切入点,将满足人民健康需求、开发传统中药融入教学中,弘扬优秀的中医药传统文化,激发学生的学习兴趣,培养学生的传承和创新意识。

传承创新五味子

一、案例简况

本案例从赞美诗句和医药典故导入五味子,介绍五味子的来源、炮制、药性、功效与应用,同时插入我国科学家不畏艰难发现五味子保肝护肝新药理作用及联苯双酯的案例,引用文献介绍目前该类药物在中药研究中的应用新趋势,激发学生投身科研引领时代的学习热情。

二、关键词

五味子　收敛固涩　联苯双酯

三、育人主题

不畏艰难,突破瓶颈,弘扬创新精神。

四、案例正文

【课前任务】

查阅资料,中药"五味"具体指代什么?

中药里的五味通常是指辛、酸、甘、苦、咸,但是中药并不仅仅只有这五味,五味就是药物实际功效的标志,药物不同的五味,作用也不相同。例如甘味的药物能补、能缓能和如党参、熟地。另一种中药五味,则是五味子。

古人在《七绝·五味子》中就形象地描述了五味子的形貌,赞美道:"绕树青藤大山里,枝枝五味玉珠翠。嫣红姹紫润肝脾,采摘年年不言弃。"在典故中记载着"五味之果"长满了长白山脚下的沟沟壑壑,穷人们只要吃了五味果就百病消除,因这种果子具有"五种味道",所以人们就将它取名为"五味子"。

【课堂导引】

通过课前任务引导学生查阅资料,讨论五味子名称的由来及作用,了解五味子的来源、炮制、药性、功效与应用等知识,然后进行小组讨论,让学生自主思考探究,培养学生自主学习及具体问题具体分析的能力。

【案例举要】

实例1 《黄帝内经》曰,肺欲收,急食酸以收之。芍药、五味子之酸,以收逆气而安肺。

《本草别录》：养五脏，除热，生阴中肌者，五味子专补肾，兼补五脏，肾藏精，精盛则阴强，收摄则真气归元，而丹田暖，腐熟水谷，蒸糟粕而化精微，则精自生，精生则阴长，故主如上诸疾也。故五味子性温，味酸、甘，归肺、心、肾经。

实例2 酒五味子：取拣净的五味子，加黄酒拌匀，置罐内，密闭，隔水蒸之，待酒吸尽，取出，晒干。此外尚有用蜜蒸、醋蒸者，方法与酒蒸同。《雷公炮炙论》："凡用（五味子）以铜刀劈作两片，用蜜浸蒸，从巳至申，却以浆浸二宿，焙干用。"通过以上炮制方法可以把有机酸、维生素、类黄酮、植物固醇及五味子脂素等有效成分溶出，加以利用。

实例3 20世纪60年代末、70年代初，经过大量研究，我国首先发现五味子粉剂或蜜丸，对肝炎患者有降血清谷丙转氨酶及临床症状改善的效果。此后，众多科学家对五味子的有效成分进行了分离鉴定，最终临床试验发现联苯双酯能降低血清谷丙转氨酶的含量，成为全球第一个人工合成的可以有效降低谷丙转氨酶的药物。

【实践育人融入点】

融入点1 突破瓶颈，传承创新精神。

我国科学家不畏艰难，反复验证五味子的保肝护肝作用，集大家的努力与智慧，结合现代医学研究，确认五味子对谷丙转氨酶的临床效果。伟大的创新精神再次验证中医药优势。

融入点2 弘扬科学奉献与团队协作精神。

在五味子有效成分研究中，国内外科学家投入了大量精力，其中团队合作精神功不可没，最终发现了7种有效降低谷丙转氨酶化合物，为联苯双酯的发现奠定了基础。

【学习拓展】

收涩类药物在中药研究中的应用新趋势

现代药学理论研究发现番泻叶诱导的小鼠腹泻和肠胃道失调的动物模型，考察小鼠致泻后给药的腹泻率与小肠碳粉推进率，评价了五种中药的止泻作用和对肠胃功能调节的强弱。结果诃子、五倍子、赤石脂、禹余粮和野甘草可明显改善番泻叶所致的腹泻症状，并缩短初次腹泻时间，有效地抑制番泻叶引起的小肠蠕动症状。结论为诃子、五倍子、赤石脂、禹余粮和野甘草的止泻作用有所不同，其趋势为五倍子＞诃子＞野甘草＞赤石脂≈禹余粮，为单味中药的止泻效果评价提供实验依据。

通过实验研究收敛固涩类中药对正常与炎性状态下 HCT-116 细胞膜钠钾 ATP 酶活性的影响。通过功能类比发现钠钾 ATP 酶介导的腔上皮细胞吸收机制与中医学的津液代谢具有很好的相关性，提出钠钾 ATP 酶很可能是收敛固涩类中药发挥固涩作用的重要靶蛋白的科学假说。进一步的实验研究发现收敛固涩类中药均能显著升高正常与炎性状态下 HCT-116 细胞膜钠钾 ATP 酶活性，而非收敛固涩类中药无该作用。因此，钠钾 ATP 酶是固涩类中药发挥收敛作用的关键蛋白。

【参考文献】

[1] 冯镜来,徐俊鸿,邓卓燕,等.5 种收敛固涩药止泻作用及肠胃调节功能强弱[J].当代医学,2020,26(2):24-26.

[2] 王玉琳,戴辉,任晨晨,等.钠钾 ATP 酶介导的腔上皮吸收与中医学收敛固涩作用的相关性研究[J].中华中医药杂志,2021,36(10):6118-6122.

五、案例简要分析

该案例从七绝诗句和典故导入五味子,学生更好理解五味子的由来及功效,同时提升学生人文素养。通过科研案例的生动讲述,使学生更加坚信中医药的发展与优势,激发学生的民族自豪感和对科学研究的热情。

浴火重生炉甘石

一、案例简况

本案例以设疑的方式引入炉甘石，激发学生的学习兴趣。再通过讲解炉甘石的来源，教育学生要尊重自然、尊重生命，与自然和谐相处。最后通过介绍炉甘石的用法，教育学生从自己和家人做起，正确用药，同时作为中医药学子应当做好健康宣教，减少人们对中医药的错误认识。

二、关键词

炉甘石　拔毒化腐　自然

三、育人主题

尊重自然、尊重生命，收获良药。

四、案例正文

【课前任务】

查阅资料，中药炉甘石有哪些功效与作用？

功能主治：解毒明目退翳，收湿止痒敛疮，用于治目赤肿痛、眼缘赤烂、翳膜胬肉、溃疡不敛、脓水淋漓、湿疮、皮肤瘙痒。

【课堂导引】

通过课前任务引导学生查阅资料，了解炉甘石功效与作用等知识，然后进行小组讨论，让学生自主思考探究，培养学生自主学习及具体问题具体分析的能力。

【案例举要】

实例1　《品汇精要》："炉甘石，出川、广、池州山谷。其形腻软，棱层作块，大小不一，有粉红色如梅花瓣者，亦有青白色而挟石者，入药惟以纯白而腻者佳，余色粗砺为劣。"炉甘石为碳酸盐类矿物方解石族菱锌矿，主含碳酸锌。采挖后，洗净，晒干，除去杂石。本品性状为块状集合体，呈不规则的块状，灰白色或淡红色。表面粉性，无光泽，凹凸不平，多孔，似蜂窝状。体轻，易碎。无臭，味微涩。

实例2　《本草纲目》："炉甘石，所在坑冶处皆有。川、蜀、湘东最多，而太原、泽州、阳城、高平、灵丘、融县及云南者为胜，金银之苗也。其块大小不一，状似羊脑，松如石脂，亦黏舌。产于金坑者,其色微黄为上;产于银坑者,其色白,或带青,或带绿,或粉红。"炉甘石单个晶体呈菱面体或复三方偏三角面体,但极少见。常呈钟乳状、块状、土状、皮壳状集合体。纯者白色,常被染成灰白、淡黄、浅绿或浅褐色。透明至半透明,玻璃光泽或暗淡土状光泽,晶面上有时呈珍珠光泽。硬度 4.5～5,性脆,断口参差状,相对密度 4～4.5。

实例 3 炉甘石作为皮肤科的一种常用外用制剂,通常作为炉甘石洗剂粉色混悬液来用。炉甘石洗剂具有收敛和保护皮肤的作用,可用于荨麻疹、痱子等瘙痒性皮肤病,涂抹时若皮肤有破损的地方不能使用。

【实践育人融入点】

融入点 1 绝大部分中药都来自天然的植物、动物、矿物,只有尊重自然、尊重生命,人与自然和谐共处才能实现长远发展。

融入点 2 自然资源有限,人类的活动亟需理性客观,克制自身物欲膨胀,要维护好中药有限的产量与生态环境之间的平衡。

【学习拓展】

炉甘石的正确用法

炉甘石洗剂的用法是局部外用,用时一定要提前摇匀,取适量涂于患处,每日 2～3 次。注意使用的时候要避免接触眼睛和口、鼻等黏膜部位,尤其在儿童使用的时候,涂抹面部一定要避开上述部位。炉甘石洗剂不宜用于有渗出的皮损,儿童要在成人监护下使用。正确用药,从自己及家人做起,同时作为中医药学子应当做好健康宣教,减少人们对中医药的错误认识。

【参考文献】

[1] 贾茹,鞠成国,杨明,等.中药炉甘石的炮制及应用综述[J].现代中药研究与实践,2020,34(03):74-79.

[2] 周霞,叶绪凤.艾灸结合炉甘石洗剂治疗亚急性湿疹样皮炎的疗效观察和护理体会[J].智慧健康,2020,6(22):183-184.

[3] 周小东.润燥止痒胶囊联合依巴斯汀片及炉甘石洗剂对慢性湿疹患者的影响[J].中外医学研究,2022,20(18):32-35.

五、案例简要分析

该案例以设疑的方式引入主题,激发学生的学习兴趣,教育学生要尊重自然、尊重生命,与自然和谐相处。通过正确用药的讲述,引导学生作为中医药学子应当做好健康宣教,减少人们对中医药的错误认识,从而更好地实现学以致用。

后　记

　　本书编写工作从 2021 年启动到 2022 年 12 月底出版,历时一年半,共 20 人参与编写。全书在编写过程中得到了陕西省药学类教学指导委员会各位委员的具体指导,在成书过程中,部分材料引用借鉴了网络资源,在此一并致谢。

　　本书主编程敏(中药产地之道地药材成因、药学巨著《神农本草经》、麻黄、三七、生姜、地骨皮、生地黄、鱼腥草、使君子、白芷、连翘、白及)、李敏(乌梅、蜈蚣、黄精)、张亦琳(冰片、牛黄、鹿茸、朱砂、珍珠母、酸枣仁、麝香),副主编梁旭华(茯苓、吴茱萸、附子、干姜、决明子、夏枯草、车前子、茵陈)、高峰(相须配伍增疗效、苦参、益母草)、张晓文(辨证施治之中药药性理论、千年非遗之中药炮制技术、菊花、柴胡),编委吕娟(和谐共生之四气五味、中国第一部官修本草之《新修本草》、细辛)、李世玺(冬虫夏草、海马、杜仲、石斛、麦冬)、李娟芳(和合思想之中药"七情"、中药"十八反"的前世今生、复方配伍之君臣佐使理论)、李筱玲(犀角)、李瑶(金银花、艾叶、天麻)、吴永玲(雄黄、升药、藜芦、五味子、炉甘石)、何念武(川乌、五加皮、独活、苍术、雪莲、豆蔻、秦艽、防己)、张萌萌(东方药物巨典《本草纲目》)、欧莉(中国古代百科全书中的创新竞进、中药传统炮制技术的传承与创新、中药药性理论的守正与创新)、赵艳艳(木香、莱菔子、山楂、柿蒂、陈皮)、贾朝(黄芪、人参、阿胶、当归、地黄)、黄笛(医药哲思之中药用药禁忌、进退取舍之中药剂量考究、躬身践行之中药用药方法、水蛭)、雷燕妮(丹参、延胡索、佛手、贝母、桔梗、川芎、半夏、枸杞)、潘婷婷(甘遂、大黄、巴豆、牵牛、藿香与佩兰),均为商洛学院和陕西中医药大学教师。本书的出版在东南大学出版社胡中正编辑与同仁的热心帮助与督促下完成,在此表示诚挚的感谢!

编者

2022 年 8 月